中西医结合冠心病诊疗学

贾如意　徐慧　冯晓敬　主编

山东大学出版社

·济南·

图书在版编目(CIP)数据

中西医结合冠心病诊疗学/贾如意,徐慧,冯晓敬
主编.—济南:山东大学出版社,2021.2
　ISBN 978-7-5607-6835-9

　Ⅰ.①中… Ⅱ.①贾… ②徐… ③冯… Ⅲ.①冠心病
—中西医结合—诊疗　Ⅳ.①R541.4

中国版本图书馆 CIP 数据核字(2020)第 270918 号

责任编辑　毕文霞
封面设计　胡雪洁　刘芳蕾

出版发行	山东大学出版社
社　　址	山东省济南市山大南路 20 号
邮政编码	250100
发行热线	(0531)88363008
经　　销	新华书店
印　　刷	济南华林彩印有限公司
规　　格	720 毫米×1000 毫米　1/16
	22.5 印张　392 千字
版　　次	2021 年 2 月第 1 版
印　　次	2021 年 2 月第 1 次印刷
定　　价	68.00 元

《中西医结合冠心病诊疗学》
编 委 会

前　言

　　中医药学有 3000 多年的历史，源远流长，为中华民族的繁衍昌盛做出了重要贡献。习近平总书记多次对中医药工作作出重要指示，要深入发掘中医药宝库中的精华，把中医药这一宝贵财富继承好、发展好、利用好；要遵循中医药发展规律，传承精华，守正创新，加快推进中医药现代化、产业化，坚持中西医并重，推动中医药和西医药相互补充、协调发展。

　　早在《黄帝内经》《金匮要略》等中医经典中就有胸痹心痛病的专门论述。几千年来的中医临床实践，积累了丰富的心血管疾病防治经验。近年来，临床医学领域的新理论、新技术、新方法、新理念、新观点如雨后春笋，层出不穷，诊疗技术进展迅速，对心血管病学临床实践产生了巨大的影响，有力地推动了心血管疾病预防和治疗事业的发展。

　　中西医各有优点与不足，发挥中西医各自的优势，取长补短，才能够更好地防治心血管疾病。如何将中医的优势特色与现代医学诊疗技术和经验有机结合，是中西医临床医生亟待解决的问题。

　　本书作者长期从事冠心病的预防、诊断和治疗，积累了丰富的临床经验。本书综合了近几年国内外最新研究进展、大量的临床研究资料和国内外有关冠心病的诊疗指南、专家共识等，并结合作者的临床实践，系统全面地论述了各种类型冠心病及相关疾病的现代中西医诊断治疗方法；从中西医的角度进行全面的论述，突出理论与实践结合、中医与西医互补、立足临床实践、病证结合，内容新颖，重点突出，特色鲜明，深入浅出，实用性强，方便阅读，是一部系统而又重点突出的中西医结合冠心病诊疗学专著，具有较高的学术水平。

　　本书力求帮助基层及中青年医师更好地解决临床工作中的常见问题，可作为心血管病学专业中青年医师、内科医师、临床工作者及医学院校师生的专业参考书，将对我国中西医结合防治冠心病及相关疾病的发展起到一定的推动作用。

　　本书是作者在临床中将中医与西医相结合的经验总结,但由于时间仓促,各位作者的写作风格不尽相同,且中西医结合的研究尚需进一步深入,书中难免存在不少缺点与错漏,敬请广大读者朋友谅解,并给予诚恳赐教。

贾如意

2020 年 11 月 30 日

目　录

第一章 冠状动脉的基本特征

第一节 冠状动脉的解剖学特点

冠状动脉主要有两大支，即左冠状动脉和右冠状动脉，其余血管均由这两支血管发出，分布于心脏表面及心肌中。左、右冠状动脉是从主动脉发出的，也是十分重要的第一个分支，完全靠它向心脏提供血液。它们的开口深处主动脉根部，分别在左、右主动脉窦内。详见图1-1、图1-2。

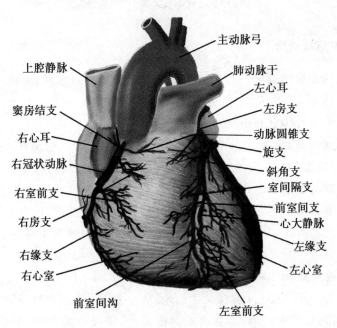

图 1-1　冠状动脉及其分支（前面观）

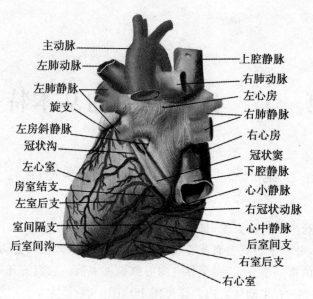

主动脉
左肺动脉
左肺静脉
旋支
左房斜静脉
冠状沟
左心室
房室结支
左室后支
室间隔支
后室间沟

上腔静脉
右肺动脉
左心房
右肺静脉
右心房
冠状窦
下腔静脉
心小静脉
右冠状动脉
心中静脉
后室间支
右室后支
右心室

图 1-2　冠状动脉及其分支(后面观)

一、左冠状动脉

左冠状动脉大部分开口于升主动脉左后方的左冠窦内,少数开口于窦外。左冠状动脉主要供应左室、左房、右室前壁及室间隔前 2/3～3/4 的心肌。

(一)左主干(left main coronary artery, LM)

左冠状动脉发出后至分支前称为"左主干",其长度一般为 0.6～1.0 cm,超过 1.6 cm 与无 LM 者均少见。LM 的直径一般较右冠状动脉直径稍粗,行走于左心耳与肺动脉主干起始部之间,一开始向左,在分支前转向心室方向走行。一般情况下,LM 行至前室间沟时分为前降支和左回旋支,也可能在两者之间发出中间支。前降支与回旋支之间形成一定的夹角,呈直角分开者最常见,夹角最小约为 40°,最大可以达 150°。

(二)前降支(left anterior descending branch, LAD)

前降支一般由左主干直接延续而来,从左主干发出后向肺动脉圆锥的左缘弯曲,而后到达前室间沟,沿着前室间沟走行,绕过心尖,终止于心脏的膈面。其中大部分终止于后室间沟的下 1/3,一部分终止于心尖部或之前,少部分终止于后室间沟中 1/3,也有部分与右冠状动脉的后降支吻合。前降支的起始部一般被左心耳所覆盖,随即走行于心脏表面心外膜下,偶有行走于心肌下的部分

（心肌桥压迫的壁冠状动脉），但在心尖部均行走于心脏表面。前降支主要供应部分左室、右室前壁及室间隔前 2/3 的血液，其分支主要有对角支（左室前支）、右室前支、前间隔支。

1. 对角支

前降支以锐角形式向左侧发出的较大动脉分支即为对角支，分布于左心室游离壁的前外侧。多数成人有 3～5 个对角支，口径粗细不等，没有对角支者较少见。对角支一般近侧较粗大，分支也长，而远侧直径小，分支也短。若前降支发育较好，对角支分支则由近及远依次起于前降支的主干。当前降支分支少时，对角支的直径与前降支的直径接近，并且多与前降支主干平行走行一段后再行至心脏钝缘（造影时极易混淆）。这类对角支一般开口于前降支的近端或上、中 1/3 交界处之前，前降支发出这种较大的对角支后，直径明显变小，而较粗的对角支沿途向两侧分出许多小分支。

2. 右室前支

右室前支是前降支向右侧、右室前壁发出的数个小的动脉分支，可分为上右室前支与下右室前支，最多可达 6 支。第一右室前支位于肺动脉圆锥处，亦称"左圆锥支"。右室前支直径较对角支明显细小，偶有直径较大的右室前支开口于前降支的上、中 1/3 处，跨过右心室胸肋面可到达右心室前乳头肌水平，有时直接分布于右心室的前乳头肌上（冠状动脉造影时易与间隔支混淆）。

3. 前间隔支

前间隔支多发自前降支，偶起自左主干，成直角方向进入室间隔的肌性部分，多分布于室间隔的前 2/3 部分。前间隔支的数目、大小、长短因人而异，有 8～22 支不等。按其在前降支发出的先后分别称为第一、第二、第三间隔支，其中以第一、第二间隔支较粗大。

4. 左圆锥支

左圆锥支为前降支在肺功脉瓣水平向右心室胸肋面分支的一小分支，主要分布于肺动脉圆锥和右心室前壁，属于右室前支。此支常与右冠状动脉近端发出的右圆锥支相吻合形成维厄桑斯（Vieussens）环，共同分布于肺动脉圆锥及右心室前壁。当左冠状动脉或右冠状动脉狭窄或闭塞时，该环是重要的侧支循环之一。当右冠状动脉优势明显时，左圆锥支较细小或缺如。

（三）左回旋支（left circumflex branch，LCX）

左回旋支几乎呈直角起自左主干，并沿左房室沟走行，先向左，然后从前绕向后，终止于心脏的膈面。左回旋支主要供应左心房壁、左心室外侧壁、左心室前后壁的一部分，主要分支有钝缘支、左室前支、左室后支、左房支或窦房结支，其中以钝缘支最为重要（见图1-3）。

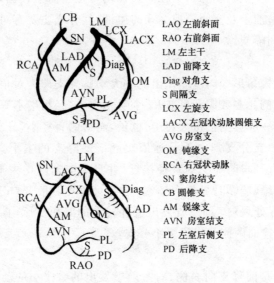

LAO 左前斜面
RAO 右前斜面
LM 左主干
LAD 前降支
Diag 对角支
S 间隔支
LCX 左旋支
LACX 左冠状动脉圆锥支
AVG 房室支
OM 钝缘支
RCA 右冠状动脉
SN 窦房结支
CB 圆锥支
AM 锐缘支
AVN 房室结支
PL 左室后侧支
PD 后降支

图1-3　左、右冠状动脉及分支

1.钝缘支

钝缘支由左回旋支的近端发出，沿着心脏钝缘向下走行至心尖，分布于钝缘及左室后壁。该支比较恒定，并且较发达，可有1～3支，是冠状动脉造影辨认分支的标志之一。

2.左室前支

左室前支由左回旋支的起始段发出，分布于左室前壁的上部，一般为1～3支，通常较细小，向左下方走行并达到钝缘的分支较粗大。

3.左室后支

左室后支为左回旋支在心脏膈面的终末部分之一，多可达6支，亦可缺如，主要取决于冠状动脉的优势情况。房室结动脉起于此支。

4.左房支

左房支一般包括左房前支、左房中间支、左房后支。左房前支开口于左回旋支的起始段，向后发出，供应左房，分布于左房前壁和心耳部。若左房前支供应窦房结，此时则特称窦房结支。左房中间支最常在钝缘支开口附近发出。左房后支平行于旋支绕行左房侧壁。这些心房动脉都可以经前或经后跨过心脏中线，到达上腔静脉与右房的接合部。其中供应窦房结的那一支，则称"窦房结动脉"，该支往往为最大的心房支。

二、右冠状动脉(right coronary artery，RCA)

右冠状动脉大部分开口于升主动脉右前方的右冠窦内，极少数开口于窦外，其开口直径为 0.20～0.70 cm。右冠状动脉发出后行走于右房室沟内，在肺动脉起始部与右心耳之间向下走行，通过心脏右缘至心脏膈面。右冠状动脉供应右心房、右心室前壁与心脏膈面的大部分心肌(见图 1-3)。

(一)后降支(posterior descending branches，PD)

后降支是右冠状动脉的终末段，沿后室间沟向下行走，是右冠状动脉的延续，多终止于后室间沟的中、下 1/3 段，少数终止于心尖部或绕过心尖终止于前室间沟的下 1/3 处。后降支的分支可与前降支的末梢分支吻合分布于左、右心室后壁和室间隔的后下 1/3 处。由后降支发出的后间隔支通常较前降支发出的前间隔支细小。极个别后降支缺如，则会有右室前支绕过心右缘，或深或浅地走向纵沟的中段，而后纵沟的下段则由前降支绕过心尖来支配。

(二)左室后支(posterior branches of left ventricular，PL)

左室后支是右冠状动脉越过房室交点处的分支，分布到左心室膈面的血管，常与后纵沟大致平行，分支数目可多可少。房室结动脉即是由左室后支在分出后不久垂直向上发出的细小分支。

(三)锐缘支(right marginal branch，AM)

锐缘支是右冠状动脉走行至右心室锐缘附近发出的沿着或平行于心下缘行走的分支，较粗大，偶有两支，有时缺如。它也是冠状动脉造影辨认分支的一个标志。

(四)右圆锥支(right conus artery，CA)

右圆锥支为右冠状动脉向右室壁发出的第一分支，分布于右室肺动脉圆锥部前方，有时可与前降支的左圆锥支形成 Vieussens 环，是常见的左、右冠状动脉之间的侧支血管。

(五)右室前支(right anterior ventricular branches)

右室前支为右冠状动脉主干呈直角向前发出，主要分布在右心室的胸肋面，分支数目 1～7 个不等。一般是分支数目多时管径细，分支数目少时管径粗。

(六)右房动脉(right atrial artery)

右房动脉按分布的部位又可分为三种：右房前支、右房中支、右房后支。其中相对恒定的是右房前支，是右冠状动脉的第二分支。它发出分支供应右房前壁和右心耳，也可延伸至上腔静脉开口处供应窦房结，故又称"窦房结动脉"。

第二节 冠状动脉循环的生理

冠状动脉(冠脉)循环是指供应心脏本身的血液循环。冠脉系统的动脉为左右冠状动脉及其分支,它们运送血液营养心肌细胞。血液流过毛细血管和静脉以后返回右心房。冠脉是主动脉的第一对分支,血压较高,血流速度较快,循环路径短,所以冠脉的血液供应相当充分。冠脉循环的正常运转,保证了心脏能不停地进行泵血。

一、冠脉循环的解剖特点

心肌的血液供应来自于主动脉根部的左右冠状动脉,经小动脉、毛细血管、小静脉最后经冠状静脉窦或心前静脉进入右心房。冠脉在心外膜中的分支经常垂直穿入心肌层在其中分支,或者垂直穿过心肌层在心内膜中分支。在心肌收缩时,这种结构特点使这些血管受到挤压从而使血流量减少或血流中断。冠脉循环的毛细血管网非常丰富,毛细血管与心肌纤维数的比例为1∶1。当心肌纤维发生代偿性肥大时,心肌纤维的直径增大,而毛细血管的数量并没有增加,故肥厚的心肌更容易发生缺氧。冠脉同一分支的近、远端或不同分支间有侧支互相吻合,而这些吻合支较多地存在于心内膜下,心外膜下却很少。同时,吻合支的口径都很细小,血流量极少。因此,当冠脉阻塞时,由于不能立即建立侧支循环,所以常导致心肌梗死。如果某一冠脉的血流量是逐渐减少的,则上述吻合支可于数周内逐渐扩大,使血流量增加,从而建立新的有效的侧支循环。这是冠状动脉粥样硬化性心脏病的一种十分重要的代偿过程。但是侧支循环的建立需要一定的时间,较大的冠脉分支突然堵塞,往往可致心肌缺血,甚至危及生命。

二、冠脉循环的血流特点

(一)灌注压高,血流速度快

冠脉循环起始于血压最高的主动脉根部,终止于体循环血压最低的冠状窦,故冠脉循环压差高;而且血流途径较短,能直接流入较小血管分支中,因此血流速度快。血流从主动脉根部起,经过全部冠状血管到右心房仅需几秒钟即可完成。

(二)血流量丰富

心脏重量仅占体重的0.5%左右,但中等体重成人冠脉血流量却占心输出量的 5% 左右。在安静状态下,人体冠脉血流量为 $200\sim250$ mL/min,占心输出量的 4%～5%。当人体活动增强时,心肌耗氧量也增多,此时主要依靠冠状动脉扩张,增加血流量来供给心肌所需氧量。通过这种方式可使冠脉血流量增加到安静状态时的 4～5 倍。

(三)随心肌节律性舒缩呈时相性变化

由于冠状动脉的分支大部分都深埋于心肌,因此心肌周期性的收缩和舒张将直接影响冠脉循环的血流阻力和血流量。由于左心室处的心肌最厚,收缩力量较大,因此左冠状动脉的血流量波动最为显著。在左心室的等容收缩期,由于心肌强烈收缩对血管壁的挤压,而此时主动脉血压尚未升高,左心室的冠脉血流量将明显下降。在快速射血期,冠状动脉血压随主动脉压的升高而升高,冠脉血流量增加;到减慢射血期,血压下降而挤压作用仍存在,血流量再次下降。进入等容舒张期后,心肌对冠脉的挤压作用解除,冠脉血流量迅速增加,特别在舒张早期,左冠脉血流量达最高峰,然后再逐渐减少。此后,随主动脉压的下降,冠脉血流量又逐渐减少。总之,左心室冠脉血流量在收缩期减少,舒张期增加,左心室收缩期血流量只有舒张期的 1/5～1/3。右心室冠脉血流量与左心室变化相似,只是由于右心室心肌较薄,收缩力量较弱,对冠脉的挤压作用较小,故右冠状动脉血流量的增减程度比左冠状动脉小得多。因此,主动脉压的高低和舒张期的长短是冠脉血流量多少的重要影响因素。

三、冠脉血流量的调节

冠脉血流量主要受心肌本身的代谢水平的调节,此外还受神经、体液等多种因素的调节。

(一)心肌代谢水平的调节

氧化代谢是心肌收缩主要的能量来源。在运动、精神紧张时,心肌代谢活动显著增强,耗氧量也会增加,此时机体主要通过冠状动脉血管舒张来增加冠脉血流量,满足心肌对氧的需求。在各种心肌代谢产物中,腺苷起最主要的作用。其他心肌代谢物如氢离子、乳酸等,对冠脉血管舒张的效应很弱。当心肌代谢活动增强时,心肌细胞中的三磷腺苷(adenosine triphosphate,ATP)分解加速,生成的一磷酸腺苷(adenosine monophosphate,AMP)在 5′-核苷酸酶的作用下,生成腺苷并释放作用于冠脉血管。而腺苷对小动脉具有强烈的舒张作用,从而使冠脉血流量显著增加。由此得出结论,心肌代谢越强,冠脉血流量越多。

(二)神经调节

冠状动脉既受交感神经的支配,也受迷走神经的影响。心交感神经对冠脉的作用主要是通过α肾上腺素能受体使冠脉血管收缩。但交感神经兴奋的同时又激活了心肌的β肾上腺素能受体,使心率加快,心肌收缩力加强,耗氧量增多,从而使冠脉舒张,冠脉血流量升高。这种间接作用对抗了交感神经对冠脉血管的直接作用。由此可见,交感神经对冠脉的缩血管效应容易被继发性的舒血管效应所掩盖。迷走神经兴奋对冠脉的直接作用是引起舒张,但迷走神经兴奋又使心率减慢,心肌代谢率降低,从而抵消了它对冠脉的直接舒张作用。总体而言,神经因素对冠脉的影响很快就被心肌代谢改变所引起的血流变化所掩盖。

(三)激素调节

肾上腺素和去甲肾上腺素主要通过增强心肌的代谢水平和耗氧量使冠脉血流量增加,也可直接作用于冠脉血管上的肾上腺素能受体,引起冠脉的收缩或舒张。甲状腺激素增多时,心肌代谢加强,冠脉舒张,冠脉血流量增加;大剂量血管升压素使冠脉收缩,血流量减少。血管紧张素Ⅱ也能使冠脉收缩,血流量减少。

四、心肌桥

冠状动脉主干及其分支,一般行走于心脏表面的心外膜下脂肪组织中或心外膜深面。然而,在冠状动脉发育过程中,它们的某个节段可被浅层心肌所覆盖,在心肌内走行一段距离,被心肌覆盖的冠状动脉段称"壁冠状动脉"(mural coronary artery,MCA),覆盖在冠状动脉上的心肌称为"心肌桥"(myocardial-bridge,MB)。心肌桥多见于冠状动脉左前分支中段上。壁冠状动脉会在心脏收缩时受压变窄而影响心肌供血。在同一个血管上,心肌桥出现的数目绝大多数为1个,也可多达3～4个。

由于冠脉血流在舒张期占主导地位,因此,心肌桥在血流动力学上并不具有重要作用。虽然心肌桥很常见,但心肌缺血并没有那么常见,因此只有很少一部分患者才会出现临床症状。目前认为,心肌桥既可以造成稳定型心绞痛与无症状心肌缺血,也可以导致急性冠脉综合征。很多患者此前没有任何症状,但随着年龄增加、血压升高,逐渐出现心室肥厚,导致对冠脉的压迫逐渐加重;而且长期压迫导致的血管重塑、舒缩功能异常随着年龄增大也逐渐表现出来,导致原本没有症状的患者出现症状。另外,心肌桥还会导致动脉粥样硬化,由于心肌桥近端的血流紊乱,因此动脉粥样硬化主要体现在心肌桥的近端,心肌桥内部与远端则不容易出现粥样硬化。

心肌桥在冠脉造影中表现为心脏收缩期狭窄或合并舒张期松弛延迟,但只有那些对冠脉血流产生显著影响的心肌桥才能检出。心肌桥的检出与其长度、肌桥纤维的走行方向以及心肌桥与相关动脉间的组织有关。有些心肌桥近端的冠状动脉几乎完全闭塞或动脉粥样硬化导致的固定性狭窄限制了冠状动脉的血流灌注,因而掩盖了其收缩期狭窄,或由于血管痉挛而导致造影很难发现。心肌桥处的动脉粥样硬化性狭窄在冠脉造影时很难被发现。

第三节 冠状动脉侧支循环

冠状动脉(冠脉)侧支循环是指冠脉间彼此连接的交通血管,直径为 $20\sim350\ \mu m$,其功能主要是在冠脉血流供应不足或血流中断时为缺血区域提供血流供运,以防止心肌梗死或减少心肌梗死面积。侧支循环主要存在于冠脉粥样硬化性心脏病(冠心病)患者。冠脉无严重狭窄人群中也存在侧支循环,但侧支循环对于冠脉严重狭窄或闭塞的患者意义更大。

一、冠状动脉侧支循环的形成

冠脉之间有许多直径为 $20\sim350\ \mu m$ 的吻合支,正常情况下处于关闭无功能状态,当冠脉狭窄或闭塞时吻合支开放,逐渐发展为有功能的侧支循环。冠脉侧支循环形成主要有三个过程:血管发生、血管生成、动脉血管形成。

当冠脉血流明显减少或闭塞一定时间后,原有微血管血流量增加,在缺血缺氧及剪切力等作用下,血管母细胞移至相应部位并分化为内皮细胞,内皮细胞在局部增生成稳固条索状细胞,同时血管外基质被吸收,这个过程为血管发生;之后内皮细胞数量及表面黏附分子、趋化因子等表达和分泌增加,像单核粒细胞等骨髓来源细胞迁移并黏附于血管内皮表面形成局部炎症样反应,血管基质及基膜被炎性细胞分泌的基质金属蛋白酶溶解,随之血管内皮细胞和平滑肌细胞转变为合成型和增生型,并且血管通透性增加,单核粒细胞穿过血管壁转变为巨噬细胞,平滑肌细胞重新包绕和分泌血管外基质、胶原,内皮细胞向外凸出并与新基膜黏附,形成管腔样结构,最终形成新的血管,这个过程叫血管生成。血管生成是血管发生后的继续生长、扩大及重构。但这种毛细血管壁缺乏平滑肌细胞,脆弱且易破裂,不能舒缩,无法维持正常的血液循环,也不能随血液供应进行相适应的生理学调节。

动脉血管形成,即形成有较厚平滑肌、弹性及舒缩功能的侧支循环血管。动脉生成的过程分为三个阶段:初始阶段(前 24 小时)原已存在的侧支血管被动开放增宽,有利于血流增加。第二阶段(1天~3周)的特征是炎性细胞增殖,单核细胞移行到血管壁并分泌细胞因子和生长因子。在数周内增殖的内皮细胞和平滑肌细胞排列为环状层和纵向层,在两周内侧支血管的直径可增加近10倍。侧支血管成熟的第三阶段(3周~6个月),细胞外基质沉积使血管壁增厚,多种生长因子刺激使细胞进一步增殖,成熟的侧支血管管腔的结构和同等大小的正常冠脉几乎无法辨别。一旦动脉侧支循环形成,即使关闭无血流通过,仍不会完全闭塞,当急性冠脉堵塞后仍可重新恢复血流,以保护缺血心肌。

二、冠状动脉侧支循环形成的影响因素

目前主要认为侧支循环形成与冠状动脉狭窄时间及程度、心肌缺血缺氧及剪切力等因素有关。

(一)冠状动脉狭窄时间和狭窄程度

经过尸检发现,冠脉侧支循环的数量与冠脉病变时间成正比。而冠脉狭窄程度是刺激侧支循环启动的关键因素,冠脉狭窄小于80%时,造影很少发现有侧支循环存在;而冠脉狭窄大于95%时,几乎都会伴有侧支循环存在。

(二)心肌缺血缺氧

冠状动脉狭窄导致相应心肌处于缺血低氧状态,缺血缺氧通过诱导与血管形成相关的多种生长因子表达,引起代偿性血管再生。目前研究较多的生长因子有血管内皮生长因子、成纤维细胞生长因子、血小板源生长因子等。

(三)剪切力和应切力

侧支循环形成最重要的影响因素是狭窄所产生的压力阶差的持续存在。因为侧支循环的内皮细胞是由富含血氧的动脉血供应的,并不存在缺血缺氧情况,所以,内皮细胞释放血管生长因子更可能是由压力阶差刺激所致。由于冠脉狭窄持续存在使狭窄远端血管内压力降低,从而在狭窄近端和远端形成压力梯度,血流重新分配,使已存在的侧支循环恢复血流。血流量及剪切力的增加,使血管内皮细胞产生表型变化,黏附分子及血管生长因子等生成增多,促进侧支循环形成。

第二章　冠心病的辅助检查

临床上评价冠脉侧支循环的方法有很多，一般分为非侵入性检查和侵入性检查两大类。

第一节　非侵入性检查

一、常规实验室检查

（一）化验检查

（1）血生化：空腹血糖，血脂检查［血清总胆固醇（TC）、高密度脂蛋白胆固醇（HDL-C）、低密度脂蛋白胆固醇（LDL-C）及三酰甘油（TG）］，脂蛋白（a），血尿酸，肝肾功能，电解质，必要时查糖耐量试验。

（2）血常规：有无贫血，有无白细胞和血小板减少等。

（3）血心肌肌钙蛋白（cTnT 或 cTnI）、肌酸激酶（CK）及同工酶（CK-MB）。

（4）血清生化标志物：C 反应蛋白（C reactive protein，CRP）或高敏 CRP（hs-CRP）已被公认为冠脉疾病患者严重程度及其预后的独立危险指标。有研究发现，冠心病患者体内 CRP 及 hs-CRP 水平与冠脉侧支循环呈负相关[①]，即 CRP 水平越低，侧支循环数量越多，伦特罗普（Rentrop）分级越高。虽然 CRP 的测量简单方便，并且已经在临床中广泛应用，但其敏感性高而特异性低，对量化监测侧支循环的意义尚有待进一步研究。

（5）尿常规：有无蛋白尿、血尿等。

（6）必要时检查甲状腺功能。

---

① 参见张志良：《血清 hs-CRP 水平与冠脉慢性闭塞患者冠脉侧支循环相关性》，郑州大学硕士学位论文，2015 年。

(7)肝炎相关抗原、人类免疫缺陷病毒(HIV)检查及梅毒血清试验,需在冠状动脉造影前进行。

(二)心电图

心电图(electrocardiograph,ECG)是冠心病最常用、最方便的检查方法,价廉效果好。

1.静息时心电图

(1)约半数患者在正常范围。

(2)可有陈旧性心梗改变,非特异性 ST-T 异常。

(3)有时出现房室或束支传导阻滞、室性或房性期前收缩等。

2.心绞痛发作时心电图

绝大多数患者出现暂时性心肌缺血引起的 ST 段变化。

(1)心内膜下心肌易缺血,故常见 ST 段水平或下斜型下移大于等于 0.1 mV。发作缓解后恢复。

(2)有时可见 T 波倒置(冠状 T),特异性不如 ST 段改变。

(3)变异型心绞痛时,相关导联 ST 段抬高。

3.心电图负荷试验

静息心电图无明显异常者需进行心电图负荷试验(运动负荷试验),通过增加心肌耗氧量反映冠状动脉的血运情况。

(1)适应证:怀疑血管痉挛性心绞痛;无症状性心肌缺血;慢性稳定型心绞痛患者预测预后,评价治疗效果;有心绞痛症状并伴有年龄、性别等危险因素。

(2)禁忌证:急性心肌梗死早期、未经治疗的稳定的急性冠状动脉综合征、未控制的严重心律失常或高度房室传导阻滞、未控制的心力衰竭、急性肺动脉栓塞或肺梗死、主动脉夹层、已知左冠状动脉主干狭窄、重度主动脉瓣狭窄、肥厚型梗阻性心肌病、严重高血压、活动性心肌炎、心包炎、电解质异常等。

(3)原理:运动可增加心脏负荷以激发心肌缺血。

(4)运动方式:主要为平板运动试验、踏车运动试验。

(5)负荷目标:国内常用的负荷目标是达到年龄预计可达到最大心率(极量)或 85%～90%的最大心率(亚极量)。

(6)记录 ECG:运动中持续监测心电改变。运动中止后即刻、2 分钟、4 分钟、6 分钟、8 分钟均做 ECG。

(7)阳性标准:采用布鲁斯(Burce)方案,运动试验的阳性标准为运动中出现典型心绞痛,运动中或运动后出现 ST 段水平或下斜型下降大于等于 1 mm(J 点后 60～80 ms),或运动中出现血压下降。

4.动态心电图

动态心电图即连续记录 24 小时心电图,可以记录心电图的 ST-T 变化及各种心律失常,适用于静息心电图正常,但是不能做运动试验者,特别是老年人。其可以比较症状与心电图变化的关系,特别是短期症状与心电图变化的关系,从而客观评价治疗效果,评估患者的预后。

二、特殊辅助检查

(一)心脏 X 线检查

心脏 X 线检查可用于观察心脏的位置、大小、肺循环情况、心脏内钙化及胸主动脉异常情况,有助于了解心肺疾病的情况,如有无充血性心力衰竭、心脏瓣膜病、心包疾病等。

(二)心脏超声检查

该方法无创、简便、相对便宜,可用于测量心脏的大小,评价心功能、心梗后并发症,进行术中监测。

(1)超声心动图可用于有收缩期杂音,提示主动脉瓣狭窄、二尖瓣反流或肥厚型心肌病的患者。

(2)超声心动图可用于评价有陈旧性心肌梗死、病理性 Q 波,症状或体征提示有心力衰竭或复杂心律失常患者的左室功能,可根据左室功能进行危险分层。

(3)对有心肌梗死病史或心电图异常 Q 波者,评价左心室节段性室壁运动异常。无心肌梗死病史者非缺血时常无异常,但缺血发作 30 分钟内可观察到局部收缩性室壁运动异常,并可评估心肌缺血范围。

(4)超声心动图可用于有喀喇音或杂音并诊断为二尖瓣脱垂的患者。

(5)心电图正常,无心肌梗死病史,无症状或体征提示有心力衰竭,若只为心绞痛诊断则无必要常规行超声心动图检查。

(三)心肌超声造影

冠脉造影只能显示内径 100 μm 以上的冠脉,而对于穿透支及分布于心内膜下心肌的微血管却无法显示,而心肌缺血最先受累的往往是心内膜下心肌。对此,心肌超声造影有明显优势。心肌超声造影的微气泡直径一般在 10 μm 以下,不仅可在微循环水平评价心肌灌注,而且可准确显示缺血区心肌的部位和面积。正常冠脉血流下,心肌灌注回声均匀、密集。冠脉急性闭塞时,由于侧支循环尚未建立,该冠脉所灌注区域的心肌灌注出现异常,具体表现为充盈稀疏或充盈缺损;随着冠脉闭塞时间的延长,局部侧支循环逐渐建立开放,长时间缺血的心肌一部分由于得到侧支血流的灌注由充盈缺损变为充盈稀疏的低灌注区,而那些始终得不到侧支血流灌注的心肌则坏死。

心肌超声造影的优势还表现在操作灵活方便,可床旁应用。一方面,其动态心肌灌注显像可以反映冠脉严重病变情况下侧支血流开放、建立的过程;另一方面,它除了可以直接观察心肌内血流信号的分布外,还能通过分析血流频谱了解冠脉血流的速度、方向、时相等,有助于初步判断侧支的来源。

(四)冠状动脉成像扫描(冠脉 CTA)

冠脉 CTA 可用于检测冠状动脉钙化并进行评分,但钙化程度与冠状动脉狭窄程度无关。因此,不建议在诊断和评价心绞痛患者时采用钙化评分。

冠脉 CTA 是一种无创显示冠状动脉病变和形态的方法,优点是创伤小。如果冠脉 CTA 显示冠脉无狭窄,则不需要进行有创检查。冠脉 CTA 对冠状动脉的狭窄程度的判断有一定的限度,尤其是在存在钙化的情况下。

冠状动脉成像扫描的缺点:①对肾功能及心律、心率有要求,有心律失常者不能做,心率要求在 70 次/分以下(320 排电子计算机断层扫描对心率无要求),肾功能不全可能导致加重风险。②对造影剂过敏不能做。③对血管狭窄判断存在误差。④仅是检查,发现病变无法治疗。

(五)核磁共振成像(MRI)

临床上,MRI 在冠状动脉血流储备以及心肌血流储备测量方面具有对比度高、分辨率高、无骨骼和气体伪影等特点,可以在任意平面实施三维成像,评价心肌组织的微循环和心肌血管生成。但 MRI 冠脉造影的分辨率不能分辨造影可见的侧支血管,只能显示逆行灌注的狭窄冠脉,从而为侧支循环提供间接证据。侧支循环血流量灌注差异会导致心肌血流量减少,在 MRI 通常表现为节段性的狭窄段或显影延迟。

(六)正电子发射断层扫描术(PET)

PET 是最可靠的可以定量且无创测量心肌血流的方法,可以通过检测心肌微小病变造成的灌注异常,进而观察严重狭窄或闭塞冠脉诱导侧支循环的水平及能力。但 PET 只是间接评价手段,仅能反映作为结果的最终的心肌灌注代谢水平,而不能直接显示侧支的结构。虽然 PET 在诊断冠心病方面有较明显的优点,但其费用昂贵、性价比低,目前还无法作为常规检查。

第二节 侵入性检查

一、冠状动脉造影

冠脉造影可对冠状动脉和侧支循环同时进行评价。Rentrop 等首先将冠脉侧支血流分为了 0~3 级：0 级，不能看到血流；1 级，勉强可见到侧支血流，造影剂通过侧支通道但不能在任何时间显影心外膜血管；2 级，部分侧支血流，造影剂进入但不能完全显影心外膜靶血管；3 级，完全的侧支血流，造影剂完全显影心外膜靶血管（见图 2-1）。评分小于等于 1 为低侧支循环。冠脉侧支显影取决于冠脉侧支系统的压力阶差。

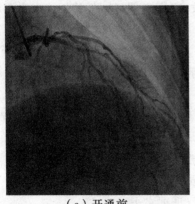
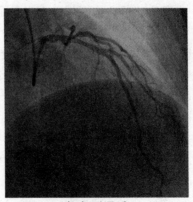

（a）开通前 　　　　　　　　　（b）开通后

图 2-1 　前降支中段慢性完全闭塞病变侧支倒灌开通前后

冠状动脉造影曾被认为是诊断冠心病的"金标准"。其优点是：①准确率高，可以了解血管有无狭窄病灶存在，对病变部位、范围、严重程度、血管壁的情况等作出明确诊断。②检查过程就可以决定治疗方案（介入、手术或内科治疗）。③对心律无特殊要求，术中出现心律变化可药物控制。

虽然冠状动脉造影使用广泛，但仍存在不足和缺点：①冠状动脉造影影像系统的空间分辨率有限，无法检出直径过小的血管，尚不足以对侧支循环进行准确的定量分析，可能低估侧支循环的范围和血流，尚需改进。②冠状动脉造影是一种创伤性的检查方法，费用贵。③手术过程中可能出现急性心力衰竭、恶性心律失常、心脏骤停等。④因手术过程中需要抗血小板及抗凝，常见有脑出血、消化道出血、穿刺部位及其他部位血肿等。⑤肾功能不全可能导致加重风险。⑥对造影剂过敏者不能做。

对心绞痛或可疑心绞痛患者,冠状动脉造影可以明确诊断血管病变情况并决定治疗策略,其适应证如下:

（一）Ⅰ类

（1）严重稳定性心绞痛[加拿大心血管学会（Canadian Cardiovascular Society,CCS)分级 3 级或以上者],特别是药物治疗不能很好缓解症状者（证据水平 B）。

（2）无创方法评价为高危的患者,不论心绞痛严重程度如何（证据水平 B）。

（3）心脏停搏存活者（证据水平 B）。

（4）患者有严重的室性心律失常（证据水平 C）。

（5）血管重建[经皮冠脉介入治疗（PCI）、冠状动脉旁路移植术（CABG)]的患者有早期中等或严重的心绞痛复发（证据水平 C）。

（6）伴有慢性心力衰竭或左室射血分数（LVEF）明显减低的心绞痛患者（证据水平 C）。

（7）无创评价属中危、高危的心绞痛患者,需考虑大的非心脏手术时,尤其是血管手术时（如主动脉瘤修复、颈动脉内膜剥脱术、股动脉搭桥等）。

（二）Ⅱa 类

（1）无创检查不能下结论,或冠心病中危、高危者,但不同的无创检查结论不一致（证据水平 C）。

（2）对预后有重要意义的部位,PCI 后再狭窄高危的患者（证据水平 C）。

（3）特殊职业人群必须确诊者,如飞行员、运动员等（证据水平 C）。

（4）怀疑冠状动脉痉挛需行激发试验者（证据水平 C）。

（三）Ⅱb 类

轻度、中度心绞痛（CCS 1～2 级）患者,心功能好、无创检查非高危患者（证据水平 C）。

（四）Ⅲ类（不推荐行冠状动脉造影）

严重肾功能不全、造影剂过敏、精神异常不能合作者或合并其他严重疾病,血管造影的得益低于风险者。

目前临床上评价冠状动脉粥样硬化和较为少见的非粥样硬化性疾病所引起的心绞痛的最精确的检查方法仍然是血管造影。经造影评价冠状动脉和左室功能也是目前评价患者的长期预后的最重要预测因素。目前常用的对血管病变评估的方法是将冠状动脉病变分为 1、2、3 支病变或左主干病变。

二、血管腔内影像学检查——血管内超声(intravascular ultrasound,IVUS)

IVUS是一种将非侵入性超声波技术和侵入心脏导管技术相结合的一种诊断心血管疾病的新技术,将微型的超声探头通过心脏导管植入血管腔内,通过电子成像系统呈现出血管各部分的形态以及血流通畅的情况。IVUS不仅能了解血管管腔的形态,也能直接显示血管壁的结构和病变的性质,是目前血管检查新的"金标准"(见图2-2)。

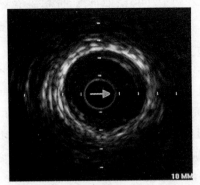
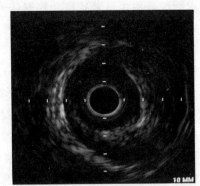

（a）正常冠脉　　　　　　　　　　（b）冠脉斑块

图2-2　IVUS图像

（一）IVUS冠脉介入适应证

IVUS可用于诊断、指导、评估临界病变、模糊病变、复杂病变及特殊病变,左主干病变,开口及分叉病变,慢性完全闭塞病变(chronictotal occlusion,CTO),桥血管病变,支架植入术,晚期支架并发症。

（二）IVUS检查注意事项

(1)现有超声导管均为一次性使用标准,为了图像质量、安全和避免交叉感染,不要重复使用。

(2)超声导管不能打折,操作应轻柔,勿送入远端细小血管,以免造成损伤。

(3)推送导管不能越过指引导丝,靶血管显著狭窄时应先行球囊预扩,不能强行通过。

(4)超声导管必须推送至病变的远端,然后回撤至主干开口,获取完整靶血管信息,防止遗漏病变。

(5)血管狭窄、迂曲并钙化显著时,先手动回撤感觉阻力,阻力大时不宜采用自动回撤装置。

（三）IVUS 检查并发症

IVUS 检查并发症的概率低于其他介入器材,相控阵导管低于机械导管。操作不当、术前准备不充分可以造成并发症,可出现血管痉挛、血管损伤(夹层、血肿)、血栓并栓塞;偶见室颤、钩脱支架、导管卡住或断裂、支架纵向缩短,尤其是机械旋转式导管。血管腔严重狭窄时,易造成心肌缺血。

（四）IVUS 检查支持介入治疗的标准

超声诊断冠脉显著狭窄的标准与冠脉造影不同,IVUS 支持介入治疗的标准是血管腔截面积显著狭窄。普遍认为现有的 IVUS 标准过高,近年研究文献提出不同数据标准,但无统一的修改方案。原则上应根据现有的标准并结合不同情况综合评估是否需要介入治疗。

根据 IVUS、病死率(case fatality rate,CFR)、冠脉血流储备分数(fractional flow reserve,FFR)以及单光子发射计算机断层成像术(single-photon emission computed tomography,SPECT)的比对研究,以及综合临床预后的研究,提示近端心外膜血管的最小管腔面积(MLA)小于 $4.0\ mm^2$(除外左主干和移植物血管)可能为限制冠脉血流并引起心肌缺血的狭窄病变。

比较 IVUS 和 FFR 的研究结果得出:左主干的最小管腔面积小于 $6.0\ mm^2$,或者最小管腔直径(MLD)$<2.9\ mm$ 将可能会限制冠脉血流和引起心肌缺血。

第三章 冠心病的西医诊断

第一节 冠心病的危险因素

一、冠心病概述

冠状动脉粥样硬化性心脏病是一种严重危害人类健康和生命的心血管疾病。世界各国针对冠心病病因、临床诊断、治疗和预防等方面进行了大量的研究。在 20 世纪 70 年代以前,发达国家的冠心病年龄标化死亡率呈逐渐上升趋势,此后逐渐下降,但以冠心病为首的心血管疾病仍然是最重要的致死原因。

我国虽然是冠心病的低发国家,但 21 世纪以来,我国冠心病的死亡率开始呈现上升态势,农村比城市上升更明显,并且城乡死亡率随年龄增长而升高,年龄标化死亡率明显上升。心肌梗死的死亡率开始呈现明显上升趋势,农村的上升尤为明显,且死亡率已超过城市,这主要是由于生活方式改变,无法及早预防,而且农村的医疗水平比较差。

《中国心血管健康与疾病报告 2019》报道,中国心血管病患病率处于持续上升阶段,推算心血管病现患人数 3.30 亿,冠心病 1100 万。2017 年心血管病死亡率仍居首位,农村和城市心血管病分别占死因的 45.91% 和 43.56%。我国冠心病患病率城市高于农村,但死亡率农村高于城市。此外,自 2005 年始,急性心肌梗死死亡率呈快速上升趋势,农村超出城市,而且当前急性 ST 段抬高心肌梗死 (acute ST-segment elevation myocardial infarction,STEMI)与急性非 ST 段抬高心肌梗死(non-ST-segment elevation acute myocardial infarction,NSTEMI)比例也有变化。一项对北京地区心梗住院患者的研究显示,2007～2012年,STEMI 年龄标化住院率略有下降,而 NSTEMI 住院率增加了 3 倍。

其中,女性 NSTEMI 比例超出 STEMI。[①] 2001 年以来,我国 STEMI 患者急诊 PCI 明显增多,溶栓下降,但总再灌注治疗率未提高;其他指南推荐药物使用率增加,院内死亡率有下降趋势。

居民对心梗的认知还有待提高。冠心病医疗结果评价和临床转化研究(China PEACE)显示,仅 43.0% 的患者认为胸痛或胸部不适与心脏相关。[②] 而持续性胸痛及大汗是我国心梗患者最典型的临床表现。

缩短诊疗时间也很重要。中国急性心肌梗死注册(CAMI Registry)研究显示,接受急诊介入治疗的 STEMI 患者从症状发作到介入治疗平均时间为 5.5 小时,明显长于其他国家。此外,该研究还显示,仅 13.1% 的 STEMI 患者到院至溶栓时间满足指南建议的不超过 30 分钟的要求;仅 32.6% 满足指南建议的入院至球囊扩张时间不超过 90 分钟的要求。[③]

心梗患者出院生活方式管理也是个问题。一项对 2001~2011 年 1.6 万余份心梗病历分析的结果显示,大多数出院患者未收到饮食、运动、控制体重、定期复查血脂及戒烟的五项建议。[④]

2017 年,中国内地冠心病介入治疗总例数为 753142 例,较 2016 年增长 13%,冠脉介入治疗平均置入支架 1.47 枚。九成以上经桡动脉路径进行介入手术。冠脉介入术后患者死亡率稳定在较低水平(0.23%)。ST 段抬高型心肌梗死患者中直接 PCI 比例为 42.2%,较 2016 年(38.91%)进一步提升。

2003~2013 年,3 次国家卫生服务进行了冠心病事件(包括心肌梗死、冠脉 CTA、冠状动脉造影、PCI、CABG 和冠心病住院)的调查。我国城乡居民冠心病患病率逐年增高,城市(376.7/10 万)高于农村(244.6/10 万),男性(334.2/10 万)高于女性(231.8/10 万)。

二、冠心病的危险因素

(一)主要危险因素
冠心病的主要危险因素如表 3-1 所示。

---

① 参见孙佳艺等:《北京市居民急性心肌梗死病例出院后 30 天再住院率及变化趋势》,《中华流行病学杂志》2020 年第 6 期。

② 参见朱志鸿等:《2001、2006 和 2011 年北京市三家医院 ST 段抬高型心肌梗死诊疗情况趋势—China PEACE 回顾性急性心肌梗死研究》,《心肺血管病杂志》2018 年第 1 期。

③ 参见随永刚等:《中国 ST 段抬高型心肌梗死患者急救医疗服务应用情况及对治疗的影响:中国急性心肌梗死(CAMI)注册研究》,《中国循环杂志》2019 年第 2 期。

④ 参见李响等:《中国急性心肌梗死出院患者生活方式改善建议的情况及十年趋势》,《中国循环杂志》2018 年第 2 期。

表 3-1	冠心病的主要危险因素	
可改变的因素		不可改变的因素
生理或生化因素		年龄
高血压		性别
总胆固醇过高(或低密度脂蛋白胆固醇过高)		家族史:早发冠心病
三酰甘油过高		个人史:已患冠心病
高密度脂蛋白胆固醇过低		易感基因
超重/肥胖		
高血糖/糖尿病		
代谢综合征		
生活方式		
吸烟		
不合理膳食(高脂肪、高胆固醇、高热量等)		
缺少体力活动		
过量饮酒		
心理社会因素		

1.年龄

冠状动脉粥样硬化引起了冠心病的发生,而动脉壁内膜会随年龄的增加而增长。临床研究表明,老年患者心律失常的发病率相对较高,在手术中存在的血管事件的风险也相对较高。另外,陈旧性心肌梗死的发病率也以 85 岁以上患者居多。由此证实,年龄是冠心病的独立危险因素之一。

2.家族史

大量研究证实,冠心病受到遗传因素的影响。冠心病家族史阳性的患者为高危人群,并且家族史阳性的儿童监测其血脂水平,可以预测成年后冠心病发生的危险性。

3.吸烟

烟草的主要成分为尼古丁。临床研究显示,尼古丁能够引起血管内皮功能受损,导致动脉粥样硬化的发生,使动脉的管腔变窄,动脉的血流受阻,并且引起小动脉收缩,进而导致血压上升;还能降低高密度脂蛋白的浓度,同时升高有害的低密度脂蛋白浓度,加速动脉硬化的形成。[①] 且吸烟者的血管内血栓体积增长较快。冠心病发生的危险系数的增加与平均每日吸烟量正相关,有长期吸烟习惯的人群,能够加快动脉粥样硬化的进程,影响正常的冠状动脉舒张。此外,吸烟还能够导致血小板的黏附以及聚集,增加血栓的形成。因此,吸烟数量越多、时间越长的患者,冠心病的死亡率越高。

4.高血压

1961年,著名的弗雷明汉(Framingham)心脏研究进行了长达6年的随访实验,明确了高血压为冠心病的危险因素,但不是决定因素。80%～90%的高血压患者,独立于血压升高以外,还能表现出其他的危险因素。高血压患者患冠心病的风险是正常人的2倍。[②] 人体心血管老化的主要指标是收缩压的升高与脉压的增加。相关调查指出,血压水平越高,动脉硬化的程度越重,死于冠心病的危险性就越高。老年群体中,收缩压每升高20 mmHg或舒张压每上升10 mmHg,均可能导致心血管疾病危险系数的大幅上涨,而体位性低血压也会增加冠心病的死亡率。如果高血压病长期不治疗,则有50%的患者可能死于冠心病。控制血压则可降低冠心病死亡率。[③]

5.超重/肥胖

Framingham心脏研究发现,肥胖是心血管事件发生发展的独立危险因素,且与性别无关。[④] 体重与心血管疾病的发病率正相关,特别是腹型肥胖的人更容易得冠心病,这类肥胖者体型最粗的部位是在腹部,腰围往往大于臀围。因为肥胖易引起脂肪代谢紊乱,而且体重指数与血脂升高程度正相关,由于机体肥胖的人周围脂肪组织更多地释放了游离脂肪酸,增高了动脉粥样硬化的危险程度;同时由于肥胖,脂肪细胞对胰岛素不敏感,其糖耐量降低、葡萄糖代谢障碍,从而使高血脂发生率明显增加,直至引起冠状动脉粥样硬化,引发冠心病。所以,心血管疾病的发生率随肥胖度增加而升高。

6.膳食因素

膳食因素是冠心病发病危险的一个重要决定因素,其对动脉粥样硬化和冠

---

① 参见 Patrick EM、丁国林等:《吸烟对动脉粥样硬化和心血管疾病的病理生理作用》,《国外医学(老年医学分册)》,1993 年第 2 期。

② 参见刘静等:《Framingham 心脏研究的过去、现在和将来》,《中华心血管病杂志》2009 年第 5 期。

③ 参见杨燕芬等:《糖尿病合并高血压患者血糖、血压水平与动脉硬化的相关性研究》,《医学研究杂志》2017 年第 9 期。

④ 同②。

心病发生发展的影响主要是通过其对低密度脂蛋白胆固醇、高密度脂蛋白胆固醇、血压及肥胖等生物学危险因素的影响而间接发挥作用的。

长期以来的研究表明，与血压有关的膳食因素主要包括膳食中的盐、蛋白质、钙、酒精及热量平衡等方面。[1] 钠盐对于高血压的发病是必要条件，但不是充分的。低钠膳食能使血压降低并防止血压随年龄增高。

越来越多的证据表明，含水果和蔬菜丰富的膳食可防止冠心病的发生。国家"九五"攻关课题研究表明，摄入鱼类、豆类、奶类和蔬菜水果较多的人群平均收缩压和舒张压较低，血清总胆固醇和三酰甘油较低，血清高密度脂蛋白胆固醇较高。改善膳食结构，适当增加鱼类和水果的摄入，减少食盐摄入是预防人群血压升高的重要措施之一。因此，提倡冠心病患者应多吃新鲜蔬菜、水果和鱼、奶、豆类食品。[2]

7. 糖尿病

糖尿病（diabetes mellitus，DM）的两种主要类型——1型和2型糖尿病均能使冠心病的发病危险增加。糖尿病造成的心血管病危险一小部分可能是由于其对心血管危险因子的负面效应所致，另一大部分则是高血糖或糖尿病状态本身的直接影响。

1型糖尿病患者患冠心病和其他动脉粥样硬化性疾病的危险在30岁以后变得明显，在血糖控制不良或有糖尿病肾病的患者中尤其高。2型糖尿病能导致比1型更严重的心血管病危险因子的异常。甚至在2型糖尿病的前期，经口服葡萄糖耐量试验证实发生糖耐量降低时，即可导致以2型糖尿病为特征的心血管病危险因素模式，包括TG增高、HDL-C降低、高血压、向心性肥胖和高胰岛素血症以及周围组织尤其是骨骼肌对胰岛素的抵抗。这种不利的心血管病危险因素模式在从糖耐量减低阶段向糖尿病进展的过程中可以持续数年，这也是为什么许多患者在被诊断为2型糖尿病时，已经发生了有临床表现的冠心病和其他动脉粥样硬化性疾病。中年男性糖尿病患者罹患冠心病的危险性增加1倍，中年女性患者则增加3倍。冠心病是糖尿病患者最常见的死亡原因。糖尿病患者冠心病的发病率、死亡率是血糖正常者的2～4倍。

8. 血脂异常

血脂是血浆脂类的总称，其组成部分为三酰甘油、磷脂、胆固醇等。早期研究中提出脂肪浸润是导致冠状动脉粥样硬化的主要因素，血脂在其病变过程与

---

① 参见任顺成：《食品营养与卫生》，中国轻工业出版社2011年版，第106页。

② 参见吴少雄，殷建忠：《营养学》，中国质检出版社2018年版，第170页。

疾病的发展中起到了重要作用。大量研究表明,胆固醇水平与冠心病、动脉硬化等存在相关关系,现代人因缺乏运动及高脂肪饮食,高血脂患者明显增多,控制高脂肪与高胆固醇能够起到降低冠心病危险的效果。血脂异常是引发动脉硬化的主要因素,而动脉粥样硬化病变是导致冠心病的主要原因,因此证实血脂异常是冠心病的危险因素之一。

(1)TC和LDL-C与冠心病发病的关系:早在20世纪初的研究就已发现,血清胆固醇水平的升高与动脉粥样硬化特别是冠心病的发生明显相关。人群流行病学研究在对5000多人的14年随访中发现,TC水平与冠心病的发生呈强大的正相关关系,但在男性中相关强度则随年龄的增加而降低;TC与高密度脂蛋白胆固醇的比值在各年龄各性别人群中均被证明为可靠的预报因子。[1] 美国多危险因素干预试验(MRFIT)对12 866名中年男子的6年随访,更确实地证明了冠心病死亡率随血清 TC 的增高而不断上升。TC 在 5.20 mmol/L (200 mg/dL) 以上时更为明显;TC 处于最高 10%者,其死亡率为最低 10%者的 4 倍。[2]

LDL-C 是 TC 最主要的组成成分,其与冠心病事件危险有同样甚至更强的正相关关系。越来越多的研究资料证实,TC 主要通过 LDL-C 对冠心病发病起作用。[3] 这一关系在没有冠心病的个体和已患冠心病的患者中均存在,同样也适用于男性和女性。上述关联还受其他危险因子的修饰和影响,比如,过低的 HDL-C 以及吸烟、高血压和糖尿病等非脂质危险因子均可加强 LDL-C 的致病效应。流行病学研究和血管造影等临床试验均已证实了 LDL-C 对动脉粥样硬化形成的重要作用。因此,降低 LDL-C 水平应是进行冠心病一级和二级预防所首先应考虑的。

(2)血清高密度脂蛋白胆固醇与冠心病的关系:血清高密度脂蛋白胆固醇(HDL-C)与冠心病发病危险之间存在强负相关关系。这种关联在男性和女性、无症状人群和患者中均存在。HDL-C 浓度越低,冠心病发病危险越大,但 HDL-C 的作用机制还未完全探明。低浓度血清 HDL-C 与人们的致动脉粥样硬化行为方式相一致,因为吸烟、肥胖和缺乏体育锻炼等均可降低 HDL-C 的水平。

---

[1] 参见赵水平、胡大一:《〈中国成人血脂异常防治指南〉解读》,人民军医出版社 2015 年版,第 141 页。

[2] 参见赵水平、胡大一:《〈中国成人血脂异常防治指南〉解读》,人民军医出版社 2015 年版,第 143 页。

[3] 同[1]。

（3）血清三酰甘油与冠心病的关系：从 20 世纪 90 年代起，一些新的流行病学研究证实 TG 是冠心病的独立危险因子。一些临床试验结果也表明，降低 TG 能减少急性冠状动脉事件的发生。尤其是对脂蛋白代谢的深入研究发现，高三酰甘油血症可通过脂质交换改变低密度脂蛋白（LDL）和高密度脂蛋白（HDL）的组成和代谢，引起 HDL-C 降低，小而密 LDL（sdLDL）升高，三者在代谢上联系密切，称为致动脉粥样硬化性脂蛋白表型（ALP），是有高度致粥样硬化作用的脂质紊乱状态。[①] 另外，高三酰甘油血症和脂质交换的结果，还可生成富含胆固醇脂的残粒，后者也有较强的致动脉粥样硬化作用，与冠心病关系密切。

9.代谢综合征

代谢综合征（metabolic syndrome，MS）是包括肥胖、高血压、高尿酸、血脂异常及糖代谢异常的一组综合临床证候群，是冠心病多种危险因素的集合。大量研究证实，代谢综合征可以使血管内皮的功能受损，促进动脉粥样硬化的发生，因此心血管疾病的发生率上升，死亡的风险增加。

10.心理社会因素

心理社会因素包括环境应激源和个性特征模式两个方面。环境应激因素的暴露可能表示急性压力的一次应激或长期的慢性紧张。某些紧张的工作环境通常具有很高的要求和紧迫性，这种模式在低收入工作中常见，这就部分解释了心脏病发作的社会经济差异。个人对紧张环境的反应不仅包括敌意和抑郁，还包括不健康的生活方式，例如吸烟、不合理饮食和缺乏运动锻炼。

研究表明，成年人的社会地位较低影响着他们的社会经济状况以及个人的情绪反应，前者包括令人不安的微观经济和宏观经济框架，保健服务利用不足，社会支持的薄弱以及工作条件差；后者包括缺乏自信和适当的应对机制，失望、沮丧、敌意和愤怒等。反过来，这些因素也可能反映在不健康的生活方式中，例如吸烟、不健康饮食习惯和缺乏运动，这对心血管疾病的发展产生不良影响。[②]

在某些情况下，诸如抑郁和敌意之类的情绪对冠心病发病率和死亡率的影响已独立为典型的危险因素。另外，作为危险因素的主要原因，心肌梗死的预后与情绪沮丧有关。应该强调的是这些心理社会因素常协同出现，因此可能产生多重效应。当心理社会应激合并社会经济地位低下时，对冠心病发病率和死亡率的影响将被放大。

---

① 参见赵水平、胡大一：《〈中国成人血脂异常防治指南〉解读》，人民军医出版社 2015 年版，第 141 页。

② 参见许传新等：《社会问题概论》，华中科技大学出版社 2018 年版，第 204 页。

（二）新发现的危险因素

1.血小板平均体积

血小板具有聚集、收缩、吸附、黏附、释放等生理特性，不仅有生理止血作用，还有助于维持血管壁的完整性。其中平均血小板体积作为一项血小板活性的指标，是骨髓中巨核细胞增生的体现，也反映了体内血小板的生成。血小板平均体积的大小与血小板含有的致密颗粒数目呈正相关。血小板体积越大，生物活性物质就越多，就能更好地促进血小板聚集，从而促进血栓形成。

2.D型人格

国外研究者于1996年提出D型人格的概念。它是正常人格的一种亚型，主要包括社交压抑和消极情感。D型人格在冠心病的发病过程中可能的病理原因是压抑的心理激活了下丘脑-垂体-肾上腺内分泌轴和交感肾上腺系统，产生皮质激素反应及炎症高反应，抑制了交感神经兴奋。同时，增强的血小板功能增加了血栓的形成。

3.脂蛋白相关磷脂酶A2(Lp-PLA2)

Lp-PLA2是一种血小板活化因子乙酰水解酶，主要由成熟的巨噬细胞、肥大细胞、淋巴细胞等多种炎性细胞在粥样斑块以及肝脏产生。目前认为其有促进炎性介质活性的作用，单核细胞进入内膜变成巨噬细胞。内膜的氧化低密度脂蛋白(oxidized low densitylipoprotein, ox-LDL)被巨噬细胞吞噬，转化为凋亡的泡沫细胞，然后聚集形成动脉粥样硬化斑块。斑块可释放细胞因子和蛋白酶降解胶原基质和纤维帽平滑肌细胞，导致斑块破裂和活性增强，从而引起血栓和心血管事件发生。活化的巨噬细胞和泡沫细胞可以产生更多的Lp-PLA2，再次进入循环，从而促进粥样斑块的进展。

4.非对称性二甲基精氨酸（ADMA）

ADMA是一种广泛存在于人体组织、细胞和体液中的天然氨基酸。血浆ADMA含量升高可降低氧化亚氮合酶(nitric oxide synthase, NOS)活性，降低氧化亚氮(nitric oxide, NO)浓度，引起血管内皮紊乱，加速动脉硬化进展，可能是动脉硬化和冠心病的独立危险因素。近年来的临床研究表明，ADMA可引起内皮功能受损，直接或间接参与高血压和颈动脉粥样硬化，发生急性冠脉综合征（ACS）。因此，血浆ADMA水平与心血管疾病的发病率和死亡率显著相关，可作为反映冠心病的严重程度和预测预后的指标。①

_____

① 参见徐克前、李艳：《临床生物化学检验》，华中科技大学出版社2014年版，第151页。

5.幽门螺旋杆菌(helicobacter pylori,HP)

幽门螺旋杆菌感染是一种微需氧革兰氏阴性杆菌,呈螺旋状分布在胃肠道内。幽门螺旋杆菌的感染率很高。除胃病外,HP感染可导致血清hs-CRP和纤维蛋白原水平升高,并诱发动脉粥样硬化斑块的形成,这与冠心病的发病机制有关。通过血管内皮细胞损伤,刺激局部动脉和全身炎症反应,体内纤维蛋白溶解,促进脂质代谢异常,参与动脉粥样硬化的形成和发展,增加冠心病的风险。

6.低血清睾酮水平(low total testosterone,TT)

女性心血管疾病的发病率升高比男性晚十年左右,同龄女性的发病率比男性低。显然,这种差异不能仅仅用雌激素对心血管的保护作用来解释,血清睾酮的水平可能与老年男性心血管病发生有关。睾酮能够促进血管内皮细胞释放氧化亚氮从而扩张冠状动脉,而且血清睾酮水平降低影响脂类的代谢,与TC、LDL-C呈负相关,因此加速动脉硬化。

7.经修饰的脂蛋白

近年来,动脉硬化处可发现氧化或经糖化修饰的LDL、超低密度脂蛋白(very low-density lipoprotein,VLDL)、脂蛋白(a)[Lp(a)],而且巨噬细胞更容易吞噬经修饰的脂蛋白从而形成泡沫细胞。

8.胰岛素抵抗和糖耐量异常

1988年,有人提出胰岛素抵抗、糖耐量异常以及高胰岛素血症都会导致动脉粥样硬化。[1] 中国近期的研究还表明,胰岛素与血压的相关性在正常血压、正常体重的人群更为明显,这表明在血压升高前可能会出现胰岛素抵抗问题。[2] 最新流行病学研究表明,糖耐量异常是心血管疾病,尤其是冠心病的危险因素。[3]

9.纤维蛋白原和凝血因子Ⅶ

血浆纤维蛋白原和因子Ⅶ是最常用来反映凝血因子的指标。纤维蛋白原也是周围血管病和心力衰竭的危险因素,它的上升也是动脉硬化病变不稳定的征兆。

10.血中高半胱氨酸(homocysteine)

1969年,在先天性代谢缺陷儿童的血和尿中发现了高半胱氨酸的高度堆

---

① 参见辛苏宁:《胰岛素抵抗与冠心病的研究进展》,《心血管病学进展》1996年第5期。

② 参见韩超,黄建凤:《高血压前期与胰岛素抵抗相关性研究进展》,《心血管病学进展》2015年第2期。

③ 参见袁凤山,齐今吾:《糖耐量异常者冠心病危险因素对照分析》,《中国公共卫生》2004年第5期。

积,尸检时发现这些儿童有严重的动脉粥样硬化,因此发现了高半胱氨酸与动脉粥样硬化的联系。[1] 近年来研究表明,非先天性缺陷患者血中的高半胱氨酸增高是早发冠心病的独立危险因素。[2] 半胱氨酸的代谢受到叶酸、维生素 B_{12} 和维生素 B_6 等维生素摄入的影响,这在临床上被认为是遗传性的,并已被流行病学研究证实与某些维生素缺乏有关。

第二节 冠心病的病理学

冠状动脉粥样硬化是引起冠心病的主要原因,动脉粥样硬化(AS)的病变主要累及大、中型动脉,血压较高和血流冲击较大的部位,比如主动脉后壁和其分支开口处。冠状动脉近侧段最易发生动脉粥样硬化。动脉粥样硬化斑块造成的明显狭窄部位,易出现在左冠状动脉两个分支的开始几厘米处,左前降支的近端较多发,而右冠状动脉的近端和远端发生狭窄的程度无显著差别。

AS 的发生和发展是一个复杂的病理过程。它发生在动脉内壁的内膜,病变发生发展过程主要分为四个阶段:脂纹、纤维斑块、粥样斑块以及复合病变。

一、脂纹期

脂纹是最早的病理变化,最早可发生于新生儿期。肉眼可见到主动脉后壁及分支开口处有针头大小的斑点或长短不一的黄色条纹(脂质条纹),不隆起或稍隆起于内膜表面(见图 3-1)。镜下可见由内皮细胞皱褶形成的纵嵴,病变内膜下聚集着大量的泡沫细胞。泡沫细胞体积大,圆形或卵圆形,内含大量小液泡。应用苏丹红Ⅲ染色成橙色的为脂类成分,来源于巨噬细胞和平滑肌细胞。

脂纹的形成多是由于高脂血症或者其他有害因子造成的内皮损伤,使由糖链形成的细胞膜表面的外被多糖减少而变薄,并且内皮细胞之间的间隙增宽,从而使内皮细胞上的 LDL 受体能与血浆中 LDL 结合而摄入,并通过胞浆迁入内皮下间隙,再被内皮细胞及平滑肌细胞所释放的氧自由基所氧化,生成氧化 LDL,Lp(a)也可变成氧化 Lp(a)。同时在动脉分叉、分支开口等处因血流剪应

① 参见袁芹:《高蛋氨酸膳食促进 ApoE 小鼠动脉粥样硬化形成的可能机制》,中山大学硕士学位论文,2008 年。
② 参见丁国林:《高半胱氨酸过高血症是冠心病的一个危险因素》,《国外医学(老年医学分册)》1995 年第 4 期。

力降低,血流速度减慢产生涡流,从而使单核细胞与内皮细胞间接触机会增加。又因内皮细胞能分泌数种黏附因子,从而使单核细胞在内皮表面附着。迁于内皮下间隙的单核细胞受多种因素的影响转化成为巨噬细胞。巨噬细胞表面的清道夫受体能与氧化 LDL、氧化 Lp(a)结合并被摄入,巨噬细胞摄入大量脂质后变成了泡沫细胞。大量泡沫细胞聚集使内皮隆起变形,从而形成脂纹。

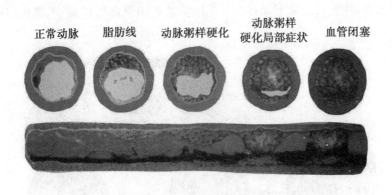

图 3-1　动脉粥样硬化进程

二、纤维斑块期

纤维斑块为脂纹的进一步发展。纤维斑块是在内膜表面隆起的灰黄色斑块。随着斑块表层的胶原纤维不断增加和粥样病变,来自坏死的泡沫细胞的脂质逐渐被埋于深层,斑块由灰黄色逐渐变成瓷白色。镜下纤维斑块的结构复杂多样,不同斑块甚至同一斑块的不同部位也不相同。多量平滑肌细胞和大量细胞外基质及细胞外脂质在斑块表面形成一层纤维帽。纤维帽下盖着增生的平滑肌细胞、巨噬细胞,以及由它们形成的泡沫细胞,还有细胞外脂质及基质等。来自氧化 LDL 的细胞毒性作用或者内皮细胞和平滑肌细胞产生的氧自由基的作用,都能使斑块中的细胞损伤及坏死。泡沫细胞坏死后,细胞内含有的脂质暴露,从而形成富含脂类物质的脂质池。同时,崩解的泡沫细胞还释放了多种水解酶类,使周围的其他细胞也遭到破坏和崩解。这个病理发展过程就使纤维斑块演变成粥样斑块。

三、粥样斑块期

粥样斑块又称"粥瘤",肉眼观可见到灰黄色的斑块向内膜表面隆起,其切面表层为瓷白色的纤维帽,深层含大量黄色粥样物质,是由脂质和崩解的细胞混合组成。镜下可见:纤维帽趋向老化,胶原呈透明样变,平滑肌细胞被埋在细胞外基质中,深部富含细胞外基质,并可见胆固醇结晶。在石蜡切片上可看到被溶掉的脂质留下的针状空隙及钙化现象。在底部和边缘部可见到肉芽组织增生,外周有少量泡沫细胞及淋巴细胞浸润。病变严重者可见到中膜因斑块压迫使平滑肌细胞有不同程度的萎缩,弹力纤维被破坏,中膜变薄。外膜出现新生毛细血管,并且可见到不同程度增生的结缔组织及淋巴细胞、浆细胞浸润(见图 3-2)。

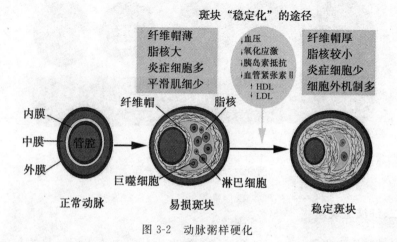

图 3-2 动脉粥样硬化

四、复合病变期

随着病程延长及年龄增加,复合病变较常见,主要表现在以下几个方面:

(一)斑块内出血

斑块基底及周边的新生毛细血管管壁很薄,在血流剪应力作用下破裂出血形成血肿,使斑块更加隆起,因而管腔的狭窄加重。

(二)斑块破裂

严重的内皮损伤和细胞外基质合成的降低导致纤维帽破裂,斑块破裂不仅形成溃疡,而且并发血栓形成,是最危险的并发症。早期存在的小斑块,不容易造成血管狭窄,但这种小斑块一旦老化碎裂,所造成的后果的严重程度远远超过后形成但未老化较大斑块所引起狭窄的影响,后者在临床上可通过采取适当治疗取得良好效果。所以,斑块的易破裂性比斑块的大小更值得担心,斑块一旦具有了易破裂性质,受诱发因素影响,可触发不良事件的发生。而绝大多数斑块破裂时没有明显的临床表现,因此无论患者本人还是医生都难有预感。

（三）血栓形成

血栓形成通常是在斑块破裂的基础上发生的,导致病变处内皮细胞损伤,然后动脉壁的胶原纤维暴露出来,血小板在局部聚集形成血栓,从而加大斑块甚至堵塞管腔。

冠状动脉中形成的血栓一半以上由上述斑块破裂后所引起,可出现严重的狭窄。对急性发作后猝死的患者进行病理检查发现,大部分是由于血栓性原因引起死亡。其中,主要成分是聚集的血小板形成的,并常混有粥样斑块物质。体内的血栓溶解系统对新血栓的溶解速度较慢,而临床上采取的溶栓治疗效果较好。陈旧血栓可发生机化,能在一定程度上恢复该支动脉的血流,有助于心肌功能的恢复。

（四）钙化

冠状动脉钙化在很大程度上是粥样硬化导致的后果,钙盐在坏死病灶或纤维帽内沉积,从而使动脉壁变硬变脆失去弹性,加重了狭窄,进而使舒张压增高。但钙化的程度与狭窄的严重程度及临床症状之间没有很好的相关性。钙化使动脉壁变硬变脆,钙化灶还可进一步发生骨化。

（五）动脉扩张和动脉瘤形成

由于严重的冠状动脉粥样硬化斑块底部的中膜平滑肌细胞发生不等的萎缩,逐渐承受不住来自血管内的压力而扩张形成动脉扩张或动脉瘤。若中膜撕裂可形成夹层动脉瘤。

（六）动脉血管腔狭窄、慢性完全闭塞

弹力肌层动脉,因动脉粥样斑块管腔狭窄,局部出现缺血病变。冠状动脉慢性完全闭塞多出现在血管的前几厘米及其分支,前降支近段最多见,大部分完全性闭塞都较短。由于冠状动脉闭塞性血栓形成后逐渐机化,继而基质纤维化增加,细胞减少,质地较硬。

冠状动脉直径狭窄50%以上则开始形成冠状动脉血流的障碍,劳累、情绪波动等因素增加心肌需氧,故可诱发相对缺血。斑块破裂和急性血栓形成后可致心肌的血液供应明显减少。15～20分钟后心内膜下心肌开始坏死;1小时内再灌注可能恢复部分心肌功能;2～6小时后梗死不可逆转,可致心肌坏死、纤维化,形成室壁瘤,累及乳头肌时可导致二尖瓣关闭不全,累及室间隔易造成室间隔缺损。急性心肌梗死可引起严重心律失常、心源性休克、心力衰竭甚至室壁破裂。

第三节　冠心病的分型

一、冠心病的世界卫生组织(World Health Organization,WHO)分型

根据临床心电图、血清酶学变化以及冠状动脉病变的部位、范围,血管阻塞和心肌供血不足的发展速度、范围和程度的不同,1979 年 WHO 将本病分为5 型。

(一)隐匿型冠心病或无症状型冠心病

患者无症状,但静息时或负荷试验后出现心电图改变,如 ST 段压低,T 波减低、变平或倒置等,或放射性核素心肌显像提示缺血改变。病理学检查显示心肌无明显组织形态改变。主要根据静息、动态或负荷试验的心电图检查,放射性核素心肌缺血改变,而无其他原因解释,又伴有动脉粥样硬化的危险因素,可行选择性冠状动脉造影(coronary arteriongraphy,CAG),必要时借助血管内超声(intravascular ultrasound,IVUS)或光学相干断层成像(optical coherence tomography,OCT)、冠脉血流储备分数(fractional flow reserve,FFR)可确立诊断。

(二)心绞痛型冠心病

临床上有一过性心肌缺血引起的发作性胸骨后疼痛,病理学检查心肌无组织形态改变或有纤维化改变,则为心绞痛型冠心病。

心绞痛的临床分型有多种,通常采用 WHO 推荐的分类方法,分为劳力性心绞痛与自发性心绞痛两大类。劳力性心绞痛与运动密切相关,考虑胸疼与心肌耗氧量的增加有关。根据心绞痛发作的时间关系,劳力性心绞痛又可分为稳定劳力性心绞痛、初发劳力性心绞痛、恶化劳力性心绞痛以及卧位性心绞痛。自发性心绞痛乃指心绞痛发作与心肌耗氧量增加无固定关系。轻症自发性心绞痛在发作时心电图表现为 ST 段下降。此外,还有变异型心绞痛。

根据典型的发作特点和体征,含用硝酸甘油后缓解,结合年龄和存在冠心病危险因素,除外其他原因所致的心绞痛,一般即可建立诊断。发作时心电图检查可见以 R 波为主的导联中,ST 段压低,T 波平坦或倒置,发作过后数分钟内逐渐恢复。心电图无改变的患者可考虑做心电图负荷试验。发作不典型者,诊断要依靠观察硝酸甘油的疗效和发作时心电图的改变;如仍不能确诊,可多次复查心电图或心电图负荷试验,或做 24 小时的动态心电图连续监测,如心电图出现阳性变化或负荷试验诱致心绞痛发作,亦可确诊。诊断有困难者可考虑行选择性冠状动脉造影。但心绞痛并不全由冠状动脉粥样硬化性心脏病所致，需除外其他原因引起的心绞痛，如非粥样硬化性冠状动脉病及非冠状动脉心脏病后，冠状动脉粥样硬化性心脏病、心绞痛诊断才能成立。

(三)心肌梗死型冠心病

心肌梗死型冠心病临床症状严重，为冠心病的严重临床类型，是因在冠状动脉粥样硬化病变基础上发生斑块破裂和出血、血管痉挛、血小板黏附和聚集，导致血栓形成和血管腔阻塞，引起心肌急性缺血性坏死。

(四)缺血性心肌病型冠心病

缺血性心肌病型冠心病又称"心力衰竭和心律失常型冠心病"，是由于心肌长期供血不足、促进纤维组织增生所致，其临床特点是心脏逐渐增大，并发生心力衰竭和心律失常。

(五)猝死型冠心病

猝死型冠心病又称"原发性心脏骤停心脏病"，多为心脏局部发生电生理紊乱引起严重心律失常所致。生前多无症状，可在多种场合突然发病，心脏骤停而迅速死亡。

二、冠心病的现代分型

(一)急性冠脉综合征

急性冠脉综合征是以冠状动脉粥样硬化斑块糜烂或破裂，继发完全或不完全闭塞性血栓形成为病理基础的一组临床综合征，包括非 ST 段抬高型急性冠脉综合征(NSTEACS)和 ST 段抬高型急性冠脉综合征。

1. 非 ST 段抬高型急性冠脉综合征

由于动脉粥样硬化斑块破裂或糜烂，伴有不同程度的表面血栓形成、血管痉挛及远端血管栓塞所导致的一组临床症状，合称为"非 ST 段抬高型急性冠脉综合征"，包括不稳定型心绞痛(unstable angina，UA)、NSTEMI。其发生机制为动脉粥样斑块不稳定、破裂、出血、血栓形成，冠脉痉挛收缩，微血管栓塞，导致急性或亚急性心肌供氧的减少和缺血加重。

(1)不稳定型心绞痛：相对稳定的心绞痛，近 2 月逐渐加重；近 2 个月新出现的心绞痛，日常轻度活动即引起心绞痛；近 2 个月静息状态下出现的心绞痛；梗死后心绞痛(STEMI 后 24 小时～1 个月出现心绞痛)。

(2)非 ST 段抬高型心肌梗死：缺血性胸痛，心电图仅有 ST 段压低或 T 波倒置，无 ST 段抬高或病理 Q 波，CK-MB、cTnT、cTnI 水平升高并超过高限的两倍。

2. ST 段抬高型心肌梗死

ST 段抬高型心肌梗死即 ST 段抬高型急性冠脉综合征。典型的临床表现、ECG 动态演变及心肌酶异常升高,有任何 2 个均可确诊;持续胸痛超过 30 分钟,伴出汗、恶心、呕吐、面色苍白,含硝酸甘油 1~2 片不缓解,胸导联 ST 升高 2 mm 或肢体导联 ST 升高 1 mm 或完全性左束支传导阻滞(complete left bundle branch block,CLBBB),即可确诊。不必等待酶学结果,只有临床症状不典型,或 ECG 改变难以判断时,方依赖酶学的支持来确诊。

(二)慢性冠脉综合征(CCS)

CCS 为不同的冠状动脉性心脏病(CAD)进展阶段,排除急性冠状动脉血栓形成在临床表现中占主导地位(例如 ACS)的情况。

怀疑或确诊的 CCS 患者最常遇到的临床情况包括:

(1)怀疑有 CAD,有稳定的心绞痛症状或呼吸困难的患者。

(2)新发心力衰竭或左心室功能障碍,怀疑 CAD 的患者。

(3)ACS 后 1 年内或近期血运重建的无症状或症状稳定患者。

(4)初次诊断或血运重建 1 年以上的无症状和有症状患者。

(5)心绞痛,疑似血管痉挛或微血管疾病的患者。

(6)筛查时发现 CAD 的无症状者。

第四节　冠心病的诊断及鉴别诊断

一、慢性冠脉综合征的诊断

胸痛患者应根据年龄、性别、心血管危险因素、疼痛的特点来估计冠心病的可能性,并依据病史、体格检查、相关的无创检查及有创检查结果作出诊断及危险分层的评价。

(一)病史及体格检查

1. 病史

对胸痛患者的评估,病史是最重要的第一步,需要详细了解及鉴别,包括如下几个方面:

(1)部位:心绞痛的典型部位是在胸骨后或左前胸,疼痛的范围常不局限,可以放射到颈部、咽部、颌部、上腹部、肩背部、左臂及左手指侧,也可以放射至其他部位。不典型的心绞痛还可以发生在胸部以外其他部位,如上腹部、咽部、颈部等,每次心绞痛发作部位常常是相似的。

（2）性质：心绞痛常呈紧缩感、绞榨感，胸部有烧灼感、胸闷或感觉有异物压至胸部，或者有窒息感、沉重感，有些患者仅表现为胸部不适，有的表现为乏力、气短，患者主观感觉差异较大，但一般不会是针刺样疼痛。

（3）持续时间：心绞痛通常呈阵发性发作，每阵持续数分钟，一般不会超过 10 分钟，也不会转瞬即逝或持续数小时。

（4）诱发因素及缓解方式：慢性稳定型心绞痛的发作与劳力或情绪波动有关，比如走路过快过多或者爬坡时诱发，停下休息即可缓解。一般发生在劳力的当时而不是之后。舌下含服硝酸甘油可在 2～5 分钟内迅速缓解症状。

在了解与胸痛相关的病史后，还应采集有无冠心病危险因素的相关信息，比如高脂血症、高血压、糖尿病、吸烟、肥胖、早发冠心病家族史等。

心绞痛严重度的分级参照加拿大心血管学会（CCS）心绞痛严重度分级。

Ⅰ级：一般日常活动不引起心绞痛，但费力、速度快、长时间的体力活动可引起发作。

Ⅱ级：日常体力活动稍受限制。快步行走或上楼、登高、饭后行走或上楼、寒冷或风中行走、情绪激动可发作心绞痛或仅在睡醒后数小时内发作。在正常情况下以一般速度平地步行 200 m 以上或登一层楼以上受限。

Ⅲ级：日常体力活动明显受限。在正常情况下以一般速度平地步行 100～200 m 或登一层楼梯时可发作心绞痛。

Ⅳ级：轻微活动或休息时即可以出现心绞痛症状。

2.体格检查

稳定型心绞痛患者体检常无明显异常体征。心绞痛发作时可伴有心率增快、血压升高、出汗、焦虑，有时可闻及第三心音、奔马律、第四心音，或出现心尖部收缩期杂音、第二心音逆分裂，偶可闻及双肺底啰音。体检尚能发现其他非冠状动脉粥样硬化性疾病，比如心脏瓣膜病、心肌病等，也可发现高血压、脂质代谢障碍所致的黄色瘤等危险因素，颈动脉杂音或周围血管病变有助于动脉粥样硬化的诊断。为了更好地了解是否存在代谢综合征，还需要对患者的体重指数和腹围进行测量。

（二）基本实验室检查

（1）了解冠心病危险因素。空腹血糖、血脂检查，至少包括 TC、HDL-C、LDL-C 及 TG 等，必要时查糖化血红蛋白或进行糖耐量试验。

（2）了解有无贫血（可能诱发心绞痛），检查血红蛋白是否减少。

（3）必要时检查甲状腺功能。

(4)行尿常规、肝肾功能、电解质等检查。如需进行冠状动脉造影,则术前应行肝炎相关抗原、HIV 检查及梅毒血清试验。

(5)胸痛较明显患者,需查血心肌肌钙蛋白、CK 及 CK-MB,与急性冠脉综合征鉴别。

(三)心电图检查

所有可疑心绞痛的患者均应行静息常规 12 导联心电图检查。怀疑血管痉挛的患者于疼痛发作时均应常规行心电图检查。心电图检查还可以发现左室肥厚、左束支传导阻滞、预激综合征、心律失常等情况,这些信息有可能发现心绞痛的可能机制,并指导治疗。

在胸痛发作时争取做心电图检查,缓解后立即复查。静息心电图正常不能排除心绞痛诊断,但如果心电图出现符合心肌缺血的 ST-T 改变,特别是在疼痛发作时检出,则支持心绞痛的诊断。心电图显示陈旧性心肌梗死时,则心绞痛的可能性增加。静息心电图有 ST 段压低或 T 波倒置,但胸痛发作时出现"假性正常化",也有利于心绞痛的诊断。24 小时动态心电图如发现与症状相一致的 ST-T 变化,则对诊断有参考价值。

静息心电图 ST-T 改变要注意相关鉴别诊断。静息心电图无明显异常者需进行心电图负荷试验。

(四)胸部 X 线检查

胸部 X 线检查常用于可疑心脏病患者,但对稳定型心绞痛患者,该检查不能提供特异性信息,一般情况都是正常的。

(五)核素心室造影

1. 铊(^{201}TI)心肌显像

铊随冠脉血流被正常心肌细胞摄取,休息时铊显像所示主要见于心肌梗死后的部位。在冠状动脉供血不足部位的心肌,则明显的灌注缺损仅见于运动后缺血区。变异型心绞痛发作时,心肌急性缺血区常显示特别明显的灌注缺损。

2. 放射性核素心腔造影

红细胞被标记上放射性核素,得到心腔内血池显影,可测定左心室射血分数及显示室壁局部运动障碍。

3. 正电子发射断层心肌显像

正电子发射断层心肌显像除可判断心肌血流灌注外,还可以了解心肌代谢状况,准确评估心肌活力。

(六)超声心动图

对疑有慢性稳定型心绞痛的患者建议行超声心动图检查,可测量心腔大小,评估室壁运动及心功能。

（七）负荷试验

对有症状的患者,各种负荷试验有助于慢性稳定型心绞痛的诊断及危险分层,但必须配备严密的监测及抢救设备。

（八）多层电子计算机断层扫描（CT）或电子束CT

多层CT或电子束CT平扫可检出冠状动脉钙化并进行积分。

（九）有创性检查

冠状动脉造影术可用于心绞痛或可疑心绞痛患者,冠状动脉造影可以明确诊断血管病变情况并决定治疗策略及判断预后。

血管内超声检查可较为精确地了解冠状动脉腔径、血管腔内及血管型粥样硬化病变情况,指导介入治疗操作并评价介入治疗效果,但不是一线的检查方法,只在特殊的临床情况及科研时才进行。

（十）诊断标准

（1）典型的发作特点和体征,含用硝酸甘油后缓解。

（2）结合年龄和存在冠心病易患因素,除外其他原因。

（3）发作时ECG表现为缺血性ST段改变（以R波为主的导联）,ST段下移,T波平坦或倒置。变异型心绞痛则ST段上抬。发作过后数分钟内逐渐恢复。

（4）不发作时,心电图无改变,可做心电图负荷试验、动态心电图等检查。如ECG出现阳性改变亦可确诊。

（5）不明确时可考虑行核素扫描检查和冠脉造影检查。

（6）考虑施行介入治疗或手术治疗者则必须行选择性冠状动脉造影术。

二、急性冠脉综合征的诊断

（一）症状

典型的心绞痛位于胸骨后或左胸部,呈压榨性、紧缩感、憋闷或烧灼感等,可向左上臂、下颌、颈、背、上腹部、肩部或左前臂尺侧放射,一般持续2～10分钟,休息或含服硝酸甘油后3～5分钟可缓解。诱发因素包括劳累、运动、饱餐、寒冷、情绪激动等。不稳定型心绞痛胸痛的性质与诱因通常与稳定型心绞痛相同,但通常程度更重、持续时间更长,可达10分钟以上,且休息时也可发生。

ST段抬高心肌梗死（STEMI）与非ST段抬高心肌梗死（NSTEMI）患者最常见的临床表现为剧烈的压榨性胸痛或压迫感,持续时间多在30分钟以上,多伴有恶心、呕吐、大汗和呼吸困难等症状,含服硝酸甘油后不完全缓解。另外,还应注意非典型疼痛部位、无痛性心肌梗死和其他 ACS 症状不典型的患者(如以心力衰竭、晕厥、上腹痛为首发症状),尤其是女性、老年和糖尿病患者。

(二)实验室检查

1. 心电图

心电图是 ACS 的一线诊断工具,国际国内指南中都明确指出对疑似 ACS 胸痛的患者应在到达急诊后 10 分钟内完成心电图检查。

(1)UA:UA 发作时只有 40% ～ 80% 的患者出现心电图的改变,除极少数患者可出现一过性 Q 波外,绝大多数表现为 ST 段的抬高或压低以及 T 波的改变。

T 波倒置:可表现为振幅下降,T 波低平或倒置,倒置 T 波的形态多呈"冠状 T 波";T 波倒置反映急性心肌缺血,通常出现在 2 个导联以上,临床上仅有心电图 T 波倒置者一般预后较好。

ST 段改变:常见而重要,可表现为抬高或压低;一过性 ST 段抬高提示冠状动脉痉挛,一过性 ST 段压低提示心内膜下心肌缺血,而新近出现的、显著而持续的抬高则可能发生了 STEMI。

(2)NSTEMI:ST-T 动态变化是 NSTEMI 最有诊断价值的心电图表现,包括 ST 段不同程度的压低和 T 波低平、倒置等,或者发作时倒置 T 波呈"伪正常化",可以与 UA 心电图的改变完全相同,因此单纯依靠心电图的改变不能鉴别两者。但临床上,当 ST 段压低的心电图导联大于等于 3 个,或压低幅度大于等于 0.2 mV 时,发生心肌梗死的可能性增加 3～4 倍。

(3)STEMI:对于胸痛患者心电图出现:①在至少两个相邻导联 J 点后新出现 ST 段弓背向上抬高,V2～V3 导联大于等于 0.2 mV(男性)或大于等于 0.15 mV(女性),其他相邻胸导或肢体导联大于等于 0.1 mV;②新出现的完全左束支传导阻滞;③超急性期 T 波改变,均应考虑 STEMI。

2. 心肌损伤标志物

心肌损伤标志物的增高水平与心肌梗死的范围与预后明确相关,其中心肌钙蛋白是明确 NSTEMI 与 STEMI 诊断和危险分层的重要依据之一,与传统心肌标志物(CK、CK-MB)相比,其特异性和敏感性更高。不同心肌损伤标志物有各自的诊断时间窗,如表 3-2 所示。

表 3-2 心肌损伤标志物时间窗

时间	肌红蛋白	cTnT	cTnI	CK-MB	CK
开始升高时间/h	1～2	2～4	2～4	6	4～6
峰值时间/h	4～8	10～24	10～24	18～24	12～24
持续时间/d	0.5～1	10～21	7～14	3～4	2～4

(三)诊断标准

目前临床上 ACS 的诊断标准为:

1. STEMI

剧烈胸痛持续时间超过 30 分钟,心电图有 ST 段弓背向上抬高,心肌损伤标志物 CK-MB 升高超过参考值上限 2 倍,cTnT 或 cTnI 阳性。

2. NSTEMI

持续的胸痛,心电图无 ST 段的抬高,表现为一过性或新发的 ST 段压低或 T 波低平、倒置,CK-MB 升高超过参考值上限 2 倍,cTnT 或 cTnI 阳性。

3. UA

胸痛,心电图无 ST 段抬高,表现为 ST 段压低或 T 波低平、倒置,CK-MB 可升高,但不超过参考值上限的 2 倍,cTnT 和 cTnI 阴性。

对于典型的 ACS,尤其是 STEMI 的诊断,不能因为等待心肌损伤标志物结果而影响及时诊断,甚至延误治疗。若依靠症状、心电图不能确定诊断,此时的正确做法是每 15～30 分钟重复心电图 1 次,一旦发现 ST-T 动态变化,则立即作出 ACS 诊断。

三、危险评估

ACS 是常见的心血管急症,病死率高,对患者的危险评估应该贯穿于 ACS 诊治的全过程。临床上进行早期危险评估与分层,既可以评估患者的病情与预后,又可以指导治疗方案的选取。

对非 ST 段抬高型急性冠状动脉综合征(NSTE-ACS)的危险评估,临床上应根据患者就诊时的症状、体征、心电图及生化标志物等指标进行早期危险分层(见表 3-3)。

表 3-3 　　　　　　　　　　　　NSTE-ACS 临床早期危险分层

项目	高风险(至少具备一条)	中度风险(无高风险特征但具备下列任一条)	低风险(无高、中风险特征但具备下列任一条)
年龄	>75 岁	>70 岁	
病史	48 小时内缺血症状恶化	既往心肌梗死、脑血管疾病、冠脉旁路移植术或使用阿司匹林	
胸痛特点	长时间(>20 分钟)静息时胸痛	长时间(>20 分钟)静息时胸痛但目前缓解,有高或中度冠心病可能,静息时胸痛(<20 分钟)	过去 2 周内新发胸痛,但无长时间(>20 分钟)静息时胸痛
其他临床表现	缺血引起肺水肿,新出现二尖瓣关闭不全杂音或原杂音加重,第三心音或新出现啰音或原啰音加重,低血压,心动过速		
心电图	静息时胸痛伴一过性 ST 段改变(>0.05 mV),aVR 导联 ST 段抬高>0.1 mV,新出现束支传导阻滞或持续性心动过速	T 波倒置>0.2 mV,病理性 Q 波	胸痛时心电图正常或无变化
心脏损伤标志物	明显增高(cTnT >0.1 μg/L)	轻度增高(cTnT >0.01 μg/L)	参考值上限

　　近年来,早期危险分层工具开始得到临床的认可,其中最常用是全球急性冠状动脉事件(GRACE)评分系统,可以预测 NSTE-ACS 院内 6 个月病死率。该危险评分的内容主要包括年龄、心率、收缩压、血肌酐、心功能基利普(Killip)分级、是否有已知心脏事件、心肌损伤标志物、ST 段改变 8 项。对于 NSTE -ACS患者,推荐使用 GRACE 评分作为入院/出院的首选评分方法。若 GRACE 评分大于 140,应尽快在 24 小时内行急诊冠状动脉造影检查;对中危患者,冠状动脉造影和血运重建可推迟,但最好在入院 72 小时内进行。

心肌梗死的溶栓(the thrombolysis in myocardial infarction,TIMI)危险评分是临床上另一较常用的评分方法。

2000 年提出的针对 NSTE-ACS 的 TIMI 危险评分,主要包括 7 项指标:年龄超过 65 岁、不少于 3 项冠心病危险因素（家族史、高血压、糖尿病、高脂血症以及吸烟）、既往冠状动脉狭窄超过 50%、ST 段改变(抬高大于等于 0.5 mm)、严重心绞痛症状(24 小时内发作超过 2 次)、过去 7 天内应用阿司匹林以及心肌损伤标志物升高。每一项评 1 分,评分 0～1 的患者 14 天三重终点(死亡、再发非致命性心肌梗死或需要急诊血运重建的再发心绞痛)发生率为 4.7%,而最高风险者(评分 6～7 分)14 天三重终点发生率则高达 40.9%。NSTE-ACS 的TIMI 危险评分能较好地预测患者 14 天内严重心脏事件发生的危险性,且TIMI危险评分与冠状动脉狭窄程度、病变范围和病变性质均呈良好的相关性,可协助临床医生进行治疗决策;其缺点是没有定量每项指标的权重程度,且未包括心力衰竭程度和血流动力学改变等因素（如血压和心率等）。

目前认为 STEMI 的危险评估是一个连续不断的过程,应在整个住院期间反复进行,出院时还需再次评估。STEMI 早期死亡的独立预测因子包括年龄、Killip 分级、再灌注时间、心脏骤停、心动过速、低血压、前壁梗死、陈旧性心肌梗死、糖尿病、吸烟、肾功能和生物标记物,目前多强调运用风险(TIMI)评分及GRACE 模型预测住院期及 6 个月内病死率。

四、特殊诊疗考虑

(一)血管痉挛性心绞痛

(1)患者较为年轻。

(2)除吸烟较多外,缺乏冠心病易患因素。

(3)发病时间多集中在午夜至上午 8 点之间,临床表现不与冠状动脉狭窄程度成正比。

(二)无症状冠心病

无症状冠心病也称"隐匿型冠心病",分两种类型:Ⅰ型无症状性缺血和Ⅱ型无症状性缺血。

无症状性心肌缺血的发病机制尚不清楚,可能与下列因素有关:

(1)糖尿病患者的无痛性心肌缺血及无痛性急性心肌梗死(actue myocardial infarction,AMI),可能与自主神经疾病有关。

(2)患者的疼痛阈值增高。

(3)患者产生大量的内源性阿片类物质,提高痛觉阈值。

（4）Ⅱ型无症状性缺血患者,无症状心肌缺血可能是由于心肌缺血的程度较轻,或有较好的侧支循环。

无症状性心肌缺血患者部分可能为早期冠心病,突然转为心绞痛或心肌梗死(myocardial infarction,MI),亦可能逐渐演变为心脏扩大,发生心力衰竭或心律失常,个别患者也可能猝死。

无症状冠心病的诊断是依据有心肌梗死的病史、血管重建病史和(或)心电图缺血的证据、冠状动脉造影异常或负荷试验异常而无相应症状者。在此,将无创性检查异常作为无症状患者的诊断依据,并非支持将此类检查用于冠心病筛选目的,而是仅仅承认此类方法用于评估冠心病无症状患者有一定的临床可靠性。

对无症状冠心病患者使用无创方法进行诊断与危险分层的建议同慢性稳定型心绞痛。对无创检查提示心肌缺血达到高危标准者,如杜克(Duke)活动平板评分达到高危、负荷试验显示大面积心肌灌注缺损、心率不高时超声心动图出现广泛室壁运动障碍等,应考虑行冠状动脉造影。对确定的无症状冠心病患者,应使用药物治疗以预防心肌梗死或死亡,并治疗相关危险因素,其治疗建议同慢型稳定型心绞痛。对慢性稳定型心绞痛患者血管重建改善预后的建议也可适用于无症状冠心病患者,但目前尚缺乏直接证据。

(三)心脏 X 综合征

心脏 X 综合征是稳定型心绞痛的一个特殊类型,又称"微血管型心绞痛",患者表现为劳力诱发心绞痛,有客观缺血证据或运动试验阳性,但选择性冠状动脉造影正常,且可除外冠状动脉痉挛。

五、冠心病的鉴别诊断

(一)非心脏性疾病

1. 消化系统疾病

(1)食道疾病:反流性食道炎,常呈胃灼热感,与体位改变和进食有关,饱餐后、平卧位易发生,可进行相关检查,如食道酸碱度(pH 值)测定等。食道裂孔疝的症状类似反流性食道炎。

(2)食管动力性疾病:包括食管痉挛、食管下段括约肌压力增加或其他动力性疾病,可伴吞咽障碍,常发生在进餐时或进餐后。

(3)胆道疾病:包括胆石症、胆囊炎、胆管炎,引起的疼痛常在右上腹部,但也可在上腹部、胸部,可伴消化道症状,腹部 B 超等检查有助于诊断。

(4)溃疡病、胰腺病:有相应消化系统症状。

2.胸壁疾病

(1)皮肤及皮下组织疾病:① 皮炎、皮下蜂窝织炎:红、肿、热、痛、压痛;② 带状疱疹:病毒性疾病,沿皮神经分布,分界明显,多位于胸壁一侧,易误诊,有出疱,病程2~4周。

(2)神经系统疾病:① 肋间神经炎:刺痛、烧灼痛,沿肋间神经分布,局部压痛;② 神经根痛:感染、中毒、新生物压迫,神经根受牵拉所致;③ 胸段脊髓压迫症:胸椎或胸段脊髓本身的炎症、肿瘤、外伤或先天异常等压迫胸段脊髓或神经根,出现胸部肋间神经痛。

(3)肌肉病变:① 外伤;② 肌炎、皮肌炎;③ 流行性胸痛:由B组C病毒感染所致,呈流行性发病,以秋季为多,伴有高热、寒战。表现为胸、腹肌肉突发疼痛,程度剧烈,刀割样,肌痛呈迁徙性,最终可累及膈肌,导致呼吸困难。

(4)骨关节病变:强直性脊椎炎、颈椎病、结核性胸椎炎、非化脓性肋软骨炎、骨肿瘤、白血病、外伤。

3.肺部疾病

肺部疾病的主要特点:① 胸痛因呼吸和咳嗽加剧;② 局部无压痛;③ 咳嗽;④原发病症状和体征;⑤X线检查多可提示病变。

(1)急性肺动脉栓塞(PTE):内源性或外源性栓子堵塞肺动脉而引起肺循环障碍的临床和病理生理综合征。临床表现:肺栓塞的临床表现多种多样,实际上是一较广的临床谱,所见主要决定于血管堵塞的多少、发生速度和心肺的状态。最常见的是呼吸困难及气促(80%~90%),胸痛[胸膜炎性胸痛(40%~70%)、心绞痛样疼痛(4%~12%)],晕厥(11%~20%)(可为PTE的唯一或首发症状),烦躁不安、惊恐、濒死感(55%),咯血(11%~30%),咳嗽(20%~37%),心悸(10%~18%),休克(10%可发生休克,均为巨大栓塞,伴肺动脉反射性痉挛,心输出量急骤下降,血压下降,患者大汗淋漓、焦虑等,严重者可猝死)。

心血管体征包括心动过速、右心扩大征、肺动脉瓣区第二心音亢进及分裂、收缩期喷射性杂音、三尖瓣反流性杂音、右心室奔马律、颈静脉怒张和肝颈反流征、肝大、下肢水肿以及深静脉血栓的相应体征。基本上有五个临床症候群:①猝死;②急性肺心病:突然呼吸困难,濒死感,发绀,右心衰竭,低血压,肢端湿冷,突然栓塞2个肺叶以上的患者;③肺梗死:突然呼吸困难、胸痛、咯血、胸膜摩擦音或胸腔积液;④不能解释的呼吸困难:梗死面积较小,是提示无效腔增加的唯一症状;⑤慢性反复性肺血栓栓塞。

(2)肺动脉高压:氧分压下降,冠脉灌注下降,心绞痛发作。

(3)胸膜疾病:①胸膜炎:干性胸膜炎呈刺痛或撕裂样疼痛,部分听诊有胸膜摩擦音;②胸膜肿瘤:间皮瘤;③自发性气胸、血胸、血气胸。

(4)气管、支气管疾病:支气管炎、支气管肿瘤。

(5)其他肺部疾病:炎症、结核、肿瘤。

4. 精神性疾病

例如过度换气、焦虑症、抑郁症等。

神经症:如恐惧、严重的抑郁、焦虑等所致的胸痛,但需除外器质性病变。胸痛短暂、针刺样、位置不固定,活动后可以缓解,硝酸甘油无效,暗示治疗有效。

5. 纵隔肿瘤

纵隔肿瘤压迫神经、胸椎、肋骨,产生持续性疼痛;伴呼吸困难、咳嗽、声嘶、吞咽困难、上腔静脉压迫综合征等。

6. 其他

心肌需氧量增加,如高温、甲状腺功能亢进、拟交感毒性药物可卡因的应用、高血压、重度贫血(血红蛋白常低于 70 g/L),低氧血症等。

(二)非冠心病的心脏性疾病

可以诱发胸痛的有心包炎、严重未控制的高血压、主动脉瓣狭窄、肥厚型心肌病、扩张型心肌病、快速性室性或室上性心律失常、主动脉夹层等,均有相应的临床表现及体征。

1. 心脏瓣膜病

二尖瓣狭窄并脱垂,主动脉狭窄、关闭不全引起类似心肌缺血性胸痛。

2. 急性心包炎

剧烈胸痛或闷痛,位于心前区,可随呼吸、咳嗽、体位变化而改变,可伴有放射痛、发热,心率增快,心电图显示 ST 段抬高,血沉快等。

3. 先天性心血管疾病

肺动脉瓣狭窄、原发性肺动脉高压等。

4. 主动脉夹层动脉瘤

主动脉中层变性坏死,血液进入中外层之间形成血肿,有撕裂样疼痛,可出现休克及一侧桡动脉波动减弱或消失,CT、MRI 可确诊。

5. 心肌病

心肌病时可因心肌组织相对供血不足而致胸痛。

第四章　慢性冠脉综合征的诊断治疗

第一节　慢性冠脉综合征诊断与管理

冠状动脉性心脏病（CAD）是一种病理过程，其特征为阻塞性或非阻塞性心外膜动脉中的动脉粥样硬化斑块积聚。可以通过生活方式调整、药物治疗和侵入性干预措施来修改此过程，以实现疾病稳定或消退。该病可能具有较长的稳定期，但在任何时候都可能变得不稳定，这通常是由于斑块破裂或侵蚀引起的急性动脉血栓形成事件所致。然而，该病最常见的是慢性进行性的，因此病情严重，即使在临床上明显静止的时期也是如此。CAD 过程的动态性质导致各种临床表现，可以将其归类为急性冠脉综合征（ACS）或慢性冠脉综合征（CCS）。

ACS 发生时，可能临床情况极不稳定，并且由于没能充分控制心血管危险因素、生活方式调整不佳、药物治疗或血运重建不成功，风险可能会增加。相反，随着适当的二级预防和成功的血运重建，风险可能会降低。因此，CCS 是由 CAD 的不同阶段演变而来，但急性冠脉血栓形成占主导地位的临床表现（即 ACS）的情况除外。

2019 年欧洲心脏病学会（ESC）慢性冠脉综合征诊断与管理的主要推荐如表 4-1 所示。

表 4-1　慢性冠脉综合征诊断与管理的主要推荐

主要推荐	推荐类别
基础检查、诊断和风险评估	
心肌缺血的非侵入性功能成像或冠状动脉 CTA，被推荐为仅通过临床评估不能排除梗阻性 CAD 的有症状患者诊断 CAD 的初始检查	I

续表

主要推荐	推荐类别
推荐根据 CAD 的临床可能性和其他患者症状、本地专业技能以及检查可及性,选择初始非侵入性诊断检查项目	I
如果冠脉 CTA 显示具有不确定临床意义的狭窄或不能明确诊断,则推荐心肌缺血的功能成像	I
对于临床可能性高、对药物治疗效果不佳的严重症状患者,或在低水平运动时出现典型心绞痛以及临床评估表明高事件风险的患者,建议将侵入性血管造影作为诊断 CAD 的替代检查。必须进行侵入性功能评估,并用于评估血运重建前的冠脉狭窄,除非非常严重(>90%直径狭窄)	I
对于根据非侵入检查不能确诊的患者,为了证实 CAD 的诊断,应当考虑带有侵入性功能评估的侵入性冠脉造影	IIa
如果另一种非侵入性检查模棱两可或不能诊断,应当考虑冠脉 CTA 作为侵入性血管造影的替代方法	IIa
当存在广泛冠状动脉钙化、心率不规则、严重肥胖、无法配合屏气指令或任何其他情况使图像质量不佳时,不推荐使用冠状动脉 CTA	III
窦性心律的 CCS 患者的抗栓治疗	
对于有缺血事件高风险而无出血高风险的患者,应当考虑在阿司匹林基础上加用第二种抗栓药物进行长期二级预防	IIa
对于至少有中度增高缺血事件风险而无出血高风险的患者,可以考虑在阿司匹林基础上添加第二种抗栓药物进行长期二级预防	IIb
合并 AF 的 CCS 患者的抗栓治疗	
当对符合 NOAC 资格的 AF 患者启动口服抗凝治疗时,推荐使用 NOAC,优先于 VKA	I
对于 CHA2DS2-VASc 评分男性>2 分,女性>3 分的 AF 患者,推荐长期用 OAC 治疗(一种 NOAC 或治疗时间范围>70% 的 VKA)	I
对于 CHA2DS2-VASc 评分男性>1 分,女性>2 分的 AF 患者,应当考虑长期用 OAC 治疗(一种 NOAC 或治疗时间范围>70% 的 VKA)	IIa

续表

主要推荐	推荐类别
对于 PCI 后的 AF 患者或有 OAC 其他适应证的患者的抗栓治疗	
对于适合用 NOAC 的患者,推荐使用 NOAC(阿哌沙班 5 mg bid、达比加群 150 mg bid、依度沙班 60 mg qd 或利伐沙班 20 mg qd)优于 VKA 联合抗血小板治疗	I
当使用利伐沙班并且对出血高风险的担忧压倒了对支架内血栓形成或缺血性卒中的担忧时,在联合单药或双联抗血小板联合治疗期间,利伐沙班 15 mg/d 应优先于利伐沙班 20 mg/d	IIa
当使用达比加群并且对出血高风险的担忧压倒了对支架内血栓形成或缺血性卒中的担忧时,在联合单药或双联抗血小板治疗期间,应考虑达比加群 110 mg bid 优先于达比加群 150 mg bid	IIa
在不复杂的 PCI 术后,如果支架内血栓形成的风险较低,或者对出血风险的担忧高于对支架内血栓形成风险的担忧,无论使用何种类型的支架,应当考虑早期(<1 周)停用阿司匹林,并继续使用 OAC 和氯吡格雷的双重治疗	IIa
当支架内血栓形成的风险大于出血风险时,应当考虑阿司匹林、氯吡格雷和 OAC 的三重治疗≥1 个月,根据对这些风险的评估确定总持续时间(≤6 个月),并在出院时明确说明	IIa
对于有 VKA 联合阿司匹林或氯吡格雷适应证的患者,VKA 的剂量强度应仔细调节,目标国际标准化比率在 2.0~2.5 范围内,治疗时间范围在 70%以上	IIa
对于有中度或高度支架内血栓形成风险的患者,可以考虑 OAC 和替格瑞洛或普拉格雷的双重治疗作为 OAC、阿司匹林和氯吡格雷的三重治疗的替代方案,无论所使用的支架类型如何	IIb
其他药物治疗	
对于接受阿司匹林单药治疗、DAPT 或 OAC 单药治疗、存在胃肠道出血高风险的患者,推荐同时使用质子泵抑制剂	I
降脂药物:如果用了最大耐受剂量他汀仍不达标,推荐与依折麦布联合使用	I

续表

主要推荐	推荐类别
降脂药物:对于用了最大耐受剂量他汀和依折麦布仍未达标的极高风险患者,推荐与转换酶(PCSK9)抑制剂联合使用	Ⅰ
对于心血管不良事件风险极高的 CCS 患者,应当考虑使用 ACEI	Ⅱa
对于合并 CVD 的 DM 患者,推荐使用钠-葡萄糖协同转运蛋白 2 抑制剂(SGLT2I)——恩格列净、卡格列净或达格列净	Ⅰ
对于合并 CVD 的 DM 患者,推荐使用胰高血糖素样肽-1 受体激动剂(GLP-1RA)——利拉鲁肽或塞马鲁肽	Ⅰ
筛查无症状个体的 CAD	
不推荐使用颈动脉超声测量颈动脉内中膜厚度(IMT)评估心血管风险	Ⅲ
难治性心绞痛治疗选择的推荐	
为了缓解最佳药物治疗和血运重建策略难治的心绞痛,可以考虑使用冠状静脉窦缩窄的减压装置	Ⅱb

注:心房颤动(atrial fibrillation,AF);非维生素 K 拮抗剂口服抗凝剂(NOAC);口服抗凝剂(OAC);维生素 K 拮抗剂(vitamin K antagonists,VKA);双联抗血小板治疗(DAPT);心血管疾病(CVD);每天 2 次(bid);每天 1 次(qd);血管紧张素转化酶抑制剂(ACEI)。

一、疑似 CAD 和有"稳定"心绞痛伴随或不伴随呼吸困难症状的患者

对明确心绞痛和疑似阻塞性 CAD 的患者,进行初步诊断管理的方法包括六个步骤。

第一步是评估症状和体征,以识别其中可能有不稳定型心绞痛或其他形式 ACS 的患者。对于没有不稳定型心绞痛或其他 ACS 的患者,下一步是评估患者的一般状况和生活质量(步骤 2)。评估可能影响治疗决策的合并症,并考虑其他可能的病因(步骤 3),包括左心室(LV)功能的基本检查和评估,对疑似患者估计阻塞性 CAD 的临床可能性(步骤 4)。在此基础上,提供诊断检查以建立 CAD 的诊断(步骤 5)。一旦确诊为阻塞性 CAD,随之要明确患者的事件风险,因为它对随后的治疗决策有重大影响(步骤 6)。在这些步骤之后,应开始适当的治疗,包括生活方式管理、药物治疗和必要时进行血运重建。

二、新发心力衰竭或左室功能不全的患者

CAD 是欧洲最常见的心力衰竭(heart failure,HF)病因,目前大多数试验证据均基于对缺血性心肌病患者的研究。由于心肌损伤和心肌缺血的病理生理学可导致收缩功能不全,尽管 CCS 的患者也可能有症状性 HF 并保留射血分数(ejection fraction,EF)($\geqslant$50%),但大多数有症状的 HF 患者的 EF 降低(<40%)。有症状的 HF 患者应根据 2016 年 ESC 心力衰竭指南进行临床管理。影像学检查应包括多普勒超声心动图检查,以评估缺血性心肌病的证据,即射血分数降低的 HF、射血分数中间值的 HF 或射血分数保留的 HF,节段性/弥散性左室或右室收缩功能障碍、舒张功能障碍,肥大心室容积、瓣膜功能以及肺动脉高压等临床证据。如果不知道,应进行冠脉造影(或冠脉 CTA)以确定 CAD 的存在和程度,并评估血运重建的可能性。

缺血性心肌病和左室收缩功能障碍引起的 CCS 和症状性 HF 患者的一般管理推荐如表 4-2 所示。

表 4-2　缺血性心肌病和左室收缩功能障碍引起的 CCS 和症状性 HF 患者的一般管理推荐

推荐	推荐类别	证据水平
药物治疗的推荐		
对于有肺部或全身充血体征的患者,推荐使用利尿剂治疗以减轻心衰症状	I	B
鉴于 β 受体阻滞剂在缓解心绞痛、降低心衰发病率和死亡率方面的效果,故被推荐为治疗的重要组成部分	I	A
对于心梗后存在症状性心衰或无症状的左室功能不全患者,推荐使用 ACEI 治疗,以改善症状并降低发病率和死亡率	I	A
对于尽管优化了药物治疗,仍有持续性症状、不能耐受 ACEI 或血管紧张素受体脑啡肽酶抑制剂(ARNI)的患者,推荐使用 ARB 替代	I	B
对于尽管用 ACEI 和 β 受体阻滞剂进行了充分治疗仍有症状的患者,推荐使用一种 MRA,以降低发病率和死亡率	I	A
应当考虑短效口服或经皮硝酸酯(有效的抗心绞痛治疗,对心衰安全)	IIa	A

续表

推荐	推荐类别	证据水平
对于窦性心律、LVEF<35%、静息心率>70BPM 的患者,尽管使用β受体阻滞剂、ACEI 和 MRA 进行了充分的治疗,但仍有症状,应当考虑使用伊伐布雷定,以降低发病率和死亡率	Ⅱa	B
对于不耐受β受体阻滞剂的心衰患者,可以考虑使用氨氯地平以缓解心绞痛,在心衰患者中它被认为是安全的	Ⅱb	B
关于器械、合并症和血管重建		
对于心衰和心动过缓伴高度房室传导阻滞、需要起搏治疗的患者,推荐使用带起搏器的 CRT 而不是右心室起搏	Ⅰ	A
对于有记录的室性心律失常导致血流动力学不稳定(二级预防)的患者,以及有症状的心衰和 LVEF≤35%的患者,推荐使用 ICD,以降低猝死的风险和全因死亡率	Ⅰ	A
对于窦性心律、QRS 间期≥150 ms、呈 LBBBQRS 形态、LVEF≤35%,尽管优化了药物治疗,仍有症状的心衰患者,推荐使用 CRT 以改善症状、降低发病率和死亡率	Ⅰ	A
对于窦性心律、QRS 间期 130~149 ms、呈 LBBBQRS 形态、LVEF≤35%,尽管优化了药物治疗,仍有症状的心衰患者,推荐使用 CRT 以改善症状、降低发病率和死亡率	Ⅰ	B
推荐进行全面的风险干预和多学科管理,包括治疗高血压、高脂血症、DM、贫血和肥胖等主要合并症以及戒烟和生活方式改善	Ⅰ	A
如尽管使用了抗心绞痛药物治疗,仍有持续性心绞痛,推荐心肌血运重建	Ⅰ	A

注:血管紧张素Ⅱ受体拮抗剂(ARB);磁共振血管造影(MRA);每分钟心跳次数(BPM);心脏再同步化治疗(cardiac resynchronization therapy,CRT);埋藏式心律转复除颤器(ICD)。

三、ACS 后症状稳定小于 1 年的患者或最近血管重建的患者

血运重建或 ACS 稳定后(小于 1 年)的患者,应更加警惕地随访和管理,因为患者发生并发症的风险更高,并且需要经历药物治疗的变化。因此,我们推荐在随访的第一年至少门诊就诊两次。对于在血运重建之前或 ACS 后出现

LV 收缩功能不全的患者,必须在介入治疗后 8~12 周重新评估 LV 功能。由于通过血运重建逆转的心肌从顿抑或冬眠中恢复等机制,心脏功能可能已经改善。相反,心脏功能也可能因伴发的其他心血管疾病(如瓣膜病、感染或炎症、心律失常等)出现恶化。在这种情况下,需要识别和处理其他损害因素。同样,在血运重建后可考虑心肌缺血的非侵入性评估,以排除残余心肌缺血或记录残余心肌缺血,以作为以后随访的对比和参考。

四、初诊或血运重建后超过 1 年的患者

为了评估患者的风险,即使患者无症状,也必须由心血管从业者(心脏病专家、全科医师或护士)进行年度评估。推荐年度评估应评估患者的总体临床状况、用药依从性以及风险状况(由风险评分反映)。应该每两年进行一次实验室检查,包括血脂状况、肾功能、全血细胞计数以及可能的生物标志物。随着时间的推移,风险评分恶化的患者可能需要更严格的治疗或诊断措施,尽管风险评分指导治疗尚未被证明能改善预后。

对长期诊断为 CCS 的患者的推荐如表 4-3 所示。

表 4-3　　　　　　　　　　对长期诊断为 CCS 的患者的推荐

推荐	推荐类别	证据水平
对无症状患者的推荐		
推荐定期看心血管医生,以重新评估患者风险状况的潜在变化,包括对生活方式改善措施的临床评估、对心血管风险因素目标的依从性,以及出现可能影响治疗和预后的合并症	I	C
对于正在接受药物治疗的轻症或无症状患者,非侵入性风险分层表明存在较高风险,并且考虑血运重建以改善预后,推荐采用 ICA(必要时使用 FFR)	I	C
不推荐冠状动脉 CTA 作为已确诊 CAD 患者的常规随访检查	III	C
不推荐 ICA 单纯用于风险分层	III	C
对有症状患者的推荐		
对于不能归因于可逆原因(如长期心动过速或心肌炎)的左室收缩功能恶化的患者,推荐重新评估 CAD 状态	I	C
推荐对新发或症状恶化的患者,最好使用负荷成像或运动负荷心电图进行风险分层	I	B

续表

推荐	推荐类别	证据水平
推荐迅速转诊症状明显恶化的患者进行评估	I	C
对于严重的 CAD 患者,尤其是存在药物难治性症状或有高风险临床特征时,推荐使用 ICA(必要时使用 FFR/iwFR)进行风险分层	I	C

注:侵入性冠状动脉造影(ICA);瞬时无波比(iwFR);血流储备分数(FFR)。

五、有心绞痛和疑似血管痉挛或微血管病变的患者

心外膜血管非阻塞性病变患者,当存在明确的心绞痛症状和不相符的检查结果时,应怀疑缺血的非阻塞性原因。通常,由于症状持续而检查结果阴性,该类患者会接受多种诊断检查,包括反复进行冠脉 CTA 或 ICA,这会增加医疗成本。由于通常没有采用检查微循环或血管舒缩性(冠脉痉挛)的诊断路径,因此很少能获得客观证据支持的最终诊断。在其临床人群中,患者发生沮丧和抑郁并不罕见。在非梗阻性 CAD 患者中,根据冠脉内检查(冠脉血流储备、微循环阻力、乙酰胆碱试验)的结果进行指导治疗,与传统的非指导性药物治疗相比,可显著减少心绞痛症状。微血管性心绞痛患者通常有与运动相关的心绞痛,在非侵入性检查中显示出心肌缺血的证据,并且 ICA 或 CTA 不能发现狭窄,或仅有被认为无功能相关的轻度至中度狭窄(40%～60%)。鉴于心绞痛症状的相似性,在排除梗阻性心外膜冠脉狭窄后,对疑似心肌缺血患者的诊断检查中,高度怀疑心绞痛的微血管起源。但微血管性心绞痛患者在运动或负荷期间,极少出现左室壁运动异常。一些患者也可能有混合性心绞痛,偶尔在静息时发作,特别是与接触寒冷相关。在没有心外膜冠脉梗阻的情况下,继发性微血管性心绞痛,也可能是由心脏或全身性疾病引起的,包括导致左室肥大(例如肥厚性心肌病、主动脉瓣狭窄和高血压性心脏病)或炎症病变(例如心肌炎或血管炎)。CCS 患者中微循环性心绞痛的预后比最初想象的要差,这可能是因为侵入性或非侵入性技术的推广,观测人群中微循环障碍患者比例增高。一般来讲,微循环功能障碍是在心外膜病变发展之前就已经发生,特别是在女性中,并且与预后相关。在接受诊断检查的 DM 患者中,没有梗阻性心外膜病变但有冠状动脉血流储备(CFR)异常的患者,其长期预后与有梗阻性心外膜病变的患者相似。经 FFR 检查,在非显著冠脉狭窄的患者中,冠脉血流储备异常与长期随访恶性事件相关联,特别是当微循环阻力指数(IMR)也异常时。疑似冠脉微血管性心绞痛患者的检查如表 4-4 所示。

表 4-4　　　　　　　　疑似冠脉微血管性心绞痛患者的检查

推荐	推荐类别	证据水平
对于有持续症状、冠脉造影正常或有中度狭窄且保留 iwFR/FFR 的患者,应当考虑基于导丝的 CFR 或微循环阻力测量	Ⅱa	B
如果冠脉造影正常或有中度狭窄且保留 iwFR/FFR,可以考虑在血管造影时使用冠脉内乙酰胆碱和心电图监测,以评估微血管痉挛	Ⅱb	B
对于 CFR 的无创评估,可以考虑经胸多普勒、心脏核磁共振(CMR)和正电子发射计算机断层显像(PET)	Ⅱb	B

对于主要在静息时发生心绞痛症状,并保留着运动耐量的患者,应怀疑血管痉挛性心绞痛。当发作遵循昼夜节律模式,夜间和清晨发作更多时,血管痉挛性心绞痛的可能性增高。除了吸烟外,患者通常比劳力型心绞痛患者更年轻,心血管危险因素较少。对于冠脉内支架通畅而有持续性心绞痛的患者,也应怀疑冠状动脉痉挛。

当引发以下情况时,对冠脉痉挛的激发试验被认为是阳性的:①心绞痛症状;②缺血性 ECG 改变;③心外膜血管的强烈收缩。如果检查未能触发所有 3 种情况,则应将其视为可疑阳性。在血管造影时没有明显血管痉挛、伴或不伴 ST 段改变的情况下,可以行乙酰胆碱试验,出现心绞痛表现者,表明可能存在微血管痉挛,这在微血管性心绞痛患者中经常见到。

对疑似血管痉挛性心绞痛患者进行检查的推荐如表 4-5 所示。

表 4-5　　　　　　对疑似血管痉挛性心绞痛患者进行检查的推荐

推荐	推荐类别	证据水平
如果可能的话,推荐在心绞痛期间进行 ECG 检查	Ⅰ	C
对于具有特征性阵发性静息型心绞痛和 ST 段改变(用硝酸酯或钙拮抗剂可缓解)的患者,推荐进行 ICA 或冠脉 CTA,以明确潜在冠状动脉病变的程度	Ⅰ	C
在没有心率增快的情况下,应当考虑动态 ST 段监测以确定 ST 段偏移	Ⅱa	C
对于冠脉造影正常或非梗阻性病变,并有冠脉痉挛临床征象的患者,应当考虑行冠脉内激发试验以识别冠状动脉痉挛,以诊断痉挛的部位和程度	Ⅱa	B

六、无症状个体的 CAD 筛查

为了降低无症状成年人 CAD 死亡的风险,应对危险因素和危险标志物进行大量的检测筛查,同时可进行负荷试验。2016 年欧洲的 CVD 预防临床实践指南已对这些问题进行了详细阐述。一般来说,推荐使用风险评估系统进行筛查。有早发 CAD 家族史的个体应筛查家族性高胆固醇血症。冠脉钙化评分、踝臂指数以及颈动脉超声检测斑块,能够提供有关人群动脉粥样硬化风险的有用信息,但不推荐常规使用生物标志物或其他的 CAD 影像学检查。新的生物标记物具有比经典生物标记物更高的预测价值,但与冠脉钙化评分等相比,其净风险分类仍然只有中等水平(7%～18%),后者的净风险分类为 66%。只有对事件风险高的个体才应考虑进行进一步的非侵入性或侵入性检查。除了表 4-6 列出的推荐外,没有其他数据提示我们如何管理检查阳性但无症状的这类人群,但是,如上所述对有症状患者的风险分层原则,也适用于这些患者。重要的是,目前缺乏临床数据支持对新的生物标记物进行管理可显著改善预后。同时要注意,患有癌症且正在接受癌症治疗的患者,或患有慢性炎症性疾病,例如炎症性肠病、类风湿性关节炎以及系统性红斑狼疮等,更应该进行严格的危险分层及管理。职业涉及公共安全的人员(例如航空驾驶员、货车以及公共汽车驾驶员),或者是专业或高水平的运动员,通常都需要接受定期检查,以评估运动能力并评估可能的心脏病,包括CAD。尽管没有足够的数据来证明这种方法是合理的,但出于伦理原因,可以进行这些评估。在此类人员中执行成像检查的阈值可能低于普通患者。以上讨论的针对其他无症状者的建议,也适用于这些人。

无症状个体筛查 CAD 的推荐如表 4-6 所示。

表 4-6 　　　　　　　　 无症状个体筛查 CAD 的推荐

推荐	推荐类别	证据水平
对于年龄大于 40 岁且无 CVD、DM、CKD 或家族性高胆固醇血症证据的无症状成人,推荐使用风险评估系统进行总体风险评估	I	C
作为心血管风险评估的一部分,推荐评估早发 CVD 家族史(被定义为一级亲属的男性在 55 岁之前或女性在 65 岁之前,发生了致命或非致命的 CVD 事件,或确诊为 CAD)	I	C
推荐所有年龄<50 岁且有一级亲属(男性<55 岁,女性<65 岁)早发 CVD 家族史的个体,使用经验证的临床评分筛查家族性高胆固醇血症	I	B

续表

推荐	推荐类别	证据水平
在无症状个体的心血管风险评估中,可以考虑利用 CT 评估冠脉钙化评分作为一种风险修正因子	Ⅱb	B
在无症状个体的心血管风险评估中,可以考虑用超声检测颈动脉粥样硬化斑块作为一种风险修正因子	Ⅱb	B
可以考虑使用踝臂指数(ABI)作为心血管风险评估的一种风险修正因子	Ⅱb	B
对于无症状的高风险成人(有 DM、较强的 CAD 家族史,或既往风险评估检查表明有 CAD 高风险),可以考虑使用功能成像或冠脉 CTA 进行心血管风险评估	Ⅱb	C
对于无症状的成年人(包括考虑开始剧烈运动计划的久坐成年人),可以考虑使用运动 ECG 进行心血管风险评估,特别要注意运动能力等非 ECG 标记物	Ⅱb	C
不推荐使用颈动脉超声测量颈动脉内中膜厚度评估心血管风险	Ⅲ	A
在低风险、无 DM、无症状的成人中,冠脉 CTA 或缺血的功能成像,不是进一步诊断评估的指征	Ⅲ	C
不推荐将循环生物标记物的常规评估用于心血管风险分层	Ⅲ	B

注:慢性肾脏疾病(CKD)。

第二节　慢性冠脉综合征事件风险评估

推荐对每位 CCS 患者进行事件风险评估,因为这会对治疗决策产生重大影响。风险分层过程可用于识别事件高风险的患者,通过及时规范的治疗(包括药物治疗及必要的血运重建),这些患者除了可以改善症状外,还可以从血运重建获益。慢性冠脉综合征的事件风险分层通常以各种辅助检查结果为依据,其中多数辅助检查的结果又可用来支持患者 CCS 的诊断。所有患者均应通过临床症状和静息超声心动图行左室功能评估,而且在大多数情况下,可以通过非侵入性检查行心肌缺血或冠脉解剖的评估,从而进行心血管事件风险分层。尽管运动 ECG 的诊断价值有限,但低负荷时出现的 ST 段压低并伴有劳累症状(心绞痛或呼吸困难)、运动耐量的降低、复杂的室性异位搏动或心律失常以及血压反应异常,都是心脏死亡的高风险标志。其中,有典型的心绞痛和 LV 收缩功能不全的患者,预示着有很高的心源性死亡风险。仅仅在特定的患者亚组中(有症状和高风险临床特征的患者等)需要 ICA 进行危险评估,一般也需要 FFR 的检查以提供必要信息。

高事件风险定义为每年超过 3% 的心脏死亡率,低事件风险定义为每年低于 1% 的心脏死亡率。对于有症状的患者和已确诊 CCS 的患者,基于检查结果的高事件风险定义如表 4-7 所示。风险评估推荐如表 4-8 所示。

表 4-7 CCS 患者高事件风险

检查	描述
运动 ECG	根据 Duke 评分 ≥11
SPECT 或 PET 灌注成像	缺血面积≥左心室心肌的 10%
负荷超声心动图	16 个节段中≥3 个出现负荷诱发的动度不足或无动度
CMR	16 个节段中≥2 个出现负荷灌注缺损或≥3 个出现多巴酚丁胺引起的功能障碍
冠脉 CTA 或 ICA	伴近段狭窄的 3 支血管病变、LM 病变或前降支近段病变
侵入性功能检查	FFR≤0.8,iwFR≤0.89

注:单光子发射计算机断层扫描(SPECT)。

表 4-8 风险评估推荐

推荐	推荐类别	证据水平
推荐根据临床症状和最初用于诊断 CAD 的检查结果,进行风险分层	I	B
推荐用静息超声心动图量化测定所有疑似 CAD 患者的左心室功能	I	C
推荐对疑似或新诊断的 CAD 患者进行风险分层,最好使用负荷成像或冠脉 CTA(如果当地专业技术和可及性允许),或者运动负荷 ECG(如果可以进行大量运动,并且 ECG 可以识别缺血变化)	I	B
对于有症状和高风险临床特征的患者,推荐采用 ICA 辅以功能学检查(FFR)进行心血管风险分层,尤其是当症状对药物治疗反应不充分并考虑血运重建以改善其预后时	I	A

续表

推荐	推荐类别	证据水平
推荐对于轻症或无症状的患者,进行非侵入性风险分层,当显示事件风险高时,采用 ICA 辅以功能学检查(FFR/iwFR)并考虑血运重建,以改善其预后	I	A
对于非侵入性检查结果不确定或不一致的患者,应当考虑以功能学检查(FFR)为补充的 ICA 检查用于风险分层	IIa	B
如果冠状动脉 CTA 可用于事件风险分层,那么对一个症状很少或没有症状的患者行 CTA 之前,应进行额外的负荷成像	IIa	B
整体纵向应变的超声心动图评估,可提供 LVEF 的增量信息,当 LVEF>35%时可以考虑	IIb	B
对于左主干中等狭窄患者的风险分层,可以考虑血管内超声	IIb	B
不推荐 ICA 单纯用于风险分层	III	C

第三节 慢性冠脉综合征的辅助检查

慢性冠脉综合征诊断的辅助检查包括实验室生化检查、静息 ECG、动态 ECG 监测、静息超声心动图以及在部分患者中进行的胸部 X 光检查。这些检查可以在门诊进行。

一、生化检查

实验室检查可用于确定可能的缺血原因,确立心血管危险因素及判断疾病预后。在临床上怀疑甲状腺疾病时,甲状腺激素水平可能提供与心肌缺血相关的信息,因此需进行甲状腺功能检查。血红蛋白是全血细胞计数的一部分,而糖化血红蛋白可以如实反映最近三个月体内葡萄糖的水平。由于糖尿病与不良心血管疾病的预后之间有关联,因此了解葡萄糖代谢非常重要,对每位疑似 CAD 的患者,均应测量空腹血糖和糖化血红蛋白(HbA1c)。如果两者都不确定,推荐进行额外的口服葡萄糖耐量试验(OGTT)。糖尿病患者应根据特定指南进行治疗。对任何疑似 CAD 的患者,均应评估其脂质状况,包括 TC、

HDL-C、LDL-C 和 TG,以确定患者的风险状况并确定是否需要治疗。为了统一描述血脂异常或高 TG 血症,推荐用空腹值。周围动脉疾病(PAD)和肾功能不全,会增加 CAD 的可能性,并对预后产生负面影响。因此,应通过估计的肾小球滤过率(eGFR)评估基线肾功能。检测尿酸水平也是合理的,因为高尿酸血症是一种常见的合并症,也可能影响肾功能。如果临床上怀疑 CAD 不稳定,则应测定心肌损伤的生化标志物(如肌钙蛋白 T 或肌钙蛋白 I),最好使用高灵敏度的测定方法,并且管理应遵循非 ST 段抬高的 ACS 指南。当然,如果采用高灵敏度测定,则在许多稳定型心绞痛患者中,可以检测到低水平的肌钙蛋白,而肌钙蛋白水平增高与不良预后相关。小型研究表明,这对 CAD 的诊断可能有增量价值,但还需要更大型的研究来验证其在疑似 CAD 患者中的应用。虽然多种生物标志物可能有助于预测,但它们在诊断梗阻性 CAD 方面并没有太大作用。在疑似 CAD 患者初步诊断管理中的基本生化检测如表4-9所示。

表 4-9　　　　在疑似 CAD 患者初步诊断管理中的基本生化检测

推荐	推荐类别	证据水平
如果评估表明临床症状不稳定或可疑急性冠脉综合征,推荐重复检测肌钙蛋白,最好使用高敏或超敏试验,以排除 ACS 相关的心肌损伤	I	A
推荐所有患者检查全血细胞计数(包括血红蛋白)	I	B
推荐所有患者进行肌酐测定及肾功能评价	I	A
推荐所有患者检查血脂谱(包括 LDL-C)	I	A
推荐对疑似和已确诊的 CCS 患者进行 2 型 DM 筛查,进行 HbA1c 和空腹血糖检测。如果 HbA1c 和空腹血糖结果不能确定,则应增加口服葡萄糖耐量试验(OGTT)	I	B
如果临床怀疑甲状腺疾病,推荐评估甲状腺功能	I	C

二、静息 ECG 和动态监测

静息 12 导联 ECG 仍然是对没有明显心源性胸痛可能的患者进行初始评估必不可少的组成部分。临床评估常见到两种情况:①没有胸痛或不适症状的患者;②有持续性心绞痛症状的患者。前一种情况更为普遍,并且经常记录到正常的静息 ECG。但是,即使没有复极异常,ECG 也可以显示 CAD 的间接体征,例如既往 MI(病理性 Q 波)或传导异常(主要是左束支传导阻滞和房室传导障碍)。通常心房颤动也是胸痛患者常见的原因(一般不典型)。室上性快速性心律失常期间 ST 段压低则不能预示阻塞性 CAD。如果在进行性心绞痛期间记录到动态的 ST 段变化,则 ECG 对于诊断心肌缺血至关重要。微血管性心绞痛和血管痉挛性心绞痛的诊断是基于在心绞痛发作期间检出典型的短暂性 ST 段抬高或压低。动态 ECG 监测可以提供 CCS 患者无症状心肌缺血的证据,但却不能提供负荷试验中得出的有关诊断和预后信息,因此可以对适宜患者进行 12 导联 ECG 动态监测,以检出与体力活动无关的心绞痛发作,但不应使用动态 ECG 监测和记录来代替运动试验。动态 ECG 监测中,提示心肌缺血的 ECG 改变,在女性中非常常见,但多数与负荷试验结论不相符。最重要的是,针对通过 ECG 动态监测检出的无症状心肌缺血的治疗策略,患者并不能从中获益。静息 ECG 在疑似 CAD 患者初步诊断中的应用如表 4-10 所示,动态 ECG 监测在疑似 CAD 患者初步诊断中的应用如表 4-11 所示。

表 4-10　　　　　静息 ECG 在疑似 CAD 患者初步诊断中的应用

推荐	推荐类别	证据水平
推荐对于所有无明显非心脏原因胸痛的患者,使用静息 12 导联 ECG	I	C
推荐对于所有疑似心绞痛发作期间或发作后,表明 CAD 临床不稳定的患者,立即进行静息 12 导联 ECG 检查	I	C
室上性快速性心律失常发作期间记录的 ST 段改变不应作为 CAD 的证据	III	C

表 4-11　　　　　动态 ECG 监测在疑似 CAD 患者初步诊断中的应用

推荐	推荐类别	证据水平
对于有胸痛和怀疑心律失常的患者,推荐进行动态 ECG 监测	I	C
对于疑似 CAD 的患者,可以考虑行动态 ECG 记录,最好用 12 导联 ECG 监测	IIa	C
动态 ECG 监测不应用于疑似 CAD 患者的常规监测	III	C

三、静息超声心动图和磁共振成像

超声心动图可以提供有关心脏功能和解剖结构的重要信息。CCS 患者的 LVEF 通常正常,而左室功能下降或节段性室壁运动异常,可能会增加对缺血性心肌损害的怀疑。在已有心梗的患者中,超声心动图的典型表现是根据冠脉分布范围出现的左室功能障碍或室壁动度的丧失。视觉评估对节段性室壁运动异常的检出可能具有挑战性和主观性,而成像技术对此则相对准确和客观,从而对 LV 功能正常但临床怀疑 CCS 的患者的诊断提供帮助。据报道,舒张期左室功能减低是缺血性心肌功能障碍的早期迹象,也可能预示着微血管功能障碍。超声心动图是排除非心源性胸痛的重要临床工具,还有助于诊断并发的心脏病,例如瓣膜性心脏病、心力衰竭和大多数心肌病,但需要记住的是,这些疾病通常与阻塞性 CAD 并存。超声心动图对比剂的使用,可能对声窗差(肥胖、肺气肿等)的患者提供帮助。当超声心动图(已使用造影剂)也不能提供可靠信息,对疑似 CAD 患者可考虑进行心脏磁共振(CMR)检查。CMR 能够提供有关心脏解剖结构和心脏收缩功能的有用信息,不仅可以评估心脏整体和节段功能,而且还可以显示既往 MI 患者的心肌瘢痕形成。LV 功能的评估对于所有患者进行危险分层很重要,因此,对所有疑似 CAD 有症状的患者应进行这项检查。静息超声心动图和 CMR 在疑似 CAD 患者初步诊断中的应用如表 4-12 所示。

表 4-12　静息超声心动图和 CMR 在疑似 CAD 患者初步诊断中的应用

推荐	推荐类别	证据水平
推荐对所有患者进行静息经胸超声心动图检查,以排除其他心绞痛原因;识别节段性室壁运动异常;为了风险分层,测量 LVEF;评估舒张功能	I	B
对于疑似 CCS 而没有已知动脉粥样硬化病变的患者,应当考虑行颈动脉超声,最好由训练有素的临床医生来操作,以检出颈动脉斑块	IIa	C
对于经超声心动图检查不能得出结论的患者,可以考虑行 CMR 检查	IIb	C

四、胸部 X 线检查

胸部 X 线检查常应用于胸痛患者的筛查。然而,对于 CCS,它并不提供用于诊断或事件风险分层的特定信息。该检查有时可能有助于评估疑似 HF 的患者。当然,胸部 X 线检查可用于肺部疾病同时伴有 CAD 的患者,或者用于排除由胸壁或肺部病变引起的非典型胸痛。胸部 X 线检查在疑似 CAD 患者初步诊断中的应用如表 4-13 所示。

表 4-13　　胸部 X 线检查在疑似 CAD 患者初步诊断中的应用

推荐	推荐类别	证据水平
推荐对心衰的体征和症状表现不典型或怀疑肺部疾病的患者,进行胸部 X 线检查	I	C

五、功能性非侵入式检查

用于诊断阻塞性 CAD 的功能性非侵入性检查,旨在通过 ECG 改变、负荷 CMR 或负荷超声心动图的室壁运动异常,通过单光子发射 CT(SPECT)以及正电子发射断层扫描(PET)的灌注改变,来检出心肌缺血。运动或药物负荷试验可诱发心肌缺血,这可能是由于增加了心肌工作量和氧气需求,也可能是由于血管舒张引起了心肌灌注不均一。与侵入性功能检查(FFR)相比,非侵入性功能检查对于检出限制血流的冠脉狭窄具有较高的准确性。然而,非侵入性功能检查仍然不能检出与缺血无关的低程度的冠脉粥样硬化,故在非侵入性功能检查阴性的情况下,患者应根据常用的风险图表和推荐,接受风险因素的修正。

(一)非侵入性解剖学评估

可以静脉应用造影剂行冠脉 CTA 检查,从而通过非侵入性操作获得可视化的冠脉管腔和管壁的解剖学评估,与 ICA 定义的梗阻性冠脉狭窄有较高的相符性,因为这两种检查均基于解剖学。但是,通过目测估计为 $50\%\sim90\%$ 的狭窄,在功能上不一定有意义,即它们并不总是诱发心肌缺血。因此,除非通过侵入性血管造影证实的非常严重的狭窄($>90\%$ 直径),否则推荐通过非侵入性或侵入性功能检查,进一步评估冠脉 CTA 或侵入性血管造影检测到的血管狭窄的临床意义。冠脉 CTA 提供的非阻塞性冠脉粥样硬化,同时可以提供预后信息并用于指导预防性治疗。苏格兰心脏计算机断层扫描(SCOT-HEART)试验显示,除了包括运动负荷 ECG 在内的常规检查外,进行了冠脉 CTA 检查并指导治疗的患者,心血管死亡或非致死性 MI 复合终点发生率显著降低(5 年随访 2.3% vs 3.9%)。其他随机对照试验(RCT)已证明,对疑似 CAD 患者,冠脉

CTA 的准确性及临床相关性类似于功能成像。[①] 在 CAD 的患者中,冠脉 CTA 辅以基于 CT 的 FFR,对于治疗决策的帮助和确定血运重建的靶血管,并不劣于 ICA 和 FFR。

（二）运动负荷 ECG 的作用

与影像学检查相比,运动负荷 ECG 的诊断性能较差,对阻塞性 CAD 的诊断和排除能力有限。与运动 ECG 相比,增加冠脉 CTA 或功能成像不仅可以明确诊断,而且还可以有针对性地进行预防性治疗和干预,并有可能降低 MI 的风险。在日常临床实践中,使用影像学检查指导临床有相似获益。因此,指南推荐使用影像诊断检查取代运动 ECG 作为诊断阻塞性 CAD 的初始检查。如果无法进行影像学检查,则可考虑单用运动 ECG 作为诊断阻塞性 CAD 的替代方法,但要牢记检查结果假阴性和假阳性均较多。对于有妨碍判断运动负荷检查 ST 段改变（左束支传导阻滞、起搏心律、预激综合征、静息 ECG 上 ST 段压低≥0.1 mV 或正在用洋地黄治疗）解释的 ECG 异常的患者,运动 ECG 没有诊断价值。当然,对比普通 ECG,运动 ECG 可提供更多临床有用信息,并提供有价值的预后信息。因此,可以考虑在特定的患者中使用运动 ECG,以补充对症状、ST 段变化、运动耐力、心律失常、血压响应以及事件风险的临床评估。运动 ECG 在可疑 CAD 患者的初步诊断管理中的应用如表 4-14所示。

表 4-14　　运动 ECG 在可疑 CAD 患者的初步诊断管理中的应用

推荐	推荐类别	证据水平
推荐运动 ECG 用于评估选定患者的运动耐力、症状、心律失常、血压反应和事件风险	I	C
当非侵入成像不可用时,可以考虑运动 ECG 作为纳入和排除 CAD 的一种替代检查	Ⅱb	B
对于治疗中的患者,可以考虑行运动 ECG 检查以评价症状或缺血是否得到控制	Ⅱb	C

---

① 参见于雪:《冠状动脉 CT 血管造影与 5 年心肌梗死风险的关系》,《中国心血管杂志》2018 第 6 期。

(三)诊断检查的选择

1.功能或解剖学检查均可用于诊断阻塞性 CAD

阻塞性 CAD 的主要诊断路径如图 4-1 所示。对于血运重建决策,需要有关解剖结构和心肌缺血的信息。

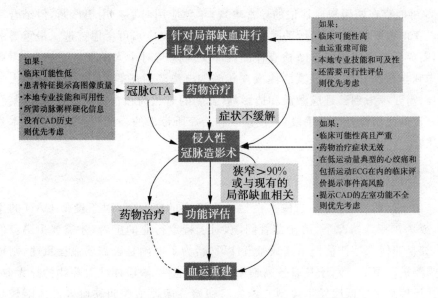

图 4-1　有症状的疑似梗阻性 CAD 患者的主要诊断路径

2.临床可能性对诊断检查选择的影响

每个非侵入性诊断检查,都对应阻塞性 CAD 临床可能性的范围,在此范围内其应用的有效性最大。鉴于阻塞性 CAD 的临床可能性和特定检查的似然比,估算出每种检查的最佳临床可能性范围,在此范围内应用可以最有价值地评估患者阻塞性 CAD 的检验后概率。

迄今为止,冠脉 CTA 检查主要应用于临床可能性较低的患者。而非侵入性功能检查,对心肌缺血的诊断通常具有更好的临床价值。在结局试验中,与解剖成像相比,功能成像检查与 ICA 有更高的临床相符性。所以对于大多数患者,在做出血运重建决策之前,需要进行缺血的功能性评估(无论是非侵入性还是侵入性)。因此,如果患者先前已诊断 CAD,临床可能性范围较高的患者中,首选功能性非侵入性检查。而怀疑有 CAD,但临床可能性极低(≤5%)的患者,排除引起胸痛的其他心脏原因,并调整其心血管危险因素评分。对于主要在休息时反复、无故发作心绞痛症状的患者,应考虑诊断和适当治疗血管痉挛性心绞痛。除了诊断准确性之外,非侵入性检查的选择还取决于患者其他的症状特征、本地专业技能和检查的可行性。在某些患者中，某些诊断检查可能会比其他检查更好，有些诊断检查则不适合。例如，心率不规则和存在广泛的冠脉钙化，会使冠脉 CTA 的图像质量可能难以诊断，因此不推荐在此类患者中使用。负荷超声心动图或 SPECT 灌注成像可与动态运动负荷检查结合使用，虽然 ECG 可能存在妨碍缺血评估的异常表现，单独应用时不能用于诊断，但结合后可以获得重要信息（例如运动耐力或运动的心率响应），可考虑首选。最重要的是，需要权衡使用不同诊断检查伴随的相关风险与对个人的获益。例如，需要考虑到与冠脉 CTA 和核素灌注成像相关的电离辐射暴露（尤其是对年轻人），同样，需要考虑到药理应激源和造影剂（含碘的对比剂和含钆的螯合物）的禁忌证。正确使用检查诊断手段，可使诊断和治疗所带来的临床获益超过检查本身的风险。

六、侵入性检查

出于诊断目的，仅在非侵入性检查不确定的情况下，对于疑似 CAD 的患者，或者在特殊情况下，由于监管问题，对于特定行业的患者，才需要 ICA。但是，如果非侵入性评估提示高缺血事件风险，为了明确是否需要血运重建，则可能需要进行 ICA。对于具有较高临床 CAD 可能性、缺血症状对药物治疗无效，或在运动水平较低时发生典型心绞痛且初始临床评估表明缺血事件风险较高的患者，如果先前未进行非侵入性风险分层，直接 ICA 可能是合理的，因为可以明确适合血管重建的病变。鉴于血管造影显示的冠脉狭窄和血流动力学严重程度之间经常不匹配，因此，ICA 应辅以侵入性功能评估，尤其是对于冠脉狭窄为 50%～90% 或多支血管病变的患者。研究表明，ICA 与 FFR 的系统整合可改变 30%～50% 择期 PCI 患者的治疗策略。[①] 现在进行 ICA 的方法（经桡动脉）已得到了实质性改善，可以很快下床并活动，从而减少了并发症的发生率。而股动脉诊断性插管术主要并发症的综合发生率仍为 0.5%～2%，死亡、心梗或卒中的复合发生率为 0.1%～0.2%。对于拒绝侵入性手术治疗的心绞痛患者，不应进行 ICA，因为这些患者不接受 PCI 或冠脉搭桥（CABG），或预期血运重建并不能改善功能状态或生活质量。诊断成像检查在有症状 CAD 疑似患者初步诊断中的应用如表 4-15 所示。

---

① 参见刘青波、陈晖：《FFR、IMR 及 iFR 在冠状动脉血运重建中的应用进展》，《医学综述》2018 年第 13 期。

表 4-15 诊断成像检查在有症状 CAD 疑似患者初步诊断中的应用

推荐	推荐类别	证据水平
对于不能仅通过临床评估排除梗阻性 CAD 的有症状患者,推荐使用无创功能成像检查心肌缺血或冠脉 CTA,作为诊断 CAD 的初步试验	I	B
推荐根据 CAD 的临床概率和影响检测性能、本地专业技术和检测可及性的其他患者特征选择初始非侵入性诊断检测	I	C
如果冠状动脉 CTA 显示 CAD 具有不确定的功能意义或不具有诊断价值,推荐进行功能成像检查心肌缺血	I	B
对于有临床高概率、药物难治的严重症状、低水平运动时有典型心绞痛以及临床评估事件风险高的患者,侵入性血管造影被推荐作为诊断 CAD 的一种替代检查。必须提供有创性功能评估,并用于评估血运重建前的狭窄情况,除非极重度(>90% 直径狭窄)	I	B
对于非侵入性检查不能明确诊断的患者,应当考虑 ICA 并应用侵入功能评估,以确定 CAD 的诊断	IIa	B
如果另一种非侵入性检查模棱两可或不能明确诊断,应当考虑冠脉 CTA 应作为侵入性冠脉的一种替代检查	IIa	C
当冠状动脉广泛钙化、心率不规则、严重肥胖、无法配合屏气指令或不能获得任何其他条件良好的图像时,不推荐使用冠状动脉 CTA	III	C
推荐 CT 冠脉钙化检测用于检出阻塞性 CAD 患者	III	C

第四节 慢性冠脉综合征的诊断和鉴别诊断

一、CCS 的诊断

仔细询问病史是诊断心绞痛的基石。仅凭病史在诊断上就可以达到高度确定性,尽管通常需要进行体格检查和客观检查来确认诊断以及评估疾病潜在严重性。病史应包括心血管疾病的任何表现和危险因素(CVD 家族史、血脂异常、糖尿病、高血压、吸烟和其他生活方式因素等)。临床症状同样重要,与心肌缺血(心绞痛)有关的不适可从以下几个方面鉴别:部位、特征、持续时间、与运动的关系以及加重或缓解因素。心肌缺血引起的不适通常位于胸部,靠近胸骨,但从上腹部到下颌或者牙齿、肩胛骨之间或者手臂到手腕和手指等并不固定,都可能感觉到。这种不适通常被描述为压迫、紧缩或沉重感;有时为勒死、紧缩或烧灼感。直接询问患者"不适"的存在可能很有用,因为许多人的胸部没有"疼痛"或"压迫"感。胸部不适也可能伴有不太特异的症状,例如疲劳、昏厥、恶心、烧灼感、躁动不安或即将来临的厄运感。气促也有可能是 CAD 的唯一症状,并且可能很难将其与其他情况引起的急促相鉴别。不适的持续时间是短暂的,在大多数情况下不超过 10 分钟,更常见的是几分钟或更短的时间,而持续数秒的胸痛则不太可能归因于 CAD。还有一个重要的特征是与运动的关系。通常,随着运动量的增加,症状会出现或变得更加严重,并且在诱因减弱后的几分钟内症状可迅速消失。饱餐后或早晨醒来后症状加重是心绞痛的典型特征。偶尔,心绞痛可能随着进一步运动(步行型心绞痛)或继续用力(热身型心绞痛)而减轻。绝大多数心绞痛症状可以自行缓解,舌下含用硝酸盐也可迅速缓解心绞痛。心绞痛症状与呼吸或姿势无关。每天甚至在同一天,心绞痛阈值以及症状可能会有很大差异。表 4-16 总结了典型和非典型心绞痛的定义。该分类尽管是主观的,但在确定阻塞性 CAD 的可能性方面是实用的,并具有已证明的价值。2015 年以来发表的研究报道,大多数疑似 CAD 的患者,表现为非典型或非心绞痛性胸痛,只有10%~15%表现为典型心绞痛。加拿大心血管学会的分类仍然被广泛用作心绞痛的分级系统,来量化发生心绞痛与体力活动相关的症状阈值。对疑似 CAD 的患者进行身体检查,以评估是否存在贫血、高血压、瓣膜性心脏病、肥厚型心肌病以及心律不齐是非常重要的。还推荐从业者获取体重指数(BMI),并寻找可能无症状的非冠状血管疾病的证据,包括摸脉搏、听诊颈动脉和股动脉、评估踝臂指数(ABI)和其他合并症的体征,例如甲状腺疾病、肾脏疾病或糖尿病。这应该在其他临床信息的背景下进行,例如出现咳嗽或刺痛,这使得CAD 不太可能出现;还应该尝试通过触诊重现症状并检查舌下含服硝酸甘油的效果,以对症状进行分类。

表 4-16　　　　　　　　　　　　疑似心绞痛症状的传统临床分类

分类	特点
典型的心绞痛	满足以下三项特征: ① 紧缩性胸前部、颈部、下颌、肩膀或手臂的不适 ② 由体力活动而诱发 ③ 通过休息或用硝酸盐在 5 分钟内缓解
非典型心绞痛	满足其中两项特征
非心绞痛性胸痛	仅满足这些特征之一或不满足这些特征

加拿大心血管学会的心绞痛严重程度分级如表 4-17 所示。

表 4-17　　　　　　　　加拿大心血管学会的心绞痛严重程度分级

分级		心绞痛严重程度的描述
Ⅰ	仅费力时发生心绞痛	在剧烈、快速或长时间的普通活动(步行或爬楼梯)时出现心绞痛
Ⅱ	中度劳累发生心绞痛	在餐后、寒冷、迎风、情绪紧张或醒来后的最初几个小时快速进行普通活动时,活动轻度受限,但还可爬坡。在正常情况下,可以正常速度爬多层普通楼梯
Ⅲ	轻度劳累发生心绞痛	以正常步伐和在正常情况下行走一两个街区或爬一层楼梯时有困难
Ⅳ	静息心绞痛	无需费力即可触发心绞痛

二、CCS 的鉴别诊断

(一)稳定型与不稳定型心绞痛的鉴别

不稳定型心绞痛可能以如下三种方式之一出现:①静息型心绞痛,即在休息时以及长时间(>20 分钟)内发生的特有性质和部位的疼痛;②新发性心绞痛,即近期(2 个月)的中重度心绞痛发作(加拿大心血管学会Ⅱ级或Ⅲ级);③渐进性心绞痛,即以前的心绞痛,其严重程度和强度在较短的时间内以阈值逐渐增加。满足这些标准的心绞痛的治疗,在 ESC 的 ACS 指南中有阐述。新发性心绞痛通常被认为是不稳定型心绞痛。但是,如果心绞痛首次出现是用力过度时并在休息时消退,则这种可疑情况属于 CCS 的定义,而不是不稳定型心绞痛。对于确定为低风险的不稳定型心绞痛患者,推荐一旦不稳定期消退,则应用本书推荐的诊断和预后流程来处理。不稳定型心绞痛的低风险患者,其特征是无心绞痛复发,无心衰迹象,初始或随后的 ECG 均无异常以及肌钙蛋白水平未升高。在这种情况下,决定采取侵入性策略之前,推荐采用非侵入性功能性诊断策略。根据以上定义,稳定型和不稳定型心绞痛可能会重叠,许多 CCS 患者会经历不稳定型心绞痛时期。

(二)心外膜血管与微血管/血管痉挛性病变引起的症状之间的区别

微血管性心绞痛患者通常有与运动相关的心绞痛,在非侵入性检查中显示心肌缺血的证据,并且 ICA 或 CTA 均未发现狭窄,或有被认为无功能相关的轻度至中度狭窄(40%~60%)。鉴于心绞痛症状的相似性,在排除梗阻性心外膜冠脉狭窄后,在对疑似心肌缺血患者的诊断检查中,通常怀疑心绞痛的微血管起源。微血管性心绞痛患者在运动或负荷期间,极少出现左室壁运动异常。一些患者也可能有混合性心绞痛,偶尔在静息时发作,特别是与接触寒冷相关。在没有心外膜冠脉梗阻的情况下,继发性微血管性心绞痛,可能是由心脏或全身性疾病引起的,包括导致左室肥大(例如肥厚性心肌病、主动脉瓣狭窄和高血压性心脏病)或炎症病变(例如心肌炎或血管炎)。对于有明确的心绞痛、非侵入性功能检查异常以及在 ICA 或 CTA 上冠脉正常或无功能意义的轻度狭窄的患者,应考虑心绞痛是微循环起源的可能性。

全面评估微血管功能的挑战之一是分别检查功能障碍的两个主要机制——微循环传导受损和小动脉调节异常。确定这两种路径中的哪一种受到影响,对于制订缓解患者症状的治疗方案至关重要。可通过测量 CFR 或最小微循环阻力(传导的倒数)来诊断微循环传导受损。其中,CFR 可以使用经胸多普勒超声心动图(通过 LAD 血流成像)、磁共振成像(心肌灌注指数)或 PET 非侵入性测量。微循环阻力可在导管室中,通过将冠脉内压力与基于热稀释的数据(用于计算 IMR)或多普勒流速(用于计算高氧微血管阻力)相结合来进行测量。冠脉内热稀释和多普勒均可以计算 CFR。出于决策目的,IMR≥25 单位或 CFR<2.0 表示微循环功能异常。CFR 和 IMR 通常都是在静脉内使用血管扩张剂(如腺苷)时进行测量的。而小动脉失调的诊断需要通过选择性冠脉内乙酰胆碱输注,以评估冠脉微循环中的内皮功能。在存在血管内皮功能障碍或平滑肌细胞功能异常的情况下,乙酰胆碱(一种内皮依赖性血管舒张剂,也直接作用于平滑肌细胞)会触发某些小动脉血管收缩。因此,在患有微血管性心绞痛和小动脉调节异常的患者中,应用乙酰胆碱很可能触发微血管痉挛。这种对乙酰胆碱的小动脉反应,会导致 ECG 改变和典型心绞痛症状,如果同时进行多普勒测量,则冠脉血流速度会降低。对于心绞痛和非阻塞性 CAD 患者,反应性充血过程中的外周脉搏张力测量,也可显示出全身内皮功能异常。

微血管性心绞痛的治疗,应以解决微循环功能障碍为主。在 CFR<2.0 或 IMR≥25 单位且乙酰胆碱激发试验阴性的患者中,β 受体阻滞剂、ACEI、他汀类药物以及生活方式改变和减轻体重,都是应用指征。对乙酰胆碱检查有反应而出现 ECG 改变和心绞痛,但无严重心外膜血管收缩(均提示微血管痉挛)的患者,可以像血管痉挛性心绞痛患者一样进行治疗。

血管痉挛性心绞痛的诊断是基于在心绞痛发作期间(通常在休息时)检出短暂性缺血性 ST 段改变。变异型(prinzmetal)心绞痛患者代表一个特殊的亚组,其表现为静息性心绞痛伴有短暂性 ST 段抬高。这些 ECG 改变可能与近端血管闭塞或心外膜血管的弥漫性病变、远端次全闭塞有关。由于大多数血管痉挛性心绞痛发作是自限性的,因此记录到这些 ECG 的变化具有挑战性。动态ECG 监测(最好记录 12 导联)可能对疑似血管痉挛性心绞痛的患者诊断有帮助。心率正常时 ST 段移位的发生,支持痉挛引起心肌缺血的可能性。为了成功记录这些患者的短暂性 ST 段改变,可能需要进行延长时间(>1 周)的动态心电图监测。动态心电图监测还可用于评估控制血管痉挛事件发生频率药物的治疗结果。对于疑似血管痉挛性心绞痛和已记录到 ECG 改变的患者,推荐使用 CTA 或 ICA 排除固定性冠脉狭窄的存在。冠脉痉挛的血管造影,要求在导管实验室中使用激发试验。鉴于过度换气和冷压试验的敏感性较低,ICA 期间冠脉内给予乙酰胆碱或麦角新碱为首选的激发试验。这两种药物是安全的,只要将它们选择性地输注到左或右冠脉中,激发的痉挛通过冠脉内硝酸酯很容易被控制。激发试验期间,极少数患者可能会发生室性心动过速、心室颤动或缓慢性心律失常。不推荐将麦角新碱用于无创性检查的静脉内给药,因为有引发多支血管长时间痉挛的风险,这种痉挛可能很难处理并且可能致命。当引发以下情况时,冠脉痉挛的激发试验被认为是阳性的:①心绞痛症状;②缺血性ECG 改变;③心外膜血管的强烈收缩。如果检查未能触发所有 3 种情况,则应将其视为模棱两可。在血管造影时没有明显血管痉挛、伴或不伴 ST 段改变的情况下,对乙酰胆碱注射引起的心绞痛的发生,可能表明存在微血管痉挛,这在微血管性心绞痛患者中经常见到。

第五节　慢性冠脉综合征的治疗

一、生活方式的改变和危险因素的控制

实施健康的生活方式,会降低随后发生心血管事件和死亡的风险,并且是二级预防治疗的补充。关于生活方式的推荐和干预措施,在 2016 年 ESC 的CVD 预防临床实践指南中有详细的描述。生活方式因素很重要,健康行为的实施(包括戒烟、推荐的体力活动、健康的饮食以及保持健康的体重,如表 4-18所示)可以显著降低将来发生心血管事件和死亡的风险,即使在循证医学证实的二级预防治疗和干预中也是如此,并且在 6 个月后就可显示获益。

表 4-18   **CCS 患者的生活方式推荐**

类别	描述
戒烟	使用药物和行为策略来帮助患者戒烟。避免被动吸烟
健康的饮食	饮食中富含蔬菜、水果和全谷物。限制饱和脂肪酸的摄入,摄入量低于总摄入量的 10%。限制酒精的摄入量,低于 100 g/w 或 15 g/d
体力活动	在大多数情况下,每天进行 30～60 分钟适度的体力活动,即使是不规律的运动也是有益的
健康体重	保持健康的体重($<25\ kg/m^2$),或者通过推荐的能量摄入和增加体力活动来减轻体重
其他	按照处方服药。对于稳定的在低至中等活动水平时无症状的患者,性行为的风险是低的

(一)吸烟

戒烟可改善 CCS 患者的预后,戒烟最高可使 CCS 的死亡率风险降低 36%。[1] 促进戒烟的措施包括简短劝告、咨询和行为干预以及包括尼古丁替代在内的药物治疗。当然,患者还应避免被动吸烟。

相对于不进行治疗,简短的劝告在短期内使戒烟的可能性增加一倍,但是更强的劝告和支持(行为干预、电话随访或自助措施)比简短的劝告更有效,尤其是坚持超过 1 个月。尼古丁替代治疗以及安非他酮和伐兰克尼等所有形式的药物治疗,对提高戒烟率都有效。行为干预和药理学方法相结合是有效的,并给予强烈推荐。对 63 项临床试验(包括 CVD 患者的 8 项试验)进行网络荟萃分析,发现尼古丁替代疗法、安非他酮或伐尼克兰相关的主要不良心血管事件没有增加。[2] 电子烟的使用被认为是传统香烟的一种危害较小的替代方法,但并非无害。因为电子装置除产生尼古丁外,还会散发其他成分,例如羰基化合物以及细微和超细颗粒。最近的一项大型临床试验发现,对于戒烟,电子烟比尼古丁替代治疗更有效。在这项针对 886 名吸烟者的随机试验中,分配给电子烟的人 1 年持续戒断率为 18%,而尼古丁替代疗法的戒断率为 9.9%。在与吸烟者进行临床接触时,临床医生应遵循"5A"原则:询问是否吸烟(ask);建议戒烟(advise);评估戒烟准备情况(assess);协助戒烟(药理支持和提供行为咨询)(assist);安排随访(arrange)。

---

[1] 参见赵红:《吸烟与冠心病死亡率》,《中国药物依赖性通报》1989 年第 1 期。

[2] 参见刘晓芳:《尼古丁依赖的药物治疗:指南与经验》,《临床药物治疗杂志》2011 年第 6 期。

（二）饮食和酒精

不健康的饮食是导致 CAD 及其发展的主要因素,而 CCS 患者采用健康的饮食方式可以使死亡率降低和心血管事件减少(推荐的饮食特征详见表 4-19)。

表 4-19　　　　　　　　　　健康的饮食特征

特征
多吃水果和蔬菜(每天≥200 g)
每天摄入纤维(每天≥200 g),最好是全谷物纤维
适量食用坚果(每天 30 g,无盐)
每周食用 1～2 份鱼(其中一份为油性鱼)
有限的瘦肉、低脂乳制品和液态植物油
饱和脂肪酸摄入量低于总能量摄入量的 10%,用多不饱和脂肪代替
反式不饱和脂肪的摄入量应尽可能少,最好不从加工食品中摄入,并且应小于总能量摄入量的 1%
每天摄入不超过 6 g 盐
如果饮酒,推荐将摄入量限制为≤100 g/w 或<15 g/d
避免食用高能量食品,例如加糖的软饮料

提倡一种地中海饮食模式,富含水果、蔬菜、豆类、纤维素、多不饱和脂肪酸、坚果和鱼类,避免或限制精制碳水化合物、红肉、乳制品和饱和脂肪酸。尽管轻度至中度饮酒(每天喝酒 1～2 次)不会增加发生 MI 的风险,但在大量个体数据的汇总分析中,每周超过 100 g 的水平与全因死亡率和其他 CVD 死亡率增高相关。1990～2016 年全球疾病负担分析得出的结论是,零酒精摄入能够降低死亡和残疾风险到最低水平。[1]

（三）体重管理

在一项基于人群的研究中,超重或肥胖的人,终生发生 CVD 的风险及其 CVD 发病率和死亡率都要高于 BMI 正常($20～25 \text{ kg/m}^2$)的人。[2] 肥胖与较短

---

[1]　参见 Wood AM、李贺等:《酒精摄入的风险阈值:基于 83 项前瞻性队列研究的联合分析》,《中华预防医学杂志》2018 年第 6 期。

[2]　参见程棣等:《中国社区人群肥胖与心血管疾病风险的相关性研究》,《中华内分泌代谢杂志》2017 年第 6 期。

的总体寿命及 CVD 发病年轻化有关。腰围是中心型肥胖的标志,与发生 CVD 和糖尿病密切相关。推荐男性腰围不超过 94 cm(南亚和亚洲男性腰围不超过 90 cm),女性腰围不超过 80 cm。减肥可以明显降低不良临床结局的风险。尽管关于低脂饮食与低糖饮食的相对益处存在很多争论,但加德纳(Gardner)等人发现,随机分配到健康低脂或低碳水化合物饮食的患者,减肥效果和获益均较对照组明显,且不论患者的基因型和基线胰岛素分泌如何,这一发现都成立。[1] 推荐通过健康饮食将能量摄入限制在能够维持健康体重[体重指数(BMI)<25 kg/m^2]的水平,同时增加体力活动,严格管控体重。

(四)体育活动及心脏康复

运动因其对心血管危险因素和心血管生理功能的众多有益作用而被称为"多效药方"。运动可以通过增强氧气输送至心肌从而改善心绞痛,提高运动耐量,是 CCS 患者提高生存率的独立预测因子,尤其是在循证医学管理的患者更是如此。运动峰值耗氧量每增加 1 mL/(kg·min),患者 CVD 死亡和全因死亡的风险可降低 14%~17%。CCS 患者的体力活动推荐是每天进行 30~60 分钟的中等强度有氧运动,每周运动不少于 5 天。甚至不规律的休闲时间活动,也能降低久坐患者的全因死亡风险及 CVD 的死亡率。抗阻运动可保持肌肉质量、力量和功能,并且通过有氧运动,在胰岛素敏感性以及血脂和血压的控制方面获益。对于 CAD 患者,与缺少体育活动的心脏康复组对比,基于运动的心脏康复组在降低 CVD 死亡率和住院率上明显有效。[2] 并且参加心脏康复的大多数患者,是在发生 AMI 或血运重建后进行的,所以基于运动的心脏康复获益可见于各种类型的 CCS 患者。

(五)社会心理因素及环境因素

与没有心脏病的人相比,心脏病患者的不良情绪和焦虑症风险增加了两倍。心理压力、抑郁和焦虑与不良结局相关,并使患者对治疗方案的依从性下降,很难做出自己积极的改变。《ESC 预防指南》推荐 CCS 患者应评估社会心理风险因素。[3] 心理(例如咨询或认知行为疗法)和药物干预,对抑郁症、焦虑症和压力均有有益作用,可降低心脏死亡率和事件率。

CCS 患者暴露于空气污染中会增加 MI 以及因 HF、卒中和心律失常住院

---

① 参见刘晓荻:《低脂低碳水化合物饮食是减肥的正确方法》,《基础医学与临床》2019 年第 2 期。

② 参见段一超等:《运动与心脏康复》,《实用心电学杂志》2019 年第 4 期。

③ 参见《标准·方案·指南——2016 欧洲心脏病学会(ESC)心血管预防指南更新》,《中国全科医学》2016 年第 29 期。

和死亡的风险。CCS 患者应避开交通繁忙的地区。配备有高效微粒空气过滤器(HEPA)的空气净化装置可减少室内污染,在严重污染的室外佩戴 N95 呼吸面罩也被证明具有防护作用。环境噪声也会增加 CVD 的风险。应支持减少空气污染和环境噪声的政策法规,并应告知患者可能存在的环境风险。

(六)依从性与可持续性

依从生活方式改变和药物治疗是一项挑战。流行病学研究的系统回顾表明,很大一部分患者(尤其在有缺血性心脏病的老年男性中)未依从使用心血管药物,在欧洲 9% 的心血管事件归因于依从性差。更好地遵守用药指南似乎与更好的临床结局成正相关。多种药物同时使用对治疗依从性起着负面作用,药物治疗的复杂性与依从性差和较高的住院率相关。药物处方应优先考虑使用那些有明显证据证明其获益且获益幅度最大的药物,同时简化用药方案可能会同时对治疗依从性提供帮助。并且有一些证据表明,认知教育策略、电子监控反馈以及护士病例管理员是有益的。由初级保健医生进行的药物审查,可能有助于多种疾病共存的患者最大限度地减少不良反应风险,并简化药物治疗方案。促进行为改变和药物依从性,应该成为初级保健和专科随访工作的一部分,强调其重要性,在需要时向患者提供必要帮助,并对患者取得的成就给予鼓励。限制 MI 后事件再发的全球二级预防策略(GOSPEL)试验表明,长期强化生活方式改变及定期随访(在头 6 个月内进行强化生活方式治疗,然后每 6 个月一次随访持续 3 年)带来了危险因素显著改善,并降低了一些临床死亡率。"121"多中心生活方式示范项目显示,CCS 患者可以通过强化生活方式改变,改善其危险因素和适应性。

二、药物治疗和管理

CCS 患者药物治疗和管理的目的是减轻心绞痛症状和运动诱发的心肌缺血,并预防心血管事件。通常应用速效硝酸甘油制剂缓解心绞痛症状,或在可能引起心绞痛的情况下预防症状发生。抗心肌缺血药物,还有生活方式改变、规律的体力活动、患者教育以及血运重建,都在减少或消除症状方面发挥作用。心血管事件的预防,主要针对 CAD 相关的 MI 和死亡,集中体现在减少急性血栓事件和减慢心室功能障碍的发展上。正如《2016 年欧洲心血管疾病预防临床实践指南》中所述,策略包括药物和生活方式干预措施。[①]

---

① 参见于雪:《2016 欧洲心血管疾病预防临床实践指南要点解读》,《中国心血管杂志》2016 年第 5 期。

(一)抗心肌缺血药物

慢性冠脉综合征的最佳治疗被定义为：患者最大程度的依从性和不良事件的最小发生率，同时能满意地控制与CCS相关的症状，并预防心脏事件的治疗。然而，对于每位CCS患者来说，达到最佳治疗的药物选择并不相同，必须适应每个患者的特点和喜好。初始药物治疗通常选择一种或两种抗心绞痛药物，以及用于CVD的二级预防药物。初始抗心绞痛药物的选择取决于患者的病情、合并症、药物之间的相互作用、潜在不良反应以及药物的可及性。目前尚不清楚在减少临床事件方面，两种抗心绞痛药物（如β受体阻滞剂和钙通道阻滞剂）的联合治疗是否优于任一类抗心绞痛药物的单药治疗。β肾上腺素能受体阻滞剂或钙拮抗剂（CCB）被推荐为首选药物，但至今尚无RCT将该策略与使用其他抗心肌缺血药物，或将β受体阻滞剂与CCB联合使用的替代策略进行比较。46项研究和71种治疗比较的网络荟萃分析的结果支持β-阻断剂和CCB的初始联合。同样的荟萃分析表明，几种二线抗心肌缺血药物（长效硝酸酯、雷诺嗪、曲美他嗪以及较小剂量的伊伐布雷定）与β-受阻滞剂或CCB联合作为一线治疗可能是有益的，但其中尚无尼可地尔的数据。然而，应该注意的是，这些研究或荟萃分析并没有评估β受体阻滞剂或CCB与二线抗心肌缺血药物联用对发病率或死亡率的影响。不管最初的策略是什么，医生都应在启动治疗2~4周后，重新评估患者对初始抗心绞痛治疗的反应。

1. 硝酸盐

（1）短效硝酸盐治疗急性心绞痛：舌下和喷雾硝酸甘油制剂可立即缓解劳力性心绞痛。喷雾硝酸甘油起效比舌下含化硝酸甘油更快。在心绞痛症状发作时，患者应取坐姿休息（站立可促发晕厥，躺下可增加静脉回流和前负荷），并服用硝酸甘油（舌下含0.3~0.6 mg片剂，不可吞咽，或向舌头喷0.4 mg雾剂，且不要吞咽或吸入），每5分钟一次，直到疼痛消失，或者在15分钟内最多服用1.2 mg为止。在此期间，如果心绞痛持续存在，则需要立即就医。可以在已知会引起心绞痛的体力活动之前，服用硝酸甘油进行预防。亚硝酸异山梨醇酯（舌下5 mg）起效比硝酸甘油稍慢，主要是由于其在肝脏转化为单硝酸酯才能发挥作用。如果经舌下给予，亚硝酸异山梨酯的作用可能持续少于1小时；如果口服，作用可能持续数小时。

（2）长效硝酸酯预防心绞痛：当使用β受体阻滞剂或非二氢吡啶类（non-DHP）药物、初始治疗有禁忌、耐受性差或不足以控制症状时，长效硝酸酯制剂（例如硝酸甘油、亚硝酸异山梨酯和单硝酸异山梨酯）应被视为缓解心绞痛的二线治疗药物。实际上，很少有将硝酸酯与β受体阻滞剂或CCB进行比较的数据,无法得出其相对功效的可靠结论。如果长时间服用,长效硝酸酯会引起耐受并失效,因此需要每 24 小时有 10～14 小时的无硝酸酯或低硝酸酯时间。硝酸甘油可口服或通过缓释贴剂经皮给药。亚硝酸异山梨酯的生物利用度,取决于肝脏转化的个体差异,通常低于单硝酸异山梨酯(其活性代谢物)的生物利用度,后者为 100% 的生物利用度。剂量的滴定对于所有制剂都是必不可少的,以便发现可耐受的最大剂量,从而最大限度地控制症状。停药应逐渐减量,不要突然停药,以避免心绞痛反弹增加。最常见的不良反应是低血压、头痛和潮红。禁忌证包括肥厚型梗阻性心肌病、重度主动脉瓣狭窄以及与磷酸二酯酶抑制剂(如西地那非、他达拉非或伐地那非)或利奥西呱共同给药。

2. β 受体阻滞剂

应当调整 β 受体阻滞剂的剂量,使静息心率为 55～60 次/分。停药时应当逐渐减量,而不要骤停,以避免心绞痛反跳增加。β 受体阻滞剂可与二氢吡啶类钙通道阻滞剂(DHP-CCB)联合使用,以减少二氢吡啶类(DHP)诱发的心动过速,但其临床价值不确定。当 β 受体阻滞剂与维拉帕米或地尔硫䓬合用时,由于可能导致 HF 恶化、严重的心动过缓或房室传导阻滞,应谨慎行事。β 受体阻滞剂的主要不良反应包括疲劳、抑郁、心动过缓、心脏传导阻滞、支气管痉挛、周围血管收缩、体位性低血压、阳痿以及掩盖低血糖症状。在某些近期发生了 MI 的患者和慢性 LVEF 降低的心衰(HF-rEF)患者中,应用 β 受体阻滞剂与死亡率或心血管事件的显著降低相关,但因缺乏安慰剂对照,对既往无 MI 或 HF 的 CAD 患者的获益尚不明确。当然,对于 β 受体阻滞剂也有一些反面的证据,如在一项回顾性国家注册研究中,对 755215 名大于等于 65 岁、有 CAD 史而无既往 MI 或 HF-rEF,进行了择期 PCI 的患者,出院时使用 β 受体阻滞剂,随访 3 年,最终发现 β 受体阻滞剂与 CVD 的死亡率降低没有任何关联。然而,对于无论有无既往心梗、接受了 CABG 的患者,应用 β 受体阻滞剂与长期死亡率和不良心血管事件的风险降低相关。

3. 钙通道阻滞剂(CCB)

尽管 CCB 可以改善症状和心肌缺血,但尚未显示出 CCB 可以降低 CCS 患者的主要发病率终点或死亡率。维拉帕米具有广泛的适应证,包括所有种类的心绞痛(劳力性、血管痉挛性和不稳定型)、室上性心动过速以及高血压。这样广泛的适应证间接证明其安全性良好,但有引起心脏传导阻滞、心动过缓和心衰的风险。其与美托洛尔相比,抗心绞痛活性相似。在 CAD 合并高血压的患者中,与阿替洛尔相比,维拉帕米与更少的 DM 发病、更少的心绞痛发作以及更少的心理抑郁相关。不推荐将 β 受体阻滞剂与维拉帕米联用(由于存在心脏阻滞的危险)。地尔硫䓬与维拉帕米相比,副作用更低,在劳力性心绞痛的治疗中具有优势。同时像维拉帕米一样,它通过扩张外周血管,可减轻运动引起的冠脉收缩,并有适度的负性肌力作用和窦房结抑制作用。目前尚未有比较地尔硫䓬和维拉帕米的优劣研究。不推荐在左室功能不全的患者中使用非DHP-CCB。

二氢吡啶类药物长效硝苯地平是一种功能强大的动脉血管扩张药,几乎没有严重的副作用。当联合应用β受体阻滞剂时,长效硝苯地平在高血压心绞痛患者中起到特别显著的效果。在大型安慰剂对照的 ACTION(一项使用硝苯地平胃肠道给药系统研究 CAD 结局的试验)中,将长效硝苯地平(60 mg/d)添加到传统的心绞痛治疗中,对主要心血管事件及生存率没有影响,从而证实长效硝苯地平是安全的,并使部分 CCS 患者理想地控制心绞痛症状,减少对冠脉造影和心血管介入治疗的需求。[①] 硝苯地平的相对禁忌证(严重的主动脉瓣狭窄、肥厚性梗阻性心肌病或 HF)很少,谨慎地与β受体阻滞剂联用,通常是可行和可取的。血管扩张的不良反应包括头痛和踝部水肿。氨氯地平的超长半衰期及其良好的耐受性,使其每天一次给药就能达到有效的抗心绞痛和降压效果,并使其与每天服用 2 次或 3 次的药物区分开来,明显提升了治疗依从性。其不良反应很少,主要是胫前水肿。在 24 个月的试验中,对于 CCS 和血压正常的患者(约 75% 接受β受体阻滞剂),氨氯地平 10 mg/d 可减少因冠脉血运重建和心绞痛的住院治疗次数。氨氯地平(5 mg/d 滴定至 10 mg/d)比β受体阻滞剂阿替洛尔(50 mg/d)能更有效地减少运动引起的心肌缺血,并且它们的联合应用效果更好。

4. 伊伐布雷定

据报道,在 CCS 患者的抗心绞痛治疗中,伊伐布雷定并不逊于阿替洛尔或氨氯地平。添加伊伐布雷定 7.5 mg bid 到阿替洛尔治疗中,可带来心率和心绞痛症状的更好控制。在纳入 BEAUTIFUL(在 CAD 和左室功能不全患者中有伊伐布雷定的应用)发病率和死亡率评估试验的 10917 例既往活动受限的心绞痛患者中,伊伐布雷定并未降低心血管死亡、MI 和 HF 住院的复合终点。另外,在 SIGNIFY(在 CAD 患者中,评估使用伊伐布雷定的发病率和死亡率获益研究)中,纳入了 19102 例无临床 HF 且心率大于等于 70 次/分的 CAD 患者,结果心血管死亡或非致命性 MI 的复合终点,伊伐布雷定和安慰剂两组间无显

---

① 参见孙宁玲:《高血压诊治新进展》,人民军医出版社 2011 年版,第 203 页。

著差异。[1] 总体而言,这些结果支持伊伐布雷定作为 CCS 患者的二线药物。

5. 尼可地尔

尼可地尔是烟酰胺的硝酸盐衍生物,其抗心绞痛作用类似于硝酸盐或 β 受体阻滞剂。不良反应包括恶心、呕吐以及潜在的严重口腔、肠道和黏膜溃疡。在安慰剂对照的 IONA(尼可地尔对心绞痛的影响)试验($n=5126$)中,对于有疑似心绞痛症状的 CCS 患者,尼可地尔显著降低了 CAD 死亡、非致命性 MI 或计划外入院的复合终点,但对缺血性心脏病死亡或非致命性 MI 没有影响。[2]这些结果支持尼可地尔作为 CCS 患者的二线药物使用。

6. 曲美他嗪

2012 年 6 月由欧洲药品管理局审查认为,曲美他嗪(35 mg bid)加入 β 受体阻滞剂(阿替洛尔)可改善劳力诱发的心肌缺血。但是它在帕金森氏病和运动障碍(例如震颤、肌肉僵硬、行走障碍和不安腿综合征)中仍然是禁忌的。2014年,对 13 项(主要来自中国)研究进行的荟萃分析(包括 1628 名患者)结果显示,曲美他嗪与其他抗心绞痛药物联合治疗,观察每周平均心绞痛发作次数、每周使用硝酸甘油量以及 ST 段压低达到 1 mm 的时间等临床指标,与单用其他治疗稳定型心绞痛的药物相比,联合应用曲美他嗪的患者总运动量更大,峰值运动时间更长。对于不耐受或不能被其他抗心绞痛药物充分控制症状的 CCS 患者,改用或联合应用曲美他嗪是合理的,这些研究均支持曲美他嗪作为二线药物使用。

对于血压低、心率慢的患者的思考:对于低血压患者,推荐以非常低的剂量开始使用抗心绞痛药物,并优先使用对血压无影响或影响有限的药物。低剂量的 β 受体阻滞剂或低剂量的非 DHP-CCB 可以首先在密切的耐受性监测下进行试验。伊伐布雷定(在窦性心律的患者)、雷诺嗪或曲美他嗪也可以使用。

心率增快与心血管事件呈线性关系,作为 CCS 患者的治疗目标,通过使用多种药物降低心率,均证实可以获益。然而,对于基线心动过缓(例如心率<60 次/分)的患者,降低心率的药物(β 阻断剂、伊伐布雷定以及 non-DHP-CCB)应避免使用或慎用,如果需要,应从非常低的剂量开始。最好应给予没有降低心率作用的抗心绞痛药物。

CCS 患者抗缺血药物的推荐如表 4-20 所示。

---

[1] 参见卢竞前等:《实用心力衰竭诊断与治疗手册》,人民军医出版社 2015 年版,第 89 页。

[2] 参见高志芳、刘树扬:《尼可地尔:一种多用途药物》,《首都食品与医药》2015 年第 2 期。

表 4-20   **CCS 患者抗缺血药物的推荐**

推荐	推荐类别	证据水平
一般考虑		
对于有症状患者的药物治疗,需要一种或多种药物来缓解心绞痛或心肌缺血,并与预防事件的药物联合使用	I	C
推荐对患者进行有关疾病、危险因素和治疗策略的教育	I	C
推荐及时(如药物启动后 2~4 周)审查患者对药物治疗的反应	I	C
缓解心绞痛或心肌缺血		
推荐用短效硝酸酯立即缓解心绞痛	I	B
用 β 受体阻滞剂或 CCB 进行一线治疗是指征,以控制心率和症状	I	A
如果 β 受体阻滞剂或 CCB 不能成功控制心绞痛症状,应当考虑 β 受体阻滞剂与 DHP-CCB 的联合应用	IIa	B
应当考虑使用 β 受体阻滞剂和 DHP-CCB 联合进行初始一线治疗	IIa	A
当使用 β 受体阻滞剂或非 DHP-CCB 初始治疗有禁忌、耐受性差或不足以控制心绞痛症状时,应当考虑长效硝酸盐作为二线治疗选择	IIa	B
当处方长效硝酸酯时,应当考虑无硝酸酯或低硝酸酯间隔,以降低耐药性	IIa	B
对于用 β 受体阻滞剂、CCB 和长效硝酸酯不能充分控制症状,或对其不能耐受或有禁忌的患者,应当考虑尼可地尔、雷诺嗪、伊伐布雷定或曲美他嗪作为二线治疗,以减少心绞痛发作频率和提高运动耐力	IIa	B
对于基线心率和血压较低的患者,可以考虑雷诺嗪或曲美他嗪作为降低心绞痛频率和提高运动耐力的一线药物	IIb	C
对于选定的患者,根据心率、血压和耐受情况,可以考虑 β 受体阻滞剂或 CCB 与二线药物(雷诺嗪、尼可地尔、伊伐布雷定以及曲美他嗪)联合进行一线治疗	IIb	B
不推荐硝酸酯用于肥厚型梗阻性心肌病患者或与磷酸二酯酶抑制剂联用	III	B

（二）抗血小板药

血小板激活和聚集是冠脉血栓形成的驱动因素，鉴于目前药物治疗在预防缺血事件和出血风险增加之间取得了良好的平衡，从而为 CCS 患者安全使用抗血小板药物奠定了基础。阿司匹林和口服 P2Y12 抑制剂双联抗血小板治疗（DAPT）是 MI 或 PCI 后抗栓治疗的主要手段。

1.小剂量阿司匹林

阿司匹林通过不可逆地抑制血小板环氧化酶-1，从而抑制血栓烷的产生而起作用，长期剂量大于等于 75 mg/d 通常可以完成上述作用。阿司匹林的胃肠道副作用在高剂量时会增加，目前的证据显示每天 75～100 mg 的剂量，可预防伴有或没有 MI 病史的 CAD 患者的缺血事件。由于阿司匹林对环氧化酶-1 的抑制作用，在依从性好的患者中是一致且可预测的，因此，无须通过血小板功能检查监测个体反应。尽管其他非选择性非甾体抗炎药（例如布洛芬）也能可逆地抑制环氧合酶-1，但其对心血管风险有不良影响，故不推荐其作为阿司匹林不耐受患者的替代治疗方法。

2.口服 P2Y12 抑制剂

P2Y12 抑制剂可阻断血小板 P2Y12 受体，该受体在血小板激活和动脉血栓形成的扩增中起关键作用。氯吡格雷和普拉格雷是噻吩并吡啶前体药，通过活性代谢物不可逆地阻断 P2Y12。替格瑞洛是一种可逆结合的 P2Y12 抑制剂，不需要代谢激活。CAPRIE（在有缺血事件风险的患者中使用氯吡格雷与阿司匹林比较）试验显示，在预防既往心梗、既往卒中或 PAD 患者的心血管事件方面，氯吡格雷总体上较阿司匹林略有益处，安全性方面两者相似。亚组分析表明，氯吡格雷对 PAD 患者具有更大获益。[1] 对比替格瑞洛，尽管氯吡格雷抗血小板药效较弱，但氯吡格雷对 PAD 患者的疗效与替格瑞洛相当。氯吡格雷的作用受到其转化为活性代谢物的效率、不同药效动力学作用的限制，该作用部分与 CYP2C19 基因的功能相关，导致在某些患者中无效。抑制 CYP2C19 的药物（例如奥美拉唑），可能会降低对氯吡格雷的反应。与氯吡格雷相比，普拉格雷具有更快、更可预测的、平均而言更大的抗血小板作用，并且不易受到药物相互作用或 CYP2C19 功能缺失突变的影响。在用阿司匹林治疗、进行了 PCI 的 ACS 患者中，普拉格雷比氯吡格雷具有更高的疗效，但在药物治疗的 ACS 患者中则疗效相当。在进行了 PCI 的 ACS 患者中，与氯吡格雷相比，普拉格雷

---

[1]　参见王蔚：《CAPRIE 试验：氯吡格雷与阿司匹林对缺血事件高危患者的疗效》，《中国现代神经疾病杂志》2008 年第 6 期。

与更多的非致命性和致命性出血事件相关,对有缺血性卒中史的患者造成明显的伤害,而对年龄超过 75 岁或体重不足 60 kg 的患者缺乏明显的获益。在依从性好的患者的维持治疗期间,与氯吡格雷相比,替格瑞洛的 P2Y12 抑制作用最可预测且一直较高,并且起效更快,作用消失更迅速和可预测。在既往 PCI 患者中,替格瑞洛单药治疗与阿司匹林单药治疗有相似的疗效和安全性。在阿司匹林治疗的 ACS 患者中,替格瑞洛的负荷剂量为 180 mg,随后为 90 mg,与氯吡格雷相比,无论采用何种血管重建策略,缺血事件的缓解率均更高,但代价是非致命性出血更多。对于既往 1~3 年有 MI 史、用阿司匹林治疗、稳定的患者,与安慰剂相比,以 90 mg bid 或 60 mg bid 的剂量使用替格瑞洛,降低了 3 年MI、卒中或心血管死亡的复合终点。替格瑞洛的两种剂量均可增加非致命性出血,但不会增加致命性出血。两种替格瑞洛剂量的同等有效性和相似安全性,可以用相似的血小板抑制水平来解释。替格瑞洛可能引起呼吸困难,这种呼吸困难通常是短暂、轻度而可耐受的,但偶尔需要改用噻吩并吡啶。替格瑞洛通过一种酶(CYP3A)代谢,故不应与强 CYP3A 抑制剂或诱导剂一起使用。在CCS 患者冠脉造影和可能行 PCI 术之前,启动 P2Y12 抑制剂的最佳时机尚不确定,但越来越多地使用桡动脉入路和临床经验增加,使需要 PCI 的患者可以考虑氯吡格雷的预治疗。对于存在支架内血栓高风险、拟行择期 PCI 的稳定患者,有限的药效动力学研究支持未经许可使用普拉格雷或替格瑞洛,但与氯吡格雷相比,这种方法的安全性和有效性之间的平衡尚未建立。

3.双联抗血小板治疗的持续时间

稳定型心绞痛 PCI 后,6 个月的 DAPT 在大多数患者中,可达到疗效和安全性的最佳平衡。提前停用 P2Y12 抑制剂会增加支架内血栓形成的风险,故不鼓励。然而,考虑到 1~3 个月后支架内血栓形成的风险非常低,对于那些可能有威胁生命的出血高风险患者,可以考虑缩短 DAPT 的持续时间。[①] 根据Ⅲ期临床试验,推荐 ACS 后 DAPT 的默认持续时间为 12 个月,但对于出血风险较高的患者,可以考虑较短的持续时间。对进行了 PCI 的患者 DAPT 研究表明,使用氯吡格雷或普拉格雷延长治疗超过 12 个月,可减少心肌缺血事件和支架血栓形成,但无死亡率获益,却增加出血事件。但在因 MI 治疗的患者中,延长使用氯吡格雷或普拉格雷的获益更大。PEGASUS-TIMI54(在既往 MI 患者中,在阿司匹林基础上,使用替格瑞洛与安慰剂比较预防心血管事件——心肌

---

① 参见颜红兵、宋莉:《解读欧洲冠心病抗血小板治疗指南 2018 版》,科学技术文献出版社2018 年版,第 88 页。

梗死溶栓治疗)试验表明,始于 MI 后大于等于 1 年的稳定患者,替格瑞洛 60 mg bid 或 90 mg bid 的长期应用,可减少缺血事件,但是非致命性出血增多。 60 mg 剂量似乎耐受性更好,并且在许多国家已被批准用于这种适应证。亚组分析显示,在较高风险的 MI 后糖尿病、PAD 或多支血管病变患者中,长期使用替格瑞洛(60 mg bid),缺血事件的绝对降低率更高。[①]

(三)窦性心律患者的抗栓治疗

抗凝血药通过抑制凝血酶的功能或凝血酶的形成发挥作用。凝血酶在凝血和血小板激活中都起着关键作用,因此,已显示抗凝剂可降低动脉血栓形成的风险。DAPT 和抗凝药相比,DAPT 在预防支架内血栓形成方面具有的优越疗效和安全性,导致 PCI 后放弃了后一策略,转而支持 DAPT。抗血小板治疗和标准剂量的华法林或阿哌沙班联合,用于 ACS 后的二级预防,其疗效受到出血风险的抵消,较难达到治疗平衡。然而,最近报道的研究重新引起了对小剂量抗凝药与抗血小板药联合使用的兴趣。

利伐沙班是一种 Ⅹa 因子抑制剂,已在多个窦性心律患者群体中以 2.5 mg bid 的小剂量进行了研究,该剂量是 AF 患者抗凝治疗标准剂量的 1/4。在应用阿司匹林和氯吡格雷治疗的慢性冠脉综合征患者中,与安慰剂相比,利伐沙班 2.5 mg bid 降低了这些患者的 MI、卒中或心血管死亡的复合终点,其代价是出血增加,但同时有心血管死亡率降低的证据。[②] 随后,在使用抗凝策略人群的心血管结局试验中,在 CCS 或 PAD 患者中,联用阿司匹林和利伐沙班 2.5 mg bid 与单用阿司匹林或单用利伐沙班 5 mg bid 进行了比较,结果显示缺血事件减少,但以非致命性出血风险增高为代价。而且在有较高风险的 DM、PAD 或中度 CKD 患者以及当前吸烟者中,绝对风险的降低更大。[③] 值得注意的是,该试验未达到预设的心血管死亡率和全因死亡率的显著性阈值。在 GEMINI-ACS(一项在 ACS 患者中,除了氯吡格雷或替格瑞洛治疗外,比较利伐沙班与阿司匹林安全性的研究)中,对于 PCI 后稳定的、接受 P2Y12 抑制剂治疗的患者,将利伐沙班 2.5 mg bid 与阿司匹林比较,结果表明在这种情况下,

---

[①] 参见严静、唐礼江:《2017 心脑血管病临床研究进展》,江西科学技术出版社 2017 年版,第 140 页。

[②] 参见李延、刘小慧:《利伐沙班在冠心病治疗中的应用》,《医学与哲学》2018 年第 6B 期。

[③] 参见杨艳敏:《COMPASS 研究结果:利伐沙班联合阿司匹林成为冠心病抗栓治疗新选择》,《中华心律失常学杂志》2017 年第 5 期。

利伐沙班的安全性与阿司匹林相似,但是需要更大型的研究来证实这一发现。[①]此外,在不进行阿司匹林预处理的情况下,进行 PCI 的安全性尚不清楚。

(四)心房颤动中的抗栓治疗

对于 AF 合并 CCS 的患者,推荐进行抗凝治疗,以减少缺血性卒中和其他缺血事件。在房颤患者中,对于预防卒中,抗凝剂已显示出优于阿司匹林单药治疗或基于氯吡格雷的 DAPT,因此推荐用于这种适应证。对于有资格接受非维生素 K 拮抗剂口服抗凝剂(阿哌沙班、达比加群、依度沙班或利伐沙班)的房颤患者,开始口服抗凝治疗时,推荐使用 NOAC 优于 VKA。对于房颤或有其他口服抗凝指征的患者,PCI 后的抗凝和抗血小板联合治疗,迄今为止,尚无专门研究。对于围术期管理,如果可能,推荐避免 VKA 中断,而根据肾脏功能和特定的 NOAC 方案,推荐在择期 PCI 前,停止 NOAC 治疗 12～48 h。桡动脉入路以及术中用普通肝素是首选,在标准剂量(70～100 U/kg)下使用,或在 VKA 不间断的患者中,以 30～50 U/kg 的较低剂量使用。推荐每天使用 75～100 mg 阿司匹林进行预处理,并推荐使用氯吡格雷(如果不进行长期维持治疗,则为 300～600 mg 负荷剂量)优先于普拉格雷或替格瑞洛。VKA 治疗的患者,PCI 后接受阿司匹林和氯吡格雷治疗,应将国际标准化比值(INR)设定在 2.0～2.5 之间,以期达到较高的治疗范围内时间(TTR>70%)。AUGUSTUS 试验(一项针对 AF 和 ACS 或 PCI 患者的开放性、2×2 析因的 RCT,旨在评估阿哌沙班与 VKA 和阿司匹林与安慰剂的安全性)结果表明,首先,与 VKA 相比,阿哌沙班 5 mg bid(即对 AF 患者预防血栓形成的许可剂量)引起的重大或临床相关的非重大出血明显减少;其次,与安慰剂相比,VKA 和阿司匹林的出血明显更多,最安全的组合是阿哌沙班和安慰剂。然而,安慰剂组发生的支架血栓事件比阿司匹林组多,但没有统计学意义,而且该试验也没有评估两组之间发生这些事件的差异。因此,当对血栓风险的担忧胜过对出血风险的担忧时,推荐大于等于 1 个月的三联疗法(OAC、阿司匹林和氯吡格雷)来涵盖被认为支架血栓风险超过出血风险的时期。目前有限的证据支持,在 PCI 术后使用 OAC 联合替卡格雷或普拉格雷作为双重治疗来替代三重治疗。对于房颤或其他抗凝适应证患者的长期联合治疗,目前缺乏具体数据支持使用 OAC 和单一抗血小板药进行长期治疗。一般推荐房颤患者在 PCI 后 6～12 个月进行 OAC 单药治疗。然而,在高缺血风险病例中,可以考虑使用 OAC 和阿司匹林或氯吡格雷双重治疗。

---

① 参见高霏等:《急性冠状动脉综合征治疗"金标准"遭遇挑战——GEMINI-ACS-1 研究解读》,《中国介入心脏病学杂志》2018 年第 4 期。

（五）心脏手术和抗栓治疗

接受择期心脏手术的 CCS 患者,通常应继续服用阿司匹林,并且其他抗血栓药物应根据其作用持续时间和适应证间隔停药(术前普拉格雷停药≥7 天;氯吡格雷停药≥5 天;替格瑞洛停药≥3 天;利伐沙班、阿哌沙班、依度沙班和达比加群停药 1~2 天,具体取决于剂量和肾功能)。CABG 手术后重新使用阿司匹林可改善移植物通畅性。由于缺乏大型前瞻性研究,CABG 手术后 DAPT 或阿司匹林和利伐沙班双重治疗的作用尚不确定。但是,RCT 结果表明,与阿司匹林单药治疗相比,DAPT 移植物的通畅率更高。[①]

（六）非心脏手术和抗栓治疗

非心脏手术会增加 MI 的风险。推荐在 PCI 后尽可能推迟择期手术,直到完成了 DAPT 的推荐疗程为止。通常,这将意味着将手术推迟至 PCI 后 6 个月,但是如果临床上有必要,多学科团队(包括介入心脏病专家)可以考虑在 3~6 个月之间进行手术。在大多数类型的手术中,应继续使用阿司匹林,因为其获益大于出血风险,但这可能不适用于与极高出血风险相关的手术(颅内手术、经尿道前列腺切除术、眼内手术等)。COMPASS 研究纳入了有外周血运重建手术史的 CCS 患者,证明了阿司匹林和利伐沙班 2.5 mg bid 的获益大于单用阿司匹林,包括减少了主要的不良肢体事件和死亡率,这提示对动脉粥样硬化性疾病患者非心脏血管手术后,需要进行风险分层。[②] 预防事件的推荐如表 4-21 所示。

表 4-21　　　　　　　　　　　预防事件的推荐 I

推荐	推荐类别	证据水平
窦性心律的 CCS 患者的抗栓治疗	I	A
对于有 MI 或血运重建史的患者,推荐服用阿司匹林 75~100 mg/d	I	B
对于有或没有症状的 PAD 的患者或有缺血性卒中或短暂性脑缺血发作(TIA)史的患者,可以考虑每天 75 mg 氯吡格雷优于阿司匹林	Ⅱb	B

---

① 参见常春等:《抗血小板治疗对冠脉搭桥术后桥血管远期通畅率的影响》,《中国卫生统计》2017 年第 4 期。

② 参见杨艳敏:《COMPASS 研究结果:利伐沙班联合阿司匹林成为冠心病抗栓治疗新选择》,《中华心律失常学杂志》2017 年第 5 期。

续表

推荐	推荐类别	证据水平
对于无 MI 或血运重建史,但有明确的 CAD 影像学证据的患者,可以考虑每天用阿司匹林 75～100 mg	Ⅱb	C
对于有缺血事件高风险而无出血高风险的患者,应当考虑在阿司匹林基础上加用第二种抗栓药物进行长期二级预防	Ⅱa	A
对于缺血事件风险至少中度增高而无出血高风险的患者,可以考虑在阿司匹林基础上添加第二种抗栓药物进行长期二级预防	Ⅱb	A
窦性心律的 CCS 患者 PCI 术后的抗栓治疗		
推荐支架植入后每日服用阿司匹林 75～100 mg	Ⅰ	A
推荐在冠状动脉支架置入后,无论支架类型如何,除阿司匹林外,给予适宜的负荷剂量(例如 600 mg 或＞5 天的维持治疗)后,每日服用 75 mg 氯吡格雷持续 6 个月,除非因风险或发生致命性出血适宜较短疗程(1～3 个月)	Ⅰ	A
对于有危及生命的出血高风险的患者,应当考虑氯吡格雷在适当负荷剂量(例如 600 mg 或维持治疗＞5 天)后每天 75 mg,持续 3 个月	Ⅱa	A
对于有危及生命的出血极高风险的患者,可以考虑氯吡格雷在适当负荷剂量(例如 600 mg 或维持治疗＞5 天)后每天 75 mg,持续 1 个月	Ⅱb	C
在选择性支架置入特定的高风险情况下(例如,支架置入不理想或其他与支架内血栓形成相关的手术特征、复杂的左主干或多血管支架置入),或者如果由于阿司匹林不耐受而不能使用 DAPT 时,至少作为初始治疗,可以考虑普拉格雷或替格瑞洛	Ⅱb	C
合并 AF 的 CCS 患者的抗栓治疗		
当房颤患者适合用 NOAC 时,推荐用 NOAC 优于 VKA	Ⅰ	A
对于 CHA2DS2-VASc 评分男性＞2 分、女性＞3 分的房颤患者,推荐长期 OAC 治疗(用一种 NOAC 或治疗时间范围＞70% 的 VKA)	Ⅰ	A
对于 CHA2DS2-VASc 评分男性为 1 分,女性为 2 分的 AF 患者,应当考虑长期 OAC 治疗(NOAC 或治疗时间范围＞70% 的 VKA)	Ⅱa	B

续表

推荐	推荐类别	证据水平
对于有 AF、MI 史和复发性缺血事件高风险而无出血高风险的患者，除了长期 OAC 治疗外，可以考虑阿司匹林 75～100 mg/d（或氯吡格雷 75 mg/d）	Ⅱb	B
PCI 术后的 AF 或有其他 OAC 指征的患者的抗血栓治疗		
推荐对拟行冠状动脉支架植入术的患者，给予围术期阿司匹林和氯吡格雷	Ⅰ	B
对于适合用 NOAC 的患者，推荐优先于 VKA 使用一种 NOAC	Ⅰ	B
阿哌沙班 5 mg bid、达比加群 150 mg bid、依多沙班 60 mg qd 或利伐沙班 20 mg qd 联合抗血小板治疗		
当使用利伐沙班并且对高出血风险的担忧压倒了对支架内血栓形成或缺血性卒中的担忧时，在联合单药或双联抗血小板联合治疗期间，利伐沙班 15 mg/d 应优先于利伐沙班 20 mg/d	Ⅱa	B
当使用达比加群并且对高出血风险的担忧压倒了对支架内血栓形成或缺血性卒中的担忧时，在联合单药或双联抗血小板治疗期间，应考虑达比加群 110 mg bid 优先于达比加群 150 mg bid	Ⅱa	B
在不复杂的 PCI 术后，如果支架内血栓形成的风险较低，或者对出血风险的担忧高于对支架内血栓形成风险的担忧，无论使用何种类型的支架，应当考虑早期（<1 周）停用阿司匹林，并继续使用 OAC 和氯吡格雷的双重治疗	Ⅱa	B
当支架内血栓形成的风险大于出血风险时，应当考虑阿司匹林、氯吡格雷和 OAC 的三重治疗≥1 个月，根据对这些风险的评估确定总持续时间（≤6 个月），并在出院时明确说明	Ⅱa	C
对于有 VKA 联合阿司匹林或氯吡格雷适应证的患者，VKA 的剂量强度应仔细调节，目标国际标准化比例为 2.0～2.5，治疗时间范围＞70%	Ⅱa	B
对于有中度或高度支架内血栓形成风险的患者，可以考虑 OAC 和替卡格雷或普拉格雷的双重治疗作为 OAC、阿司匹林和氯吡格雷的三重治疗的替代方案，无论所使用的支架类型如何	Ⅱb	C

续表

推荐	推荐类别	证据水平
不推荐使用替格瑞洛或普拉格雷作为阿司匹林和 OAC 三重抗血栓治疗的一部分	Ⅲ	C
质子泵抑制剂的使用		
对于接受阿司匹林单药治疗、DAPT、OAC 单药治疗或存在胃肠道出血高风险的患者，推荐同时使用质子泵抑制剂	Ⅰ	A

（七）质子泵抑制剂

质子泵抑制剂可降低接受抗血小板药物治疗的患者发生胃肠道出血的风险，并且可能是提高安全性的有效辅助治疗。长期使用质子泵抑制剂与低镁血症有关，但监测血清镁水平的作用尚不确定。抑制 CYP2C19 的质子泵抑制剂，特别是奥美拉唑和埃索美拉唑，可能会降低患者对氯吡格雷的药效反应。尽管尚未显示出这会影响缺血事件，或增加支架血栓形成的风险，但通常不推荐将奥美拉唑或埃索美拉唑与氯吡格雷并用。对于缺血性事件风险高或中等，且出血风险不高的患者，联合阿司匹林每天 75～100 mg 的双重抗血栓治疗。

（八）他汀类药物和其他降脂药

血脂异常的管理，应根据血脂指南进行药物和生活方式干预。确诊的 CAD 患者被认为具有心血管事件的极高风险，无论 LDL-C 水平如何，都必须考虑他汀类药物治疗。治疗的目标是将 LDL-C 降低至低于 1.8 mmol/L（70 mg/dL），或者如果基线 LDL-C 水平为 1.8～3.5 mmol/L（70～135 mg/dL），则至少降低 50%。当无法达到该水平时，已证明添加依折麦布可降低患者的胆固醇和心血管事件，对死亡率没有进一步影响。[①] 除了应向所有患者推荐的运动、饮食和体重控制外，包括植物甾醇在内的膳食补充剂，也可能会降低 LDL-C 的浓度，但尚未显示出改善临床结局的作用。这些药物还用于对他汀不耐受的患者，他汀不耐受构成了一个心血管事件高风险的人群。自 2015 年以来发表的试验表明，前蛋白转化酶枯草溶菌素 9 型（PCSK9）抑制剂（依洛尤和阿利库单抗），在降低胆固醇方面非常有效，以稳定的方式将 LDL-C 降至不高于 1.3 mmol/L（50 mg/dL）。这些药物已被证明可降低 CVD 主要的缺血性事件，对死亡率几

① 参见宫玉琪等：《依折麦布预防心血管事件效果及其安全性的 Meta 分析》，《重庆医学》2019 年第 16 期。

乎没有影响。[①] 极低水平的胆固醇的耐受性良好，与更少的缺血事件相关，但是 PCSK9 抑制剂的高昂成本(许多医疗系统无法承受)及其迄今为止长期应用安全性未知，限制了它们的使用。LDL-C 血液分离术和米泊美森和洛美他派的新疗法需要进一步研究。对于进行 PCI 的患者，已证明大剂量阿托伐他汀可降低未使用他汀的患者围术期缺血事件的发生率。[②]

(九)肾素-血管紧张素-醛固酮系统(RAAS)阻滞剂

ACEI 可以降低左室功能不全、既往血管疾病和高危 DM 患者的死亡率。推荐除非有禁忌证(例如严重的肾功能不全、高钾血症等)，否则应考虑将 ACEI (或在不耐受时用 ARB)用于合并高血压、LVEF 小于等于 40％、DM 或 CKD 的 CCS 患者。但是，对有动脉粥样硬化而 LV 功能未受损的患者而言，并非所有试验都支持 ACEI 可降低这些患者的全因死亡、心血管死亡、非致命性 MI、卒中和 HF。一项包括 24 项试验和 61961 名患者的荟萃分析表明，在无 HF 的 CCS 患者中，与安慰剂相比，RAAS 阻滞剂才能降低心血管事件和死亡，而与活性对照组相比则没有。因此，通常不推荐在无心衰或高心血管风险的 CCS 患者中使用 ACE 抑制剂治疗，除非需要达到某种目标。脑啡肽酶是一种内源性酶，可降解血管活性肽(如缓激肽和利钠肽)。脑啡肽酶的药理学抑制，可提高这些肽的水平，增强利尿、利钠、心肌舒张以及抗重构，并减少肾素和醛固酮的分泌。同类中的第一个药物是 LCZ696，它将缬沙坦和沙库巴曲(脑啡肽酶抑制剂)结合在单一药片中。对于尽管使用一种 ACEI、一种 β 受体阻滞剂和一种盐皮质激素受体拮抗剂(MRA)进行了最佳治疗组合，对仍有症状的 HF(LVEF≤35％)患者，推荐使用沙库巴曲或缬沙坦替代 ACEI，以进一步降低患者心衰住院和死亡的风险。对于已接受治疗剂量的 ACEI 和 β 受体阻滞剂，LVEF≤35％且有 DM 或 HF 的 MI 患者，推荐使用醛固酮阻滞剂螺内酯或依普利酮。当 MRA 用于肾功能受损的患者和血清钾水平超过 5.0 mmol/L 的患者时，应当谨慎。预防事件的推荐如表 4-22 所示。

---

①　参见吕冬青等:《前蛋白转化酶枯草溶菌素 9 抑制剂在降脂治疗中的应用及其对心血管的保护意义》,《中西医结合心脑血管病杂志》2019 年第 11 期。

②　参见秦小飞:《阿托伐他汀强化治疗急性冠脉综合征患者 PCI 围手术期的效果分析》,《中国实用医药》2016 年第 13 期。

表 4-22 预防事件的推荐 Ⅱ

推荐	推荐类别	证据水平
降脂药物		
推荐所有患者都使用他汀类药物	I	A
如果用了最大耐受剂量的他汀未能达标,推荐与依折麦布联合使用	I	B
对于存在极高风险、用了最大耐受剂量的他汀和依折麦布未能达标的患者,推荐联用 PCSK9 抑制剂	I	A
ACEI		
如存在其他情况(如心力衰竭、高血压或 DM)时,推荐使用 ACEI(或 ARB)	I	A
对于心血管事件风险非常高的 CCS 患者,应当考虑使用 ACEI	Ⅱa	A
其他药物		
对于左室功能不全或收缩性心衰患者,推荐使用 β 受体阻滞剂	I	A
对于既往有 STEMI 的患者,应当考虑长期口服 β 受体阻滞剂	Ⅱa	B

三、血运重建

在 CCS 患者中,最佳的药物治疗效果是减轻症状、制止动脉粥样硬化进展以及预防动脉血栓形成事件。在药物治疗的基础上,心肌血运重建在 CCS 的管理中起着核心作用,但始终是药物治疗的辅助手段而不能取代药物治疗。血运重建的两个目标是缓解心绞痛患者的症状和改善预后。

既往指南支持血运重建的适应证,主要是在接受了指南推荐的最佳药物治疗,仍持续出现症状或血运重建可改善预后的 CCS 患者中。这些推荐表明,心绞痛和严重狭窄患者的血运重建,通常是药物治疗失败或效果不佳的二线选择。但是,心绞痛与生活质量下降、身体耐力降低、精神抑郁、反复住院和就诊等相关。与单纯的药物治疗策略相比,通过 PCI 或 CABG 进行血运重建,可以有效缓解心绞痛,减少抗心绞痛药物的使用,并提高运动能力和生活质量,在 FAME2(血流储备分数与多支血管造影 2)试验的 5 年随访中,血运重建改善了生活质量,并减少了抗心绞痛药物的使用和相关的副作用。[①] ORBITA(对稳定型心绞痛患者采用最佳药物治疗或血管成形术的客观随机双盲研究)要求在对照组中进行假手术,未发现 PCI 后运动能力有明显改善。[②] 这项研究强调了安慰剂对临床疗效的重要作用,并提醒我们在缺乏假对照和盲法的情况下,解释受终点偏倚影响的陷阱。但是,由于该试验规模有限,交叉的观察时间较短,以及评估临床终点的统计能力不足,ORBITA 的结果无法启示指南。通过 PCI 或 CABG 进行血运重建,还旨在有效消除严重冠脉狭窄患者的心肌缺血及其不良临床表现,并降低发生重大急性心血管事件(包括 MI 和心血管死亡)的风险。在 CCS 患者中,很多的荟萃分析比较了 PCI 和初始药物治疗的策略,发现侵入性策略在生存率或 MI 方面没有或仅适度获益。在这方面,特定的患者亚组(基于冠脉的解剖结构、LV 功能、危险因素等)血运重建可以改善预后,而在其他组中则不能。温德克(Windecker)等人的荟萃分析报告指出,在 CCS 患者中,比起仅使用球囊血管成形术、裸金属支架或早期的药物洗脱支架(DES)来,进行 CABG 或用新一代 DES 进行血管重建,与单纯药物治疗相比,血管重建可减少 CCS 患者的死亡和 MI。2018 年报告的数据表明,血运重建策略可能对更广泛的预后产生影响。FAME2 试验的 5 年随访结果证实,专门针对产生心肌缺血的狭窄(即 FFR<0.80)进行 PCI 治疗,加上最佳药物治疗的患者,与单纯最佳药物治疗相比,可带来持续的临床获益,显著降低了紧急血运重建率,并降低了自发心梗率。与之前的一些荟萃分析相比,这一结果在包括 2400 名受试者的患者水平荟萃分析中得到了证实,所有这些患者均接受了侵入性生理指导,显示中位随访 33 个月后,与药物治疗相比,用 FFR 指导的 PCI 组心脏死亡率和 MI 的发生率显著降低。总之,这些新数据支持,当 PCI 限于针对大血管上引起显著冠状动脉内压差的造影狭窄时,除了特定的解剖结构(例如左主干或广泛的缺血>10%)外,在 CCS 患者中血运重建的限制性指征是较少的。然而,应始终评估个体的风险获益比,并仅在其预期获益超过其潜在风险时才考虑血运重建。还有,共享决策是关键,应向患者提供有关这两种策略预期优缺点的完整信息,包括经 PCI 行血管重建的情况下,与 DAPT 相关的出血风险。

---

① 参见严静、唐礼江:《2017 心脑血管病临床研究进展》,江西科学技术出版社 2017 年版,第 112 页。

② 参见严静、唐礼江:《2029 心脑血管病临床研究进展》,江西科学技术出版社 2017 年版,第 129 页。

第五章　急性冠脉综合征的诊断治疗

第一节　急性冠脉综合征的定义及分型

　　急性冠脉综合征是指冠状动脉内不稳定的粥样硬化斑块破裂或糜烂继发新鲜血栓形成所导致的心脏急性缺血综合征,涵盖了 ST 段抬高型心肌梗死、非 ST 段抬高型心肌梗死、不稳定型心绞痛,其中 NSTEMI 与 UA 合称"非 ST 段抬高型急性冠脉综合征"。急性冠脉综合征的共同病理特征为易损斑块。所谓易损斑块,是指那些易于发生血栓,以及可能快速进展从而成为罪恶斑块的粥样病变。可接受但不推荐的名称为"高危斑块""危险斑块""不稳定斑块"。不可接受的名称为"软斑块""非钙化斑块""Ⅵ型斑块"。易损斑块的主要病理特点包括急性炎症反应、纤维帽薄伴大的脂质核心、内皮剥脱伴表面血小板聚集、小破裂或受损的斑块和严重狭窄($>90\%$),次要病理特点包括表面钙化小结、黄色斑块、斑块内出血、内皮功能不全和正性重塑(见图 5-1)。

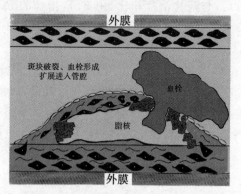

图 5-1　斑块破裂血栓形成示意图

　　ST 段抬高型心肌梗死在冠状动脉闭塞后 20~30 分钟,受其供血的心肌即有少数坏死。1~2 小时之间绝大部分心肌呈凝固性坏死,心肌间质充血、水肿,伴多量炎症细胞浸润。以后，坏死的心肌纤维逐渐溶解，随后渐有肉芽组织形成。当梗死累及心室壁全层，心电图上相继出现 ST 段抬高和 T 波倒置、Q 波，亦可波及心包引起心包炎症，波及心内膜导致心室腔内附壁血栓形成。继发性病理变化包括心脏破裂（心室游离壁破裂、心室间隔穿孔或乳头肌断裂）或心室壁瘤形成。坏死组织 1~2 周后开始吸收，并逐渐纤维化，在 6~8 周形成瘢痕愈合，称为"陈旧性心肌梗死"或"愈合性心肌梗死"。

NSTE-ACS 的病理生理基础主要为冠状动脉严重狭窄和易损斑块破裂或糜烂所致的急性血栓形成，伴或不伴血管收缩、微血管栓塞，引起冠状动脉血流减低和心肌缺血。斑块破裂的主要机制包括单核巨噬细胞或肥大细胞分泌的蛋白酶（例如胶原酶、凝胶酶、基质溶解酶等）消化纤维帽使斑块纤维帽变薄；动脉壁压力、斑块位置和大小、血流对斑块表面的冲击；冠状动脉内压力升高、血管痉挛、心动过速时心室过度收缩和扩张所产生的剪切力以及斑块滋养血管破裂，诱发与正常管壁交界处的斑块破裂。NSTE-ACS 时，内皮功能不全促使血管释放收缩介质（例如内皮素-1），抑制血管释放舒张因子（例如前列环素、内皮衍生的舒张因子），引起血管收缩。少数 NSTE-ACS 由非动脉粥样硬化性疾病所致，如其他原因导致的急性冠状动脉供血不足（血管痉挛性心绞痛、冠状动脉栓塞和动脉炎），非冠状动脉原因导致的心肌供氧-需氧不平衡（低血压、严重贫血、高血压病、心动过速、严重主动脉瓣狭窄等）。

第二节　急性冠脉综合征患者风险评估

ACS 患者的风险评估是一个连续的过程，需根据临床情况动态考量，如表 5-1 所示。

表 5-1　　　　　　　　　　ACS 患者的风险评估

推荐意见	建议分类	证据级别
高龄、心力衰竭、房颤等心律失常、前壁梗死、收缩压降低、肌酐增高等多个因素独立增加 STEMI 患者的死亡风险	I	A
使用 GRACE 评分或 TIMI 评分评估 NSTE-ACS 缺血风险和预后	I	A
接受冠脉造影的 ACS 患者，应用出血风险（CRUSADE）评分预测严重出血风险	I	A

一、急性 ST 段抬高型心肌梗死

危险分层是一个连续的过程。有以下临床情况应判断为高危 STEMI：①高龄：尤其是老年女性；②有严重的基础疾病：如糖尿病、心功能不全、肾功能不全、脑血管病、既往心肌梗死或心房颤动等；③重要脏器出血病史：脑出血或消化道出血等；④大面积心肌梗死：广泛前壁心肌梗死、下壁合并右心室或正后壁心肌梗死、反复再发心肌梗死；⑤合并严重并发症：恶性心律失常［室性心动过速（VT）或心室颤动（VF）］、急性心力衰竭、心源性休克和机械并发症等；⑥院外心脏骤停。

二、急性非 ST 段抬高型急性冠脉综合征

建议结合患者病史、症状、生命体征和体检发现、心电图和实验室检查,给出初始诊断和最初的缺血性及出血性风险分层（Ⅰ,A）。

除临床统一使用的风险特征如高龄、糖尿病和肾功能不全外,发病时的临床表现能高度预测早期预后。与体力活动诱发的胸痛相比,静息性胸痛患者的预后更差。患者的胸痛症状频繁发作,就诊时心动过速、低血压、心力衰竭和新出现的二尖瓣反流,提示预后不良,需尽快诊断和处理。

发病初的心电图表现与患者预后相关。ST 段下移的导联数和幅度与心肌缺血范围相关,缺血范围越大,其风险越高。ST 段压低伴短暂抬高,则风险更高。生化指标高敏肌钙蛋白(high-sensitivitycardiactroponin, hs-cTn)中,虽然 hs-cTnT 和 hs-cTnI 的诊断准确性相当,但 hs-cTnT 的预后价值更大。cTn 升高及其幅度有助于评估短期和长期预后(I,B),就诊时 hs-cTn 水平越高,则死亡风险越大。对心肌梗死患者,可在第 3 天或第 4 天再检测 1 次 cTn,评估梗死面积和心肌坏死的动态变化(Ⅱb,B)。应用经过选择的新型生物标志物,尤其是 B 型利钠肽,可提高对预后判断的准确性(Ⅱb,B)。在 cTn 正常范围的 NSTE-ACS 患者中,高敏 C 反应蛋白升高(>10 mg/L)可预测其 6 个月至 4 年的死亡风险。

三、适用于 ACS 的评分标准

缺血风险评估:评分工具建议使用确定的风险评分模型进行预后评估(Ⅰ,B)。常用的评分模型包括 GRACE 风险评分和 TIMI 风险评分。

1. GRACE 风险评分

对入院和出院提供了最准确的风险评估。应用于此风险计算的参数包括

年龄、收缩压、脉率、血清肌酐、就诊时的 Killip 分级、入院时心搏骤停、心脏生物标志物升高和 ST 段变化。在 GRACE 评分基础上,GRACE2.0 风险计算器可直接评估住院、6 个月、1 年和 3 年的病死率,同时还能提供 1 年死亡或心肌梗死联合风险。

2.TIMI 风险评分

TIMI 风险评分包括 7 项指标,即年龄大于等于 65 岁、不低于 3 个冠心病危险因素(高血压、糖尿病、冠心病家族史、高脂血症、吸烟)、已知冠心病(冠状动脉狭窄≥50%)、过去 7 天内服用阿司匹林、严重心绞痛(24 小时内发作≥2 次)、ST 段偏移不小于 0.5 mm 和心肌损伤标志物增高,每项 1 分。TIMI 风险评分使用简单,但其识别精度不如 GRACE 风险评分和 GRACE2.0 风险计算。

3.出血风险评估

可使用 CRUSADE 评分量化接受冠状动脉造影患者的出血风险(Ⅱb,B)。CRUSADE 评分:考虑患者基线特征(女性、糖尿病史、周围血管疾病史或卒中)、入院时的临床参数(心率、收缩压和心力衰竭体征)和入院时实验室检查(血细胞比容、校正后的肌酐清除率),评估患者住院期间发生严重出血事件的可能性。敏锐度(ACUITY)评分包括 6 项独立的基线预测因素(女性、高龄、血清肌酐升高、白细胞计数、贫血和 NSTEMI 或 STEMI 表现)和 1 项与治疗相关的参数[使用普通肝素和血小板糖蛋白Ⅱb/Ⅲa 受体拮抗剂(GPI)而不是单独的比伐芦定]。该风险评分能够评估 30 天非冠状动脉旁路移植术(CABG)相关的严重出血风险增高和后续 1 年病死率。总体上,对接受冠状动脉造影的 ACS 患者,CRUSADE 和 ACUITY 评分对严重出血具有合理的预测价值,而 CRUSADE 评分的鉴别价值较高,但尚不明确药物治疗或口服抗凝药(oralanticoagulant,OAC)治疗时上述评分方法的价值。详见本章末尾的表 5-7~表 5-13。

第三节 急性冠脉综合征诊断与鉴别诊断

一、初始诊断

ACS 的初始诊断通常是基于持续性心肌缺血症状和心电图检查。

(一)症状和病史

ACS 典型的缺血性胸痛为胸骨后或心前区剧烈的压榨性疼痛(通常超过

10 分钟),可向左上臂、下颌、颈部、背或肩部放射;常伴有恶心、呕吐、大汗和呼吸困难等,部分患者可发生晕厥;含服硝酸甘油不能完全缓解。应注意典型缺血性胸痛等同症状和非特异性症状。

冠心病的危险因素及既往病史有助于诊断,采集的病史内容包括冠心病(心绞痛、心肌梗死、CABG 或 PCI 治疗史)、高血压病、糖尿病、外周动脉疾病、脑血管疾病(缺血性卒中、颅内出血或蛛网膜下腔出血)、高脂血症等。此外,还应记录早发冠心病家族史,消化系统疾病(包括消化道溃疡、大出血、不明原因贫血或黑便)、出血性疾病、外科手术或拔牙史以及药物治疗史(他汀类药物及降压药物,抗血小板、抗凝和溶栓药物应用史等)。

(二)体格检查

应密切注意患者生命体征。观察患者的一般状态,有无皮肤湿冷、面色苍白、烦躁不安、颈静脉怒张等;听诊有无肺部啰音、心律不齐、心脏杂音和奔马律;评估神经系统体征。建议采用 Killip 分级法评估心功能(见表 5-2)。

表 5-2   **Killip 分级法**

分级	症状与体征
Ⅰ级	无明显心力衰竭
Ⅱ级	有左心衰竭,肺部啰音<50%肺野,奔马律,窦性心动过速或其他心律失常,静脉压升高,X 线胸片有肺淤血表现
Ⅲ级	肺部啰音<50%肺野,可出现急性肺水肿
Ⅳ级	心源性休克,有不同阶段或不同程度的血流动力学障碍

(三)心电图

对疑似 STEMI 的胸痛患者,应在首次医学接触时间(FMC)后 10 分钟内记录 12 导联心电图(Ⅰ,B),推荐记录 18 导联心电图,尤其是下壁心肌梗死需加做 $V_{3R} \sim V_{5R}$ 和 $V_7 \sim V_9$ 导联(Ⅱa)。STEMI 的特征性心电图表现为 ST 段弓背向上型抬高(呈单相曲线)伴或不伴病理性 Q 波、R 波减低(正后壁心肌梗死时,ST 段变化可以不明显),常伴对应导联镜像性 ST 段压低。但 STEMI 早期多不出现这种特征性改变,而表现为超急性 T 波(异常高大且两支不对称)改变或 ST 段斜直型升高,并发展为 ST-T 融合,伴对应导联的镜像性 ST 段压低。对有持续性胸痛症状但首份心电图不能明确诊断的患者,需在 15~30 分钟内复查心电图。对症状发生变化的患者随时复查心电图,与既往心电图进行比较,有助于诊断。建议尽早开始心电监护,以发现恶性心律失常(Ⅰ,B)。

　　某些情况下心电图诊断可能有困难,需结合临床情况仔细判断。比如:①左束支传导阻滞(leftbundlebranchblock,LBBB):存在 LBBB 的情况下,心电图诊断心肌梗死是困难的。②右束支传导阻滞(rightbundlebranchblock,RBBB):可能影响对早期缺血、损伤性 ST-T 改变的判断。③心室起搏:起搏信号和其引起的心肌除极、复极异常也可干扰 STEMI 的心电图诊断,建议与既往心电图进行比较。④轻微 ST 段抬高型心肌梗死:ST 段抬高幅度小于 $0.1\ mV$,常伴对应导联镜像性轻度 ST 段压低。⑤正常心电图:一些急性冠状动脉闭塞的患者无 ST 段抬高的初始心电图表现,这可能与出现症状后心电图检查时间有关,应注意发现心电图超急性期 T 波改变。一些静脉桥和部分左主干的急性闭塞,心电图也可能无 ST 段抬高。有典型缺血性胸痛或等同症状患者,心电图出现以上表现应高度疑诊 STEMI。

　　(四)血清学检查和影像学检查

　　症状和心电图能够明确诊断 STEMI 的患者不需等待心肌损伤标志物或影像学检查结果,应尽早给予再灌注及其他相关治疗。推荐急性期常规检测心肌损伤标志物水平,优选 cTn,但不应因此延迟再灌注治疗(Ⅰ,C),宜动态观察心肌损伤标志物的演变。超声心动图等影像学检查有助于急性胸痛患者的鉴别诊断和危险分层(Ⅰ,C)。

　　对于 NSTE-ACS 患者,cTn 是最敏感和最特异的生物标志物,也是诊断和危险分层的重要依据之一。cTn 增高或增高后降低,并至少有 1 次数值超过正常上限,提示心肌损伤坏死。cTn 升高也见于以胸痛为表现的主动脉夹层和急性肺栓塞、非冠状动脉性心肌损伤(例如慢性和急性肾功能不全、严重心动过速和过缓、严重心力衰竭、心肌炎、卒中、骨骼肌损伤及甲状腺机能减低等),应注意鉴别。与 cTn 比较,肌酸激酶同工酶在心肌梗死后迅速下降,因此对判断心肌损伤的时间和诊断早期再梗死,可提供补充价值。与标准 cTn 检测相比,hs-cTn 检测对于急性心肌梗死有较高的预测价值,可减少"肌钙蛋白盲区"时间,更早地检测急性心肌梗死;hs-cTn 应作为心肌细胞损伤的量化指标(hs-cTn 水平越高,心肌梗死的可能性越大)。建议进行 hs-cTn 检测并在 60 分钟内获得结果(Ⅰ,A)。如可检测hs-cTn,建议实施快速诊断和排除方案。如果前两次 hs-cTn 检测结果不确定并且临床情况仍怀疑 ACS,应在 3~6 小时后复查(Ⅰ,B)。对无反复胸痛、心电图正常和 cTn(首选 hs-cTn)水平正常但疑似 ACS 的患者,建议在决定有创治疗策略前进行无创药物或运动负荷检查,以诱导缺血发作(Ⅰ,A);行超声心动图检查评估左心室功能辅助诊断(Ⅰ,C)当冠心病可能性为低或中危,且 cTn 或心电图不能确定诊断时,可考虑冠状动脉 CT 血管成像以排除 ACS(Ⅱa,A)。

二、鉴别诊断

STEMI 应与主动脉夹层、急性心包炎、急性肺动脉栓塞、气胸和消化道疾病(如反流性食管炎)等引起的胸痛相鉴别。向背部放射的严重撕裂样疼痛伴有呼吸困难或晕厥的患者,无论心电图是否为典型的 STEMI 表现,均应警惕主动脉夹层,必须在排除主动脉夹层尤其是 A 型夹层后方可启动抗栓治疗。急性心包炎表现为发热、胸膜刺激性疼痛,向肩部放射,前倾坐位时减轻,部分患者可闻及心包摩擦音,心电图表现 PR 段压低、ST 段呈弓背向下型抬高,无对应导联镜像性改变。肺栓塞常表现为呼吸困难、血压降低和低氧血症。气胸可以表现为急性呼吸困难、胸痛和患侧呼吸音减弱。消化性溃疡可有胸部或上腹部疼痛,有时向后背放射,可伴晕厥、呕血或黑便。急性胆囊炎可有类似 STEMI 症状,但有右上腹触痛。这些疾病均不出现 STEMI 的心电图特征和演变规律。

第四节　急性冠脉综合征的一般治疗

一、缓解疼痛、呼吸困难和焦虑

疼痛会引起交感神经系统激活,并会导致血管收缩和心脏负荷增加。STEMI 伴剧烈胸痛患者可考虑静脉给予阿片类药物缓解疼痛(如静脉注射吗啡 3 mg,必要时间隔 5 分钟重复 1 次,总量不宜超过 15 mg)(Ⅱa,C)。但吗啡起效慢,可引起低血压和呼吸抑制,并降低 P2Y12 受体抑制剂(如氯吡格雷和替格瑞洛)的抗血小板作用,实际应用中需注意此问题。STEMI 患者常常处于焦虑状态,严重焦虑者可考虑给予中效镇静剂(如苯二氮䓬类)(Ⅱa,C)。

二、吸氧

高氧状态会导致或加重未合并低氧血症的 STEMI 患者的心肌损伤。动脉血氧饱和度(arterialoxygensaturation,SaO_2)大于 90% 的患者不推荐常规吸氧(Ⅲ,B)。当患者合并低氧血症,且 SaO_2 小于 90% 或 PaO_2 小于 60 mmHg(1 mmHg=0.133 kPa)时,应吸氧(Ⅰ,C)。

三、住院一般治疗

STEMI 患者无论是否接受再灌注治疗,均建议收住冠心病监护病房

(coronarycareunit,CCU)进行持续的病情监护、治疗和专科护理,尽早启动心脏康复。CCU 医护人员应熟练掌握 STEMI 的管理、药物治疗、机械循环支持、侵入性和非侵入性血流动力学监测、呼吸监测和机械通气。

（一）生命体征监护

STEMI 患者发病后至少 24 小时内都需要进行心电监测,重点关注心律失常和 ST 段改变（Ⅰ,C）。有中至高度心律失常风险的患者,如血流动力学不稳定、左心室射血分数小于 40%、再灌注心律失常、多支血管重度狭窄或 PCI 术中出现并发症,应适当延长心电监测时间。所有 STEMI 患者均应早期行超声心动图检查以评估左心室功能。

（二）低温治疗

心脏骤停复苏成功但未恢复意识的患者推荐低温治疗（Ⅰ,B）,应用特殊方法（如降温导管、降温毯、冰块等）使患者在一定时间（≥24 小时）内维持在 32～36 ℃的低温环境。但低温治疗并不能降低合并心源性休克的 STEMI 患者 30 天全因死亡。不能因低温治疗而延误急诊 PCI。此外,低温治疗可使氯吡格雷的肝脏代谢转化率降低,接受低温治疗的患者应密切监测抗栓效果。

（三）药物治疗

1. 抗栓治疗

所有 STEMI 患者均应接受抗栓治疗,并根据再灌注策略选用抗血小板治疗方案（Ⅰ,C）。STEMI 患者 DAPT 的持续时间取决于患者存在的出血风险［建议采用预测支架置入 DATP 患者出血并发症（PRECISE-DAPT）评分］和缺血风险（采用 DAPT 评分）。PRECISE-DAPT 评分小于 25 分且 DAPT 评分大于等于 2 分者,阿司匹林联合替格瑞洛或氯吡格雷 DAPT 至少持续 12 个月（Ⅰ,A）,也可考虑延长至 24～30 个月（Ⅱb,B）;PRECISE-DAPT 评分大于等于 25 分者,阿司匹林联合替格瑞洛或氯吡格雷 DAPT 持续 6 个月是可以接受的（Ⅱa,B）。服用氯吡格雷期间发生急性心肌梗死的患者应替换为替格瑞洛（负荷剂量 180 mg,此后 90 mg,2 次/天）。

2. β受体阻滞剂

β受体阻滞剂有利于缩小心肌梗死面积,减少复发性心肌缺血、再梗死、心室颤动及其他恶性心律失常,对降低急性期病死率有肯定的疗效。无禁忌证的 STEMI 患者应在发病后 24 小时内开始口服β受体阻滞剂（Ⅰ,B）。建议口服美托洛尔,从低剂量开始,逐渐加量。若患者耐受良好,2～3 天后换用相应剂量的长效缓释制剂。以下情况需暂缓或减量使用β受体阻滞剂:①心力衰竭或低心排血量;②心源性休克高危患者（年龄＞70 岁、收缩压＜120 mmHg、心率＞

110 次/分）；③其他相对禁忌证：PR 间期大于 0.24 秒、二度或三度房室阻滞、活动性哮喘或反应性气道疾病。STEMI 发病早期有 β 受体阻滞剂使用禁忌证的患者，应在 24 小时后重新评价并尽早使用（Ⅰ，C）；STEMI 合并持续性心房颤动、心房扑动并出现心绞痛，但血流动力学稳定时，可使用 β 受体阻滞剂（Ⅰ，C）；STEMI 合并顽固性多形性室性心动过速，同时伴交感电风暴者可选择静脉使用 β 受体阻滞剂治疗（Ⅰ，B）。

3.血管紧张素转化酶抑制剂（ACEI）和血管紧张素Ⅱ受体阻滞剂（ARB）

ACEI 或 ARB 通过影响心肌重塑、减轻心室过度扩张而减少心力衰竭的发生，降低死亡率。在 STEMI 最初 24 小时内，对有心力衰竭证据、左心室收缩功能不全、糖尿病、前壁心肌梗死，但无低血压（收缩压<90 mmHg）或明确禁忌证者，应尽早口服 ACEI（Ⅰ，A）；对非前壁心肌梗死、低危（LVEF 正常、心血管危险因素控制良好、已接受血运重建治疗）、无低血压的患者应用 ACEI 也可能获益。发病 24 小时后，如无禁忌证，所有 STEMI 患者均应给予 ACEI 长期治疗（Ⅱa，A）。如患者不能耐受 ACEI，可考虑给予 ARB。ACEI/ARB 禁忌证包括：STEMI 急性期动脉收缩压低于 90 mmHg，Cr 低于 265 μmol/L（2.99 mg/dL），双侧肾动脉狭窄，移植肾或孤立肾伴肾功能不全，对 ACEI/ARB 过敏，血管神经性水肿或导致严重咳嗽者及妊娠期/哺乳期女性等。

4.醛固酮受体拮抗剂

STEMI 后已接受 ACEI 或 β 受体阻滞剂治疗，但仍存在左心室收缩功能不全（LVEF≤40%）、心力衰竭或糖尿病，且无明显肾功能不全［血肌酐男性≤221 μmol/L（2.5 mg/dL）、女性≤177 μmol/L（2.0 mg/dL），血钾≤5.0 mmol/L］的患者，应给予醛固酮受体拮抗剂治疗（Ⅰ，B）。

5.硝酸酯类药物

尚无临床随机对照试验显示在 STEMI 患者中应用硝酸酯类药物能改善患者长期预后。STEMI 急性期持续剧烈胸痛、高血压和心力衰竭的患者，如无低血压、右心室梗死或在发病 48 小时内使用过磷酸二酯酶抑制剂，可考虑静脉使用硝酸酯类药物。收缩压低于 90 mmHg、疑诊右心室梗死的 STEMI 患者，不应使用硝酸酯类药物（Ⅲ，C）。

6.钙通道阻滞剂

目前尚无证据提示在 STEMI 急性期使用二氢吡啶类钙通道阻滞剂能改善预后。对无左心室收缩功能不全或房室阻滞的患者，为缓解心肌缺血、控制心房颤动或扑动的快速心室率，如果 β 受体阻滞剂无效或禁忌使用，则可应用非二氢吡啶类钙拮抗剂（Ⅱa，C）。STEMI 后合并难以控制的心绞痛时，在使用 β

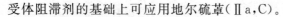

受体阻滞剂的基础上可应用地尔硫䓬(Ⅱa,C)。

7.他汀类药物

所有无禁忌证的 STEMI 患者入院后均应尽早开始高强度他汀类药物治疗,且无需考虑胆固醇水平(Ⅰ,A)。

(四)住院时长

患者在 CCU 时长和住院总时长应根据治疗策略、风险评估、是否合并 STEMI 并发症、心功能状态和伴随疾病等决定。PAMI-Ⅱ标准把年龄低于 79 岁、LVEF 大于 45%、单支或双支病变、成功 PCI 及无持续性心律失常的患者定义为低危,可在 PCI 后 2~3 天内出院(Ⅱa,A)。患者在出院后(尤其是住院时程较短者)应接受心血管科医生或专科护士定期随访,并参与心脏康复计划。

第五节 急性冠脉综合征的血运重建治疗

一、再灌注策略选择

(一)STEMI 患者的再灌注策略

经救护车收治且入院前已确诊为 STEMI 的患者,若 120 分钟内能转运至 PCI 中心并完成直接 PCI 治疗[FMC 至导丝通过病变靶血管(IRA)时间少于 120 分钟],则应首选直接 PCI 治疗。相关 PCI 中心应在患者到达医院前尽快启动心导管室,并尽可能绕过急诊室直接将患者送入心导管室行直接 PCI(Ⅰ, B);若 120 分钟内不能转运至 PCI 中心完成再灌注治疗,最好于入院前在救护车上开始溶栓治疗(Ⅰ,A),院前溶栓后具备条件时应直接转运至具有直接 PCI 能力的医院,根据溶栓结果进行后续处理。

若患者就诊于无直接 PCI 条件的医院,如能在 FMC 后 120 分钟内转运至 PCI 中心并完成再灌注治疗,则应将患者转运至可行 PCI 的医院实施直接 PCI(Ⅰ,B),且患者应在就诊后 30 分钟内转出。若 FMC 至导丝通过 IRA 时间超过 120 分钟,则应在 FMC 后 30 分钟内开始溶栓(Ⅰ,A)。

患者自行就诊于可行直接 PCI 的医院,应在 FMC 后 90 分钟内完成直接 PCI 治疗(Ⅰ,C)。

再灌注治疗时间窗内,发病不超过 3 小时的 STEMI,直接 PCI 与溶栓同效;发病 3~12 小时,直接 PCI 优于溶栓治疗(Ⅰ,A),优选直接 PCI。

接受溶栓治疗的患者应在溶栓后 60~90 分钟内评估溶栓有效性,溶栓失败的患者应立即行紧急补救 PCI;溶栓成功的患者应在溶栓后 2~24 小时内常规行直接 PCI 策略(急诊冠状动脉造影后,根据病变特点决定是否干预 IRA)(Ⅰ,A)。

根据我国国情,也可请有资质的医生到有 PCI 设备的医院行直接 PCI(时间<120 分钟)(Ⅱb,B)。

(二)对于 NSTE-ACS 患者血运重建治疗的策略选择

侵入性治疗策略建议对具有至少 1 条极高危标准的患者选择紧急侵入治疗策略(<2 小时)(Ⅰ,C)。建议对具有至少 1 条高危标准患者选择早期侵入治疗策略(<24 小时)(Ⅰ,A)。建议对具有至少 1 条中危标准(或无创检查提示症状或缺血反复发作)的患者选择侵入治疗策略(<72 小时)(Ⅰ,A)。对高危 NSTE-ACS 患者不宜在 3 小时内介入治疗。对首诊于非 PCI 中心的患者,极高危者,建议立即转运至 PCI 中心行紧急 PCI;高危者,建议发病 24 小时内转运至 PCI 中心行早期 PCI;中危者,建议转运至 PCI 中心,发病 72 小时内行延迟 PCI;低危者,可考虑转运行 PCI 或药物保守治疗(见表 5-3)。

表 5-3　　　　　　　　　　NSTE-ACS 患者有创治疗策略风险标准

危险分层	症状与体征
极高危	血流动力学不稳定或心源性休克;药物治疗无效的反复发作或持续性胸痛;致命性心律失常或心脏骤停;心肌梗死合并机械并发症;急性心力衰竭;反复的 ST-T 改变,尤其伴随间歇性 ST 段抬高
高危	心肌梗死相关的肌钙蛋白上升或下降;ST-T 动态改变(有或无症状);GRACE 评分≥140
中危	糖尿病;肾功能不全;LVEF<40% 或慢性心力衰竭;早期心肌梗死后心绞痛;PCI 史;CABG 史;107<GRACE 评分<140
低危	无任何上述提及的特征

二、PCI

能够开展急诊 PCI 的心导管室每年 PCI 需完成不少于 100 例,主要操作者需具备介入治疗资质且每年独立完成 PCI 不少于 50 例。对首诊可开展直接 PCI 的医院应全天候开放导管室,并要求直接 PCI 患者 FMC 至导丝通过 IRA 时间不超过 90 分钟(Ⅰ,A)。

（一）直接 PCI 的适应证及禁忌证

适应证：发病 12 小时内的 STEMI 患者（Ⅰ,A）；院外心脏骤停复苏成功的 STEMI 患者（Ⅰ,B）；存在提示心肌梗死的进行性心肌缺血症状，但无 ST 段抬高，出现以下一种情况（血流动力学不稳定或心源性休克；反复或进行性胸痛，保守治疗无效；致命性心律失常或心脏骤停；机械并发症；急性心力衰竭；ST 段或 T 波反复动态改变，尤其是间断性 ST 段抬高）的患者（Ⅰ,C）；STEMI 发病超过 12 小时，但有临床或心电图进行性缺血证据（Ⅱa,B）；伴持续性心肌缺血症状、血流动力学不稳定或致命性心律失常（Ⅰ,B）。禁忌证：发病超过 48 小时，无心肌缺血表现，血流动力学和心电稳定的患者，不推荐对 IRA 行直接 PCI（Ⅲ,A）。

（二）急诊或早期冠状动脉造影

院外不明原因心脏骤停心肺复苏成功，但未确诊为 STEMI 的患者，如高度怀疑有进行性心肌缺血，宜行急诊冠状动脉造影（Ⅱa,C）；胸痛自发性或含服硝酸甘油后完全缓解，抬高的 ST 段恢复正常，尽管无症状再发或 ST 段再度抬高，建议早期（＜24 小时）行冠状动脉造影（Ⅰ,C）。

（三）溶栓后 PCI

溶栓后应尽早将患者转运到有 PCI 条件的医院，出现心力衰竭或休克患者必要时推荐行急诊冠脉造影和有指征的 PCI（Ⅰ,A）；溶栓成功的患者应在溶栓后 2～24 小时内常规行冠状动脉造影并 IRA 血运重建治疗（Ⅰ,A）；溶栓失败，或在任何时候出现血流动力学、心电不稳定或缺血症状加重，推荐立即行补救性 PCI（Ⅰ,A）；初始溶栓成功后缺血症状再发或有证据证实再闭塞，推荐行急诊冠状动脉造影和 PCI（Ⅰ,B）。对于发病时间少于 6 小时，预计 PCI 延迟不少于 60 分钟或 FMC 至导丝通过时间大于等于 90 分钟的 STEMI 患者，应考虑给予半量阿替普酶后常规冠状动脉造影并对 IRA 行 PCI 治疗，相比直接 PCI 可获得更好的心肌血流灌注（Ⅱa,B）。

三、溶栓治疗（STEMI 患者）

溶栓治疗快速、简便，在不具备 PCI 条件的医院或因各种原因使 FMC 至 PCI 时间明显延迟时，对有适应证的 STEMI 患者，静脉内溶栓仍是较好的选择。决定是否溶栓治疗时应综合分析预期风险效益比、发病至就诊时间、就诊时临床及血流动力学特征、合并症、出血风险、禁忌证和预期 PCI 延误时间。

（一）溶栓指征及禁忌证

溶栓指征：急性胸痛发病未超过 12 小时，预期 FMC 至导丝通过 IRA 时间超过 120 分钟,无溶栓禁忌证(I,A);发病 12～24 小时仍有进行性缺血性胸痛和心电图至少相邻 2 个或 2 个以上导联 ST 段抬高大于 0.1 mV,或血流动力学不稳定的患者,若无直接 PCI 条件且无溶栓禁忌证,应考虑溶栓治疗(IIa,C)。随着 STEMI 发病时间的延长,溶栓治疗的临床获益会降低。患者就诊越晚(尤其是发病 3 小时后),越应考虑转运行直接 PCI,而不是溶栓治疗(I,A)。绝对禁忌证:既往任何时间发生过颅内出血或未知原因卒中;近 6 个月发生过缺血性卒中;中枢神经系统损伤、肿瘤或动静脉畸形;近 1 个月内有严重创伤、手术、头部损伤、胃肠道出血;已知原因的出血性疾病(不包括月经来潮);明确、高度怀疑或不能排除主动脉夹层;24 小时内接受非可压迫性穿刺术(如肝脏活检、腰椎穿刺)。相对禁忌证:6 个月内有短暂性脑缺血发作;口服抗凝药治疗中;妊娠或产后 1 周;严重未控制的高血压(收缩压＞180 mmHg 或舒张压＞110 mmHg);晚期肝脏疾病;感染性心内膜炎;活动性消化性溃疡;长时间或有创性复苏。

(二)院前溶栓

院前溶栓的效果优于入院后溶栓。对 STEMI 发病 3 小时内的患者,溶栓治疗的即刻疗效与直接 PCI 基本相似;有条件时可在救护车上开始溶栓治疗(IIa,A)。院前溶栓治疗须具备以下全部 4 个条件:①急性胸痛持续 30 分钟以上,但未超过 12 小时;②心电图相邻 2 个或 2 个以上导联 ST 段抬高,在肢体导联大于等于 0.1 mV、胸导联大于等于 0.2 mV 或新出现的 LBBB 或 RBBB;③年龄不超过 75 周岁;④不能在 120 分钟内完成急诊 PCI。

(三)常用溶栓药物

目前临床应用的主要溶栓药物包括非特异性纤溶酶原激活剂和特异性纤溶酶原激活剂两大类。建议优先采用特异性纤溶酶原激活剂。重组组织型纤溶酶原激活剂阿替普酶是目前常用的溶栓剂,可选择性激活纤溶酶原,对全身纤溶活性影响较小,无抗原性。但其半衰期短,为防止 IRA 再阻塞需联合应用肝素。其他特异性纤溶酶原激活剂有尿激酶原、瑞替普酶和重组人替奈普酶(TNK)组织型纤溶酶原激活剂(TNK-tPA)等。非特异性纤溶酶原激活剂,如尿激酶,可直接将循环血液中的纤溶酶原转变为有活性的纤溶酶,无抗原性和过敏反应。由于非特异性纤溶酶原激活剂溶栓再通率低、使用不方便,不推荐院前溶栓使用。常用溶栓药物的特点和用法如表 5-4 所示。

表 5-4	常用溶栓药物的特点和用法	
药物	用法及用量	特点
尿激酶	150 万 U 溶于 100 mL 生理盐水,30 分钟内静脉滴注	不具有纤维蛋白选择性,再通率低
重组人尿激酶原	5 mg/支,一次用 50 mg,先将 20 mg(4 支)用 10 mL 生理盐水溶解后,3 分钟静脉推注完毕,其余 30 mg(6 支)溶于 90 mL 生理盐水,于 30 分钟内静脉滴注完毕	再通率高,脑出血发生率低
阿替普酶	50 mg/支,用生理盐水稀释后静脉注射 15 mg 负荷剂量,后续 30 分钟内以 0.75 m/kg 静脉滴注(最多 50 mg),随后 60 分钟以 0.5 mg/kg 静脉滴注(最多 35 mg)	再通率高,脑出血发生率低
瑞替苷酶	2 次静脉注射,每次 1000 万 U 负荷量,间隔 30 分钟	2 次静脉注射,使用较方便
RhTNK-tPA	16 mg/支,用注射用水 3 mL 稀释后 5～10 秒内静脉推注	再通率高,一次静脉注射,使用方便

注:RhTNK-tPA 为重组 TNK 组织型纤溶酶原激活剂。

(四)疗效评估

溶栓开始后 60～90 分钟内应密切监测临床症状、心电图 ST 段变化及心律失常。临床评估溶栓成功的指标包括 60～90 分钟内:①抬高的 ST 段回落大于等于 50%;②胸痛症状缓解或消失;③出现再灌注性心律失常,如加速性室性自主心律、室性心动过速甚至心室颤动、房室传导阻滞、束支阻滞突然改善或消失,或下壁心肌梗死患者出现一过性窦性心动过缓、窦房传导阻滞,伴或不伴低血压;④心肌坏死标志物峰值提前,如 cTn 峰值提前至发病后 12 小时内,肌酸激酶同工酶峰值提前至 14 小时内。典型的溶栓治疗成功标准是抬高的 ST 段回落大于等于 50% 的基础上,伴有胸痛症状明显缓解或出现再灌注性心律失常。冠状动脉造影判断标准:IRA TIMI 2 级或 3 级血流表示血管再通,TIMI 3 级为完全性再通,溶栓失败则梗死相关血管持续闭塞(TIMI 0～1 级)。

四、CABG

对于 IRA 明确但解剖结构不适合行 PCI 且存在大面积受损心肌、严重心力衰竭或心源性休克风险的 STEMI 患者,应考虑急诊 CABG。存在心肌梗死相关机械并发症的患者需要进行血运重建时,建议行外科修补术的同时行CABG。病情稳定的患者行非急诊 CABG 的最佳手术时机要依据患者个体情况而定。出现血流动力学恶化,或再发缺血事件高危的患者(如有冠状动脉严重狭窄或者再发缺血可导致大面积心肌损伤)应尽快手术,无需等待 DAPT 停用后血小板功能完全恢复。对于正在服用 P2Y12 受体抑制剂而拟行择期CABG 的 STEMI 患者,应在术前停用 P2Y12 受体抑制剂 3~7 天,以减少出血并发症的发生,但建议继续服用阿司匹林。择期 CABG 术前需停用替格瑞洛至少 3 天(Ⅰ,B),氯吡格雷至少 5 天(Ⅰ,B)。推荐 CABG 术后无出血性并发症的 STEMI 患者尽快(术后 6~24 小时)重启 DAPT,阿司匹林 100 mg/d,替格瑞洛 90 mg,2 次/天;如替格瑞洛无法获得或禁忌,则选择氯吡格雷 75 mg/d。NSTE-ACS 患者需立即进行心肌血运重建时,应选择 PCI。只有 PCI 不成功或不适合时,才应进行急诊 CABG。稳定后的 NSTE-ACS 患者进行非急诊CABG 的时机应个体化。需 CABG 的 NSTE-ACS 患者围术期抗血小板治疗:无论采用何种血运重建策略,建议一种 P2Y12 受体抑制剂联合阿司匹林维持治疗超过 12 个月,除非有极高出血风险等禁忌证。

第六节　急性冠脉综合征患者围术期抗栓治疗

一、直接 PCI 的抗栓治疗

STEMI 的主要原因是冠状动脉斑块破裂或侵蚀诱发血栓性阻塞。因此,抗栓治疗(包括抗血小板和抗凝)十分必要(Ⅰ,A)。阿司匹林联合 1 种 P2Y12受体抑制剂的双联抗血小板治疗(DAPT)是抗栓治疗的基础。

(一)围术期抗血小板治疗

阿司匹林:通过抑制血小板环氧化酶使血栓素 A2 合成减少,达到抗血小板聚集的作用。无禁忌证的 STEMI 患者均应立即嚼服肠溶阿司匹林 150~300 mg负荷剂量(Ⅰ,B),继以 75~100 mg/d 长期维持(Ⅰ,A)。

P2Y12 受体抑制剂:P2Y12 受体抑制剂可干扰二磷酸腺苷介导的血小板活化。氯吡格雷为前体药物,需肝脏细胞色素 P450 酶代谢形成活性代谢物,与P2Y12 受体不可逆结合。替格瑞洛是一种直接作用、可逆结合的 P2Y12 受体抑制剂,抑制血小板效用更强、起效更快,且疗效不受基因多态性的影响。与氯吡格雷相比,替格瑞洛显著降低低出血风险患者的缺血事件。除非存在禁忌证,如高出血风险,在直接 PCI 前(或最迟在 PCI 时)推荐使用替格瑞洛(180 mg 负荷剂量;90 mg,2 次/天)(Ⅰ,A)。在替格瑞洛无法获得或有禁忌证时可选用氯吡格雷[600 mg 负荷剂量(年龄>75 岁则负荷剂量为 300 mg);75 mg,1 次/天](Ⅰ,A)。围术期再发急性缺血事件的患者,应将氯吡格雷替换为替格瑞洛(180 mg 负荷剂量;90 mg,2 次/天)。

血小板糖蛋白(GP)Ⅱb/Ⅲa 受体拮抗剂:GP Ⅱb/Ⅲa 受体拮抗剂替罗非班、依替巴肽等作为静脉及冠状动脉用药,其药效相对稳定,作用于血小板聚集的终末环节,是强效抗血小板药物之一。在有效的 DAPT 及抗凝治疗情况下,不推荐 STEMI 患者造影前常规应用 GP Ⅱb/Ⅲa 受体拮抗剂(Ⅲ,B)。高危患者或冠状动脉造影提示血栓负荷重、未给予适当负荷量 P2Y12 受体抑制剂的患者,可静脉使用替罗非班或依替巴肽(Ⅱa,B)。直接 PCI 时,冠状动脉脉内注射替罗非班有助于减少慢血流或无复流,改善心肌微循环灌注(Ⅱa,C)。

(二)围术期抗凝治疗

接受 PCI 治疗的 STEMI 患者,术中均应给予肠外抗凝药物(Ⅰ,A)。应权衡有效性、缺血和出血风险,选择性使用普通肝素、依诺肝素或比伐芦定。优先推荐普通肝素(Ⅰ,C)。静脉推注普通肝素(70~100 U/kg),维持活化凝血时间(ACT)250~300 秒。如联合使用 GP Ⅱb/Ⅲa 受体拮抗剂时,静脉推注普通肝素(50~70 U/kg),维持 ACT 200~250 秒(Ⅰ,B)。或静脉推注比伐芦定 0.75 mg/kg,继而 1.75 mg/(kg·h)静脉滴注,监测 ACT 300~350 秒,若术中 ACT 高于 350 秒,应停止或减量,并于 5~10 分钟后再次测定 ACT,待 ACT 恢复至安全范围时继续使用;如 ACT 短于 225 秒,追加 0.3 mg/kg 静脉推注,并考虑静脉滴注维持至 PCI 后 3~4 小时,以避免急性支架内血栓事件发生(Ⅱa,A)。对于女性和经桡动脉入路行 PCI 的患者,比伐芦定较普通肝素降低 30 天净不良临床事件风险。出血高风险的 STEMI 患者,单独使用比伐芦定优于联合使用普通肝素和 GP Ⅱb/Ⅲa 受体拮抗剂(Ⅱa,B)。使用肝素期间应监测血小板计数,对于肝素诱导的血小板减少症患者,推荐比伐芦定作为直接 PCI 期间的抗凝药物(Ⅰ,C)。

对已使用适当剂量依诺肝素而需 PCI 的患者,若最后一次皮下注射在 8 小时内,PCI 前可不追加剂量;若最后一次皮下注射在 8~12 小时,应考虑使用依诺肝素 0.3 mg/kg 静脉推注(Ⅱa,A)。

接受口服抗凝药物治疗的患者发生 STEMI 时,建议行直接 PCI。术中推荐体外抗凝治疗,应避免使用 GP Ⅱb/Ⅲa 受体拮抗剂。STEMI 缺血高危患者,术后抗栓方案取决于血栓栓塞风险(采用 CHA2DS2-VASc 评分)和出血风险

（采用 HAS-BLED 或 ABC 评分）。如缺血风险明显大于出血风险，围术期推荐三联抗栓治疗（口服抗凝药＋阿司匹林＋P2Y12 受体抑制剂）。

二、溶栓患者的抗凝抗栓治疗

纤维蛋白特异性纤溶酶原激活剂的作用机制是将纤维蛋白降解为纤维蛋白片段而溶解血栓，并不降解循环中的纤维蛋白原。STEMI 早期体内凝血系统活性很高，凝血及纤溶系统处于动态平衡之中，在溶栓药物溶解的同时或之后仍然不断有新的血栓形成。因此，溶栓治疗期间及之后必须联合使用抗凝和抗血小板治疗，以抑制新的血栓形成，防止 IRA 再闭塞。

（一）抗血小板治疗

STEMI 静脉溶栓患者，如年龄不超过 75 岁，在阿司匹林基础上给予氯吡格雷 300 mg 负荷量，维持量 75 mg，1 次/天（Ⅰ，A）。如年龄超过 75 岁，则使用氯吡格雷 75 mg，维持量 75 mg，1 次/天（Ⅰ，A）。溶栓后 PCI 患者，溶栓 48 小时后的 DAPT 方案与直接 PCI 相同。

（二）抗凝治疗

推荐静脉溶栓治疗的 STEMI 患者应至少接受 48 小时抗凝治疗，或至接受血运重建治疗时，或住院期间使用，最长不超过 8 天（Ⅰ，A）。可根据病情选用普通肝素、依诺肝素或磺达肝癸钠。

根据体重调整普通肝素剂量（Ⅰ，B），推荐静脉弹丸式注射（60 U/kg，最大剂量 4000 U），随后 12 U/kg 静脉滴注（最大剂量 1000 U/小时），持续 24～48 小时。维持活化的部分凝血酶原时间（APTT）为正常水平的 1.5～2.0 倍（50～70 秒）（Ⅰ，C）。根据年龄、体重和估算的肾小球滤过率（eGFR）给予依诺肝素（Ⅰ，A）。年龄低于 75 岁的患者，弹丸式静脉推注 30 mg，15 分钟后皮下注射 1 mg/kg，继以皮下注射 1 次/12 小时（前 2 次每次最大剂量不超过 100 mg），用药至血运重建治疗或出院前（不超过 8 天）；年龄大于等于 75 岁的患者，不进行弹丸式静脉注射，首次皮下注射剂量为 0.75 mg/kg（前 2 次每次最大剂量 75 mg），其后仅需每 12 小时一次皮下注射。

使用链激酶的患者，推荐静脉弹丸式推注磺达肝癸钠 2.5 mg，之后 2.5 mg/d，皮下注射，使用时间不超过 8 天（Ⅱa，B）。如 eGFR 低于 30 mL/(min·1.73m^2)，则不用磺达肝癸钠。

溶栓患者行 PCI 时可继续静脉应用普通肝素，根据 ACT 结果及是否使用 GPⅡb/Ⅲa 受体拮抗剂调整剂量（Ⅰ，C）。不建议院前溶栓治疗患者常规使用磺达肝癸钠和比伐芦定进行抗凝治疗，应优选普通肝素或依诺肝素作为院前溶栓治疗的辅助抗凝药物。

（三）出血并发症及其处理

溶栓治疗的主要风险是出血，尤其是颅内出血（发生率 0.9%～1.0%）。高龄、低体重、女性、既往脑血管疾病史、入院时血压高是颅内出血的主要危险因素。怀疑颅内出血时应立即停止溶栓和抗栓治疗，进行急诊 CT 或磁共振检查，测定出凝血相关指标并检测血型及交叉配血，维持生命体征，启动降低颅内压等急救措施。4 小时内使用过普通肝素的患者，推荐用鱼精蛋白中和（1 mg 鱼精蛋白中和 100 U 普通肝素）；出血时间异常可酌情输注血小板。

第七节　STEMI 特殊临床情况患者的治疗

一、未行急诊再灌注治疗的 STEMI 患者

在推荐时间内（12 小时内）未能接受再灌注治疗的患者应立即进行临床评估。如存在持续性心肌缺血、心力衰竭、血流动力学不稳定或致死性心律失常等危及生命的症状或体征，应行急诊 PCI。对症状出现 12～48 小时的稳定无症状的 STEMI 患者也应考虑 PCI（Ⅱa，B）。上述情况以外的 STEMI 患者应进行非侵入性检查，评估残留心肌缺血，并决定晚期侵入性治疗或选择性冠状动脉造影的合适时机。非侵入性检查提示中等或高缺血风险者推荐早期 PCI。症状发作超过 48 小时且相关血管完全闭塞，或血流动力学稳定且无明确心肌缺血证据的患者，不推荐常规 PCI。未行再灌注治疗的 STEMI 患者的药物治疗包括以阿司匹林为基础的 DAPT、抗凝和二级预防药物。如无禁忌证，应口服阿司匹林，首剂负荷量 150～300 mg（仅适合于未服用过阿司匹林的患者），并以 75～100 mg/d 长期服用。P2Y12 受体抑制剂的选择应权衡缺血和出血风险，推荐首选替格瑞洛（负荷剂量 180 mg，维持剂量 90 mg，2 次/天）；当临床判断高出血风险（如合并出血高危因素或 CRUSADE 评分＞40 分）或替格瑞洛不适用/不耐受/不可获得时，氯吡格雷（负荷剂量 300～600 mg，维持剂量75 mg/d）是合理的选择。推荐 DAPT 至少 12 个月（Ⅰ，B）。发病 12 小时内未行再灌注治疗或发病超过 12 小时的患者，需尽快给予抗凝治疗，直到冠状动脉血运重建或出院。磺达肝癸钠有利于减少死亡和再梗死，而不增加出血并发症。

二、冠状动脉非阻塞性心肌梗死

1%～14%的急性心肌梗死患者 IRA 无阻塞性病变(狭窄＜50%),定义为冠状动脉非阻塞性心肌梗死(MINOCA),是 STEMI 治疗中值得关注的特殊类型。MINOCA 的诊断需同时符合急性心肌梗死和非阻塞性冠状动脉疾病的诊断标准。引起心肌梗死的 MINOCA 病因包括斑块破裂、斑块侵蚀、冠状动脉血栓栓塞、冠状动脉夹层等。斑块侵蚀在 MINOCA 发病中更为常见。明确 MI-NOCA 病因及发病机制对于此类心肌梗死患者的治疗和预后判断至关重要。急性期血管内影像学检查有助于病因学诊断。

三、右心室梗死

右心室梗死大多与下壁心肌梗死同时发生,但也可单独出现。右胸前导联 ST 段抬高大于等于 0.1 mV 高度提示右心室梗死,所有下壁 STEMI 的患者均应记录包括右胸前导联和正后壁导联在内的 18 导联心电图。超声心动图检查可能有助于诊断。右心室梗死容易出现低血压,但很少伴发心源性休克。右心室梗死患者应尽早施行再灌注治疗。维持有效的右心室前负荷,避免使用利尿剂和血管扩张剂。

四、接受口服抗凝药治疗的 STEMI 患者

接受口服抗凝药治疗的患者发生 STEMI 且无禁忌证时建议 PCI 治疗,因出血风险高不宜进行溶栓治疗。直接 PCI 围术期抗栓治疗方案如前所述。DAPT 联合口服抗凝药可使出血风险增加 2～3 倍。缺血风险明显大于出血风险的患者,建议给予三联抗栓治疗(口服抗凝药＋阿司匹林＋P2Y12 受体抑制剂)1～6 个月(Ⅱa,B),此后改为二联抗栓治疗(口服抗凝药＋P2Y12 受体抑制剂)持续至 PCI 后 12 个月(Ⅱa,A)。出血风险明显大于缺血风险的患者,推荐三联抗栓治疗 1 个月(Ⅱa,B),后改为两联抗栓治疗持续至 PCI 后 12 个月(Ⅱa,A)。口服抗凝药选用华法林时,P2Y12 受体抑制剂可选用氯吡格雷或替格瑞洛;选用非维生素 K 拮抗剂口服抗凝药时,可联合氯吡格雷。12 个月后长期单用口服抗凝药(Ⅱa,B),优选非维生素 K 拮抗剂口服抗凝药,推荐采用最低有效剂量。若使用华法林,宜维持国际标准化比值在 2.0～2.5。抗血小板药物和口服抗凝药联合治疗期间,建议常规给予质子泵抑制剂降低消化道出血风险。

五、老年 STEMI 患者

老年患者心肌梗死的症状往往不典型，容易误诊或治疗延误。高龄 STE-MI 患者出血风险和心肌梗死并发症、肾功能不全等伴随疾病发生率高，抗栓药物治疗耐受性差，易出现治疗相关的出血和其他并发症。再灌注治疗不存在年龄限制，尤其是直接 PCI。尽可能使用桡动脉入路。按照推荐进行治疗，采用合适抗栓治疗策略降低出血风险。

六、STEMI 合并肾功能不全

STEMI 合并严重肾功能不全[eGFR＜30 mL/(min·1.73m^2)]的患者预后较差，且院内并发症风险明显增加。部分患者胸痛和心电图表现不典型，可能会延误诊断。STEMI 患者不必等待肾功能评估再决定再灌注治疗策略。但已知肾功能不全高风险患者出血风险增加，某些抗栓药物应减量或避免使用。应尽早评估 eGFR，并根据肾功能考虑抗栓药物的类型和剂量（见表 5-5）。PCI 时应减少对比剂用量，优选等渗透压对比剂，术后嘱患者适量饮水，监测肾功能变化，降低对比剂相关肾损伤风险。

表 5-5　　　　　　　　CKD 患者急诊使用抗栓药物的推荐剂量

药物	肾功能正常或 CKD 1~3 期[eGFR≥30 mL/(min·1.73m^2)]	CKD 4 期[eGFR 15~30 mL/(min·1.73m^2)]	CKD 5 期[eGFR＜15 mL/(min·1.73m^2)]
阿司匹林	负荷剂量 150~300 mg 口服，维持剂量 75~100 mg/d	无需剂量调整	无需剂量调整
氯吡格雷	负荷剂量 300~600 mg 口服，维持剂量75 mg/d	无需剂量调整	无需剂量调整
替格瑞洛	负荷剂量 180 mg 口服，维持剂量 90 mg，2 次/天	无需剂量调整	不推荐
依诺肝素	皮下注射 1 mg/kg，2 次/天；年龄≥75 岁时，皮下注射0.75 mg/kg，2 次/天	皮下注射 1 mg/kg，1 次/天	不推荐

续表

药物	肾功能正常或 CKD 1~3 期[eGFR≥30 mL/(min·1.73m²)]	CKD 4 期[eGFR 15~30 mL/(min·1.73m²)]	CKD 5 期[eGFR <15 mL/(min·1.73m²)]
普通肝素	CAG 前:静脉推注 60~70 U/kg(最大剂量 5000 U),随后静脉滴注 12~15 U/(kg·h),最大剂量 1000 U/h,控制 APTT 1.5~2.5 倍 PCI 期间:静脉推注 70~100 U/kg(联合应用糖蛋白Ⅱb/Ⅲa受体拮抗剂时剂量为 50~70 U/kg)	无需剂量调整	无需剂量调整
磺达肝癸钠	皮下注射 2.5 mg,1 次/天	不推荐	不推荐
比伐芦定	静脉推注 0.75 mg/kg,随后静脉滴注 1.75 mg/(kg·h),若 30 mL/(min·1.73m²)≤ eGFR ≤ 60 mL/(min·1.73m²),静脉滴注剂量减为1.4 mg/(kg·h)	不推荐	不推荐
阿昔单抗	静脉推注 0.25 mg/kg,随后静脉滴注 0.125 μg/(kg·min)(最大剂量 10 μg/min)	考虑出血风险	考虑出血风险
依替巴肽	静脉推注 180 μg/kg,随后静脉滴注 2.0 μg/(kg·min)至少 18 小时;若 eGFR≤50 mL/(min·1.73m²),静脉滴注剂量减为 1.0 μg/(kg·min)	不推荐	不推荐
替罗非班	静脉推注 25 μg/kg,随后静脉滴注 0.15 μg/(kg·min)	滴注剂量减少 50%	不推荐

七、STEMI 合并糖尿病

合并糖尿病的 STEMI 患者非典型胸痛发生率高,易延误治疗。患者冠状动脉病变更弥漫,死亡和并发症风险高。再灌注治疗和抗栓治疗策略与非糖尿病患者相同。与氯吡格雷相比,口服作用更强的 P2Y12 受体抑制剂(如替格瑞洛)可进一步降低糖尿病患者的绝对风险。所有 STEMI 患者均应评估血糖状况,合并糖尿病或高血糖患者应进行血糖监测。STEMI 急性期控制高血糖是合理的(血糖浓度<11.0 mmol/L),但应避免低血糖,尤其是使用胰岛素治疗的患者。目前尚缺乏 STEMI 患者的最佳血糖管理建议(例如治疗阈值和血糖控制目标)。接受二甲双胍或钠-葡萄糖协同转运蛋白-2(SGLT-2)抑制剂治疗的患者应监测 eGFR 水平(见表 5-6)。

表 5-6　　　　　　　　　　STEMI 合并高血糖的管理

推荐	推荐级别	证据水平
推荐所有患者在进行初步评估时测定血糖,对已知糖尿病或高血糖(血糖水平≥11.1 mmol/L)的患者定期监测血糖	I	C
服用二甲双胍或 SGLT-2 抑制剂的患者在冠状动脉造影或 PCI 后至少 3 天严密监测肾功能	I	C
血糖水平>10.0 mmol/L 时给予降糖治疗,同时避免引起低血糖(血糖水平≤3.9 mmol/L)	Ⅱa	C
急性发作期患者若有进行性心血管疾病、高龄、长期糖尿病或其他并发症,可放宽血糖控制标准	Ⅱa	C

第八节　STEMI 患者并发症的处理

一、心力衰竭

心力衰竭可发生在 STEMI 的急性期或亚急性期,为心肌顿抑或心功能永久受损。心力衰竭不仅是 STEMI 最为常见的并发症,也是最重要的预后不良指标之一。应结合患者的症状、体征以及辅助检查结果尽早诊断,并采用 Killip 心功能分级进行描述。STEMI 合并心力衰竭患者应持续监测心律、心率、血压和尿量。肺水肿且 SaO_2 低于 90% 的患者推荐吸氧,维持 SaO_2 不低于 95%(Ⅰ,C);患者出现导致低氧血症、高碳酸血症或者酸中毒的呼吸衰竭且无法耐受无创通气支持时,建议有创通气治疗(Ⅰ,C);呼吸窘迫(呼吸频率>25 次/分且 SaO_2<90%)的患者在不伴低血压时可考虑使用无创通气支持(Ⅱa,B);肺水肿伴呼吸困难的 STEMI 患者,可以考虑使用阿片类药物缓解呼吸困难及焦虑症

状,同时需监测呼吸状态(Ⅱb,B)。严重心力衰竭伴有难以纠正的低血压的 STEMI 患者可以考虑使用正性肌力药物(Ⅱb,C)。伴有难治性心力衰竭且对利尿剂反应不佳的 STEMI 患者,可行超滤或血液净化治疗(Ⅱb,B)。存在持续性心肌缺血的患者应早期行冠状动脉血运重建治疗。血流动力学稳定,LVEF 不高于 40%或心力衰竭的 STEMI 患者推荐尽早使用 ACEI/ARB,以降低死亡率及再住院率(Ⅰ,A);病情稳定后推荐使用 β 受体阻滞剂,以降低死亡率、再发心肌梗死率以及因心力衰竭住院的发生率(Ⅰ,A);LVEF 不高于 40%或心力衰竭,但不伴严重肾衰竭及高钾血症的 STEMI 患者,推荐使用醛固酮受体拮抗剂,以降低心血管疾病死亡及住院风险(Ⅰ,B)。收缩压大于 90 mmHg 的 STEMI 合并心力衰竭患者,应给予硝酸酯类药物以缓解症状及减轻肺淤血(Ⅰ,C);心力衰竭伴有收缩压升高的 STEMI 患者,可考虑使用硝酸酯类药物或硝普钠控制血压及缓解症状(Ⅱa,C);推荐伴有容量负荷过重症状/体征的 STEMI 合并心力衰竭患者使用利尿剂(Ⅰ,C)。经优化药物治疗 3 个月以上或心肌梗死发作大于等于 6 周后仍有心力衰竭症状(心功能Ⅱ～Ⅲ级)且 LVEF 不高于 35%、预期寿命 1 年以上的 STEMI 患者,推荐植入埋藏式心律转复除颤器(ICD)以降低猝死风险(Ⅰ,A)。

二、心源性休克

STEMI 患者心源性休克的发生率为 6%～10%,可为 STEMI 的首发表现,也可发生在急性期的任何阶段,通常是由于大面积心肌梗死或合并严重的机械并发症所致,是 STEMI 患者最主要的死亡原因。心源性休克定义为在心脏充盈状态合适的情况下,仍有严重持续的低血压(收缩压<90 mmHg)伴有组织低灌注(静息心率增快、意识状态改变、少尿、四肢湿冷)。需使用升压/正性肌力药物或机械循环辅助装置才能维持收缩压高于 90 mmHg 的患者也应考虑为心源性休克。需除外其他原因导致的低血压,如心功能不全、右心室梗死、低血容量、心律失常、心脏压塞、机械并发症、瓣膜功能失调或药物因素等。应通过经胸超声心动图紧急评估患者的心室和瓣膜结构与功能,排除机械并发症,伴有心源性休克STEMI 患者的如合并机械并发症应尽早处理(Ⅰ,C)。急诊血运重建治疗(直接 PCI 或紧急 CABG)可改善合并心源性休克 STEMI 患者的远期预后。为维持血流动力学稳定,可使用正性肌力药物及血管扩张剂(Ⅱb,C),血管活性药物优先推荐去甲肾上腺素(Ⅱb,B)。主动脉内球囊反搏(IABP)不能改善 STEMI 患者的预后,不推荐常规使用(Ⅲ,B)。但对于因机械并发症导致血流动力学不稳定的 STEMI 合并心源性休克的患者,IABP 可作为辅助治疗

手段（Ⅱa,C）；心源性休克难以纠正的患者也可考虑短期使用机械循环辅助装置，包括体外膜肺、左心室辅助装置、心室辅助系统或体外循环（Ⅱb,C）。但与IABP相比，心室辅助系统不能改善STEMI合并心源性休克患者的30天预后。

三、心律失常

STEMI发病早期心律失常较为常见，且与预后密切相关，院前发生的VT及VF是心脏性猝死的主要原因。早期再灌注治疗可减少室性心律失常，降低心血管死亡风险。

（一）室性心律失常

室性心律失常是STEMI最为常见的心律失常，导致血流动力学障碍的VT及VF发生率占6%～8%。STEMI急性期预防性使用抗心律失常药物对患者有害（Ⅲ,B）。再灌注治疗中及STEMI发病24小时内发生的室性心律失常是否需要进行干预治疗取决于持续时间和对血流动力学的影响，无症状且不影响血流动力学的室性心律失常不需要使用抗心律失常药物（Ⅲ,C）。STEMI发病48小时后非缺血诱发的持续VT或VF则为明显的预后不良指标，需评价是否有植入ICD的指征。反复发作VT或VF的STEMI患者推荐早期行完全血运重建以解除潜在的心肌缺血（Ⅰ,C）。合并多形性VT或VF的STEMI患者，如无禁忌证应静脉使用β受体阻滞剂治疗（Ⅰ,B）；反复出现多形性VT者，推荐静脉使用胺碘酮（Ⅰ,C）；多次电复律后血流动力学仍不稳定伴反复VT的患者，也应考虑静脉使用胺碘酮（Ⅱa,C）；如果β受体阻滞剂、胺碘酮及超速抑制治疗无效或无法获得，可使用利多卡因治疗（Ⅱb,C）。应注意纠正电解质紊乱（尤其是低钾血症与低镁血症）（Ⅰ,C）。经完全血运重建及优化药物治疗后仍反复发作VT、VF或电风暴的STEMI患者，可考虑在植入ICD后行射频消融治疗（Ⅱa,C）。

（二）室上性心律失常

心房颤动是STEMI患者最常见的室上性心律失常，发生率为6%～21%，可诱发或加重心力衰竭，但不需要预防性使用抗心律失常药物（Ⅲ,B）。STEMI急性期心房颤动的心室率控制比心律控制更为有效，如无心力衰竭或低血压时，可静脉使用β受体阻滞剂控制心室率（Ⅰ,C）；当存在急性心力衰竭但不伴有低血压时，可静脉给予胺碘酮控制心室率（Ⅰ,C）；同时存在急性心力衰竭和低血压时，可考虑静脉使用洋地黄类药物控制心室率（Ⅱa,B）。地高辛不用于心房颤动的心律控制（Ⅲ,A）。伴心房颤动的STEMI患者如药物治疗不能控制快心室率或存在持续的心肌缺血、严重的血流动力学障碍或心力衰竭时,应立即行电复律（Ⅰ,C）;静脉给予胺碘酮有助于增加电复律的成功率,降低心房颤动再发风险（Ⅰ,C）。STEMI 急性期新发心房颤动的患者,应根据 CHA2DS2-VASc 评分决定是否需长期口服抗凝药物（Ⅱa,C）。

（三）窦性心动过缓和房室传导阻滞

窦性心动过缓多见于下壁心肌梗死患者,通常可自行恢复且不影响预后。宜对患者进行严密监护,但一般不需要特殊处理。STEMI 患者发生房室传导阻滞则需进行风险评估,完全房室传导阻滞和二度Ⅱ型的房室传导阻滞有指征进行治疗干预。前壁心肌梗死患者出现高度房室传导阻滞大多由广泛的心肌坏死所致,阻滞部位一般在希氏束以下,难以自行缓解且死亡率明显升高。伴有血流动力学不稳定的窦性心动过缓或无稳定逸搏心律的高度房室传导阻滞的 STEMI 患者,有指征使用正性传导药物,如肾上腺素、阿托品、血管加压素（Ⅰ,C）,药物治疗无效时应安装临时起搏器（Ⅰ,C）。非高度房室传导阻滞或血流动力学稳定的缓慢型心律失常患者,不需要常规预防性临时起搏治疗（Ⅲ,C）。

四、机械并发症

再灌注治疗虽使 STEMI 患者合并机械并发症的发生率明显降低,但仍然是 STEMI 患者致死的主要原因。机械并发症多发生在 STEMI 早期,需及时发现和紧急处理。STEMI 患者如有突发低血压、反复发作胸痛、新出现的提示二尖瓣反流或室间隔穿孔的心脏杂音、肺淤血或颈静脉充盈等情况,应尽快行超声心动图评估以明确诊断。

（一）游离壁破裂

游离壁破裂多见于心肌梗死发病后 24 小时内及 1 周左右,发生率在 1% 以下,病死率高达 90% 以上。早期心脏破裂好发于前壁心肌梗死,表现为循环"崩溃",患者常在数分钟内死亡。老年、未及时有效的再灌注治疗以及延迟溶栓治疗是 STEMI 患者游离壁破裂最主要的危险因素。游离壁破裂发生时,患者多表现为突发的意识丧失、休克、电机械分离和急性心脏压塞。怀疑游离壁破裂时需立即行床旁超声心动图进行确认,并紧急行心包穿刺术进行引流以解除心脏压塞。部分游离壁破裂患者可能表现为迟发或亚急性过程,血流动力学恶化伴一过性或持续性低血压,同时存在典型的心脏压塞体征。游离壁破裂内科治疗的目标是稳定患者的血流动力学状况,为尽快手术作准备。必要时可行机械循环支持。

（二）室间隔穿孔

室间隔穿孔最早可以在 STEMI 发病后 24 小时内出现,前壁与后外侧壁的心肌梗死均可能发生,表现为临床情况突然恶化,出现心力衰竭或心源性休克,胸骨左缘第3~4肋间新发粗糙的收缩期杂音(90%),约50%伴收缩期震颤;伴心源性休克的患者心脏杂音和震颤可不明显。超声心动图检查可明确诊断并评估严重程度。血管扩张剂联合IABP辅助循环有助于改善症状。外科手术可能为STEMI合并室间隔穿孔伴心源性休克的患者提供生存的机会,但最佳手术时机仍无定论。血流动力学不稳定者宜及早(1周内)手术,在室间隔修补术的同时行CABG。但心肌梗死早期坏死心肌与正常心肌边界不清楚,早期手术病死率高;血流动力学稳定患者宜推迟3~4周后手术,但等待手术的过程中死亡风险高。对某些患者行经皮导管室间隔缺损封堵术可降低病死率,提高远期生存率,但总体病死率仍然较高。

(三)乳头肌或腱索断裂

乳头肌或腱索断裂导致的急性二尖瓣反流可出现在STEMI发病后的2~7天。表现为突发的急性左心衰竭、血流动力学不稳定、肺水肿甚至心源性休克,可有二尖瓣区新出现收缩期杂音或原有杂音加重,需要及时行超声心动图检查寻找原因并确诊。紧急处理以降低左心室后负荷为主,包括利尿、血管扩张剂以及IABP,必要时可使用正性肌力药物。宜尽早外科手术治疗,根据断裂程度决定手术方式。乳头肌或腱索断裂需要与急性缺血性乳头肌功能不全相鉴别。

五、心包并发症

STEMI后的心包并发症多与心肌梗死面积大、血运重建失败或延迟相关,包括早期梗死相关心包炎、晚期梗死相关心包炎[心肌梗死后综合征(Dressler综合征)]以及心包积液。发生在STEMI早期的梗死后心包炎可在发病后迅速出现但持续时间短,Dressler综合征则多在STEMI发病后1~2周出现。STEMI后心包炎的诊断标准与急性心包炎相同,患者可表现为胸膜性胸痛、心包摩擦音及心电图改变,包括新发的广泛ST段抬高或急性期PR段压低,心包积液常见。为减少心包炎复发及缓解症状,对心肌梗死后心包炎的患者可给予抗感染治疗。优先选用大剂量的阿司匹林,且可考虑合用秋水仙碱。不推荐使用糖皮质激素。STEMI后心包炎极少出现大量心包积液及心脏压塞,绝大多数情况下无需行心包穿刺引流。

第九节　STEMI 患者的长期治疗

STEMI 患者出院前,应根据风险评估结果制订详细、清晰的出院后随访计划和指导,包括药物治疗的依从性和剂量调整、心脏康复、饮食和心理干预、戒烟计划等。STEMI 患者出院后应积极控制心血管危险因素,进行科学合理的二级预防和以运动为主的心脏康复治疗,以改善患者的生活质量和远期预后。

一、非药物干预

STEMI 患者应终生戒烟。合理膳食,控制总热量和减少饱和脂肪酸、反式脂肪酸以及胆固醇摄入(<200 mg/d)。对超重和肥胖的 STEMI 患者,建议通过控制饮食与增加运动降低体重,在 $6\sim12$ 个月内使体重指数降低 $5\%\sim10\%$,并逐渐控制于 25 kg/m^2 以下。还应注意识别患者的精神心理问题并给予相应治疗。单纯血运重建并不能预防 STEMI 合并严重左心室功能不全患者心脏事件的发生。ICD 可以显著降低此类患者心脏性猝死的发生率及总死亡率。出院前 LVEF 低于 40% 的患者,建议在完成血运重建和最佳药物治疗后 $6\sim12$ 周再次评估心脏功能和猝死风险。对最佳药物治疗无效且预期寿命 1 年以上的症状性心力衰竭[美国纽约心脏病协会(NYHA)心功能 Ⅱ～Ⅲ级]及 LVEF 小于等于 35% 的患者,建议植入 ICD(Ⅰ,A)。STEMI 后 40 天虽经最佳药物治疗仍存在轻度心力衰竭症状且 LVEF 小于等于 30% 和预期寿命 1 年以上者也有必要植入 ICD。有明确的左心室功能不全或血流动力学不稳定的持续性 VT 或非急性期内发生 VF 存活的患者,作为二级预防措施置入 ICD 也可显著获益。

二、药物治疗

若无禁忌证,所有 STEMI 患者出院后均应长期服用阿司匹林、ACEI 和 β 受体阻滞剂。STEMI 患者的 DAPT 方案详见前述。在阿司匹林基础上,无禁忌证患者替格瑞洛维持剂量 90 mg,2 次/天,至少 1 年。替格瑞洛禁忌或无法获得时,应给予氯吡格雷,维持剂量 75 mg/d,至少 1 年。对于高缺血风险的 STEMI 患者,如果可耐受 DAPT 且无出血并发症,可考虑延长替格瑞洛至心肌梗死后 3 年,剂量为 60 mg,2 次/天(Ⅱb,B)。

β 受体阻滞剂和 ACEI 可改善心肌梗死患者生存率,建议给予最大耐受剂量长期治疗（Ⅰ，B）。不能耐受 ACEI 的患者可改用 ARB 类药物。无明显肾功能损害和高血钾的 STEMI 患者，经有效剂量的 ACEI 与 β 受体阻滞剂治疗后，如 LVEF 仍低于 40％者，可应用醛固酮受体拮抗剂治疗，但需密切观察相关不良反应（特别是高钾血症）。

STEMI 患者出院后应进行有效的血压管理，目标血压为低于 130/80 mmHg（Ⅱa，C），年龄超过 80 岁的患者目标血压为低于 150/90 mmHg（Ⅱa，B）。STEMI 患者出院后应持续强化调脂治疗，LDL-C 治疗目标值为低于 1.8 mmol/L（Ⅰ，B）。

对既往有心肌梗死史、缺血性卒中史，合并症状性外周动脉疾病的 STEMI 患者，或 STEMI 合并多个危险因素（如年龄≥65 岁、杂合子家族性高胆固醇血症、既往 CABG 或 PCI 手术史、糖尿病、高血压、吸烟及慢性肾脏病 3～4 期等）的患者，可考虑将 LDL-C 治疗目标值设定为 1.4 mmol/L。治疗首选他汀类药物。若强化他汀治疗后 LDL-C 仍不能达标或不耐受大剂量他汀类药物，可联合应用胆固醇吸收抑制剂依折麦布，必要时加用前蛋白转化酶枯草溶菌素 9 抑制剂。

STEMI 患者病情稳定后均应进行空腹血糖检测，必要时行口服葡萄糖耐量试验。合并糖尿病的 STEMI 患者，应在积极控制饮食和改善生活方式的同时给予降糖药物治疗。若患者一般状况较好、糖尿病病史较短、年龄较轻，可将糖化血红蛋白（HbA1c）控制在 7％以下。过于严格的血糖控制可能增加低血糖发生率并影响患者预后，相对宽松的 HbA1c 目标值（如＜8.0％）更适合于有严重低血糖史、预期寿命较短、有显著微血管或大血管并发症，或有严重合并症、糖尿病病程长、口服降糖药或胰岛素治疗后血糖难以控制的患者。部分胰高血糖素样肽-1 受体激动剂可减少冠心病合并 2 型糖尿病患者的远期主要不良心血管事件，SGLT-2 抑制剂达格列净在降低主要不良心血管事件的同时，还可降低患者的心血管死亡率、心力衰竭住院风险及再梗死风险，应在二甲双胍治疗基础上优先联合应用（Ⅰ，B）。合并糖尿病的 STEMI 患者应强化其他冠心病危险因素的控制。

三、康复治疗

基于运动的心脏康复可降低 STEMI 患者的全因死亡率和再梗死风险，有助于更好地控制危险因素，提高运动耐量和生活质量。如患者病情允许，应在 STEMI 住院期间尽早开始康复治疗。建议患者住院期间进行运动负荷试验，客观评估运动能力，以指导日常生活或制订运动康复计划。STEMI 后早期行心肺运动试验具有良好的安全性与临床价值。建议病情稳定的患者出院后每日进行 30～60 分钟中等强度的有氧运动(如快步行走等),每周至少 5 天,并逐渐增加抗阻训练。运动锻炼应循序渐进,避免诱发心绞痛和心力衰竭。

四、临床评估及预后判断

所有 STEMI 患者都应尽早评估短期风险,包括心肌损伤的程度、再灌注治疗是否成功以及是否存在不良心血管事件高风险的临床特征。STEMI 早期死亡的独立预测因子包括年龄、Killip 分级、再灌注时间、心脏骤停、心动过速、低血压、前壁心肌梗死、既往有陈旧性心肌梗死、糖尿病、吸烟、肾功能不全和生物标志物持续升高。推荐使用全球急性冠状动脉事件登记(GRACE)评分进行风险评估。所有 STEMI 患者均应在出院前对长期风险进行评估。依据冠状动脉造影、功能学评价(如血流储备分数)或负荷试验评估未完全血运重建患者非梗死相关血管是否需要择期 PCI 及其治疗时机(同次住院期间或择期)。推荐 STEMI 患者发病早期及出院前行超声心动图检查,评价 LVEF,明确心肌梗死范围以及有无附壁血栓、室壁瘤和机械并发症等。对于 STEMI 诊断尚不确定的患者,如果出现心脏骤停、心源性休克、血流动力学不稳定或疑似机械并发症时,推荐行紧急超声心动图检查。但在超声心动图图像不理想或诊断不确定的情况下,心脏磁共振有助于明确诊断。STEMI 患者应进行残余缺血或存活心肌评估。可选择负荷超声心动图或单光子发射计算机断层成像术,心脏磁共振和正电子发射型计算机断层显像的价值仍有待确定。

附表:评分表

表 5-7　　　　　　　　　　　　GRACE 评分系统

Killip 分级	得分	收缩压 /mmHg	得分	心率 /bpm	得分	年龄/岁	得分	肌酐 /(μmmol/L)	得分	危险因素	得分
Ⅰ	0	<80	58	<50	0	<30	0	0～34	1	院前心搏骤停	39
Ⅱ	20	80～99	53	50～69	3	30～39	8	35～69	4	院前心搏骤停	39
Ⅲ	39	100～119	43	70～89	9	40～49	25	70～104	7	ST 段下移	28
Ⅳ	59	120～139	34	90～109	15	50～59	41	105～139	10	ST 段下移	28
		140～159	24	110～149	24	60～69	58	140～174	13	标志物升高	14
		160～199	10	150～199	38	70～79	75	175～349	21	标志物升高	14
		≥200	0	≥200	46	≥80	91	≥350	28		
总分											

表 5-8   GRACE 评分的临床价值 Ⅰ

危险级别	GRACE 评分	院内死亡风险/%
低危	≤108	<1
中危	109～140	1～3
高危	>140	>3

表 5-9   GRACE 评分的临床价值 Ⅱ

危险级别	GRACE 评分	出院后 6 个月死亡风险/%
低危	≤88	<3
中危	89～118	3～8
高危	>118	>8

表 5-10   NSTE-ACS 患者的 TIMI 评分

项目	分值
年龄≥65 岁	1
≥3 个冠心病危险因素(高血压、高脂血症、DM、吸烟、家族史等)	1
已知冠心病(狭窄≥50%)	1
一周内使用阿司匹林	1
近期(≤24 小时)严重心绞痛(2 次以上心绞痛或静息心绞痛)	1
心肌损伤标志物升高	1
ST 段偏移≥0.05 mm	1
总分	

0～2:低危;3～4:中危;5～7:高危

表 5-11 STEMI 患者的 TIMI 评分

项目	分值
年龄≥75 岁	3
年龄 65～74 岁	2
糖尿病或高血压或心绞痛	1
收缩压＜100 mmHg	3
心率＞100 次/分	2
Killip 分级Ⅱ～Ⅳ级	2
体重＜67 kg	1
ECG 前壁 ST 段抬高或左束支传导阻滞	1
就诊时间大于 4 小时	1
总分	

0～3:低危;4～6:中危;7～14:高危

表 5-12 CRUSADE 评分

项目	范围	分值
基线血细胞比容/%	＜31	9
	31～33.9	7
	34～36.9	3
	37～39.9	2
	≥40	0
肌酐清除率/(mL/min)	＜15	39
	15～30	35
	31～60	28
	61～90	17
	91～120	7
	＞120	0

续表

项目	范围	分值
心率/bpm	≤70	0
	71~80	1
	81~90	3
	91~100	6
	101~110	8
	111~120	10
	≥121	11
性别	男性	0
	女性	8
心力衰竭体征	是	0
	否	7
血管疾病病史(PAD 或脑卒中病史)	否	0
	是	6
糖尿病	否	0
	是	6
收缩压/mmHg	≤90	10
	91~100	8
	101~120	5
	121~180	1
	181~200	3
	≥201	5

总分:

表 5-13   CRUSADE 评分的临床意义

分值	风险	出血率
1~20	很低	3.1%
21~30	低	5.5%
31~40	中度	8.6%
41~50	高	11.9%
51~91	很高	19.5%

第六章　冠心病其他表现形式的诊断治疗

第一节　无症状心肌缺血

无症状心肌缺血(SMI)又叫"无痛性心肌缺血"或"隐匿性心肌缺血",是指确有心肌缺血的客观证据(心电活动、左室功能、心肌血流灌注及心肌代谢等异常),但缺乏胸痛或与心肌缺血相关的主观症状。这些患者经冠状动脉造影或死亡后尸检,几乎均证实冠状动脉主要分支有明显狭窄病变。无症状心肌缺血在冠心病中非常普遍,且心肌缺血可造成心肌可逆性或永久性损伤,并引起心绞痛、心律失常、泵衰竭、急性心肌梗死或猝死。因此,它作为冠心病的一个独立类型,已越来越引起人们的重视。

一、疾病分类

无症状心肌缺血在冠心病中发生率高,远远超过有症状性心肌缺血。其在临床上可分为三种类型:

(1)完全的SMI,即既往无冠心病病史,也无冠心病症状,但存在无症状心肌缺血,其在人群中的发生率高达5%。

(2)心肌梗死后仍有SMI发作,大约占心肌梗死总数的1/3。

(3)心绞痛患者伴发SMI。大多数冠心病患者属这一类型,仅有一小部分心肌缺血发作伴随着症状。

二、疾病症状

无症状心肌缺血患者平时无症状,但当跑步、饮酒、激动、过度吸烟、严重失眠等情况出现时,易突然心慌、胸闷,严重时心脏停搏,引起猝死。无症状心肌缺血易被忽视,而它又会带来严重后果,所以当中老年人出现下列症状时,要及时就诊。

（1）胃部不适：心脏病引起的胃部不适很少会出现绞痛和剧痛，压痛也不常有，只是一种憋闷、胀满的感觉，有时还伴有钝痛、火辣辣的灼热感及恶心欲吐感；大便后会有一些缓解，但不适的感觉不会完全消失。

（2）下颌骨疼痛：疼痛扩散到下颌骨两侧，有时只扩散到颈部一侧或双侧。

（3）前臂和肩膀疼痛：左臂和左肩受到影响最常见，但疼痛严重时也会反射到右臂。疼痛一般为钝痛，也不会扩散到腕部和手指，通常仅限于前臂内侧。

（4）呼吸急促：一呼一吸拉长或喘不过气来，静坐几分钟后，呼吸似乎恢复正常，但是当患者重新开始走动时，喘息又立刻开始。

（5）疲劳感：平常的工作状态就可以出现严重的疲劳，连伸直身子的力量都没有。疲劳并不局限于身体的某个部位，而是全身性的。

防止无症状心肌缺血的发生，要注意合理膳食，避免过度劳累，摒弃不良生活习惯，纠正不良情绪和性格，定期检查身体。

三、临床检查

（一）动态心电图

动脉心电图是用于检测无症状心肌缺血的常用方法，但哪些图形反映缺血，尚无一致意见。通常认为的 ST 段下降标准：J 点后 80 ms 的水平型或下垂型压低达到 1 mm 以上才有意义。

（二）心电图运动试验

符合下列情况之一为阳性：①运动中出现典型心绞痛；②运动中及运动后水平型或下垂型（缺血性）ST 段压低大于等于 0.1 mV；③运动中血压降低。

（三）核素运动心肌显影

临床常用的是铊-201 心肌显影，是检测心肌缺血最为敏感的无创方法之一，对心肌缺血诊断的敏感性可达 80%，特异性为 90%，并可测量运动时心肌缺血的范围、严重程度及推测冠状动脉狭窄的部位、程度，对判断预后有较大意义。

（四）超声心动图

二维超声心动图技术已渐用于检测室壁活动，尤其在负荷情况下，测定局部室壁运动的异常情况，可间接地估量心肌缺血。

四、诊断方法

（一）心电图和运动试验

对疑有 SMI 者，应在休息状态下常规做心电图检查。若阴性时，可做运动试验。运动试验时,如果 ST 段压低同时伴有低血压和 R 波异常,是严重病变的标志。运动试验引起 ST 段偏移并伴有心动过速,不论有无症状,均提示心肌缺血。运动试验的灵敏度、特异性可达 70%～90%。

(二)动态心电图监测

动态心电图监测是公认的检测日常生活中 SMI 的最有效手段,可观察心肌缺血发生的频率及经过时间,又可了解 SMI 与日常生活、活动的关系。

(三)铊-201 显影和铷-82 中子发射断层扫描

铊-201 显影是获得 ST 段压低时心肌缺血的证据。铷-82 中子发射断层扫描更能反映心脏缺血情况。

(四)冷加压试验

把患者肢体放在冷水中诱发血管(包括冠状血管)收缩,然后做心电图检查。

(五)X 线胸片检查

冠状动脉严重粥样硬化者可以通过 X 线胸片检查发现冠状动脉钙化点。

(六)冠状动脉造影

冠状动脉造影可直接了解冠状动脉病变程度,但毕竟其有创伤性,不能用来对无症状的患者进行检测。

五、诊断要点

(一)具有心肌缺血的客观证据

无症状型心肌缺血的患者在接受心电图(包括心电图负荷试验及动态心电图)、核素、超声心动图等检查时,常可发生心肌缺血的客观证据。

(二)没有心肌缺血的临床表现

尽管这类患者具有心肌缺血的客观证据,但缺血发作时无与心肌缺血相关的症状和体征,如心绞痛等。

(三)常伴有多种缺血性心脏病的危险因素

无症状型心肌缺血的患者常有多项缺血性心脏病的危险因素,如高脂血症、高血压病、糖尿病、吸烟和超重或肥胖等,均可视为无症状性心肌缺血的辅助诊断标准。

六、疾病治疗

无症状心肌缺血患者有冠状动脉粥样硬化,但因病变程度较轻或其他血管较好补充了供血,或患者耐受力较强,所以目前还没有明显不适感觉。无症状心肌缺血可能突然转为心绞痛或心肌梗死,亦可能逐渐演变为心肌纤维化,出现心脏增大,发生心力衰竭或心律失常,个别患者亦可能猝死。无症状心肌缺血的药物治疗原则是防治动脉硬化。抗心肌缺血的药物,见"慢性冠脉综合征"相关内容;无症状心肌缺血患者多不需要血运重建治疗,控制危险因素,改变生活方式,加强身体锻炼多能减慢疾病发展。

第二节　缺血性心肌病

缺血性心肌病(ICM)属于冠心病的一种特殊类型或晚期阶段,是指由冠状动脉粥样硬化引起长期心肌缺血,导致心肌弥漫性纤维化,产生与原发性扩张型心肌病类似的临床综合征。随着冠心病发病率的不断增加,ICM 对人类健康所造成的危害也日渐严重。1995 年,世界卫生组织(WHO)和国际心脏病学会(ISFC)对缺血性心肌病的定义为:表现为扩张型心肌病,伴收缩功能损害,是由于心肌长期缺血引起的,故其发病与冠心病有着密切联系。

一、病因

该病基本病因是冠状动脉动力性或阻力性因素引起的冠状动脉狭窄或闭塞性病变。心脏不同于人体内其他器官,在基础状态下,心肌氧的摄取率大约已占冠状动脉血流输送量的 75%,当心肌耗氧量增加时就只能通过增加冠状动脉血流来满足氧耗需求。当各种原因导致冠状动脉管腔出现长期的严重狭窄而引起局部血流明显减少时,就会引起心肌缺血。

能引起心肌缺血的病因有以下几个方面:①冠状动脉粥样硬化;②血栓形成;③血管炎;④其他能引起慢性心肌缺血的因素,如冠状动脉微血管病变(X综合征)以及冠状动脉结构异常。

二、临床表现

根据患者的不同临床表现,可将缺血性心肌病划分为两大类,即充血型缺血性心肌病和限制型缺血性心肌病。

(一)充血型缺血性心肌病

1.心绞痛

心绞痛是缺血性心肌病患者常见的临床症状之一。患者多有明确的冠心病病史,并且绝大多数有 1 次以上心肌梗死的病史。但心绞痛并不是心肌缺血患者必备的症状,有些患者也可以仅表现为无症状性心肌缺血,始终无心绞痛或心肌梗死的表现。可是在这类患者中,无症状性心肌缺血持续存在,对心肌的损害也持续存在,直至出现充血型心力衰竭。出现心绞痛的患者,心绞痛症状可能随着病情的进展,充血性心力衰竭的逐渐恶化,心绞痛发作逐渐减轻甚至消失,仅表现为胸闷、乏力、眩晕或呼吸困难等症状。

2.心力衰竭

心力衰竭往往是缺血性心肌病发展到一定阶段必然出现的表现,早期进展缓慢,一旦发生心力衰竭则进展迅速。多数患者在胸痛发作或心肌梗死早期即有心力衰竭表现,这是由于急性心肌缺血引起心肌舒张和收缩功能障碍所致。患者常表现为劳力性呼吸困难,严重时可发展为端坐呼吸和夜间阵发性呼吸困难等左心室功能不全表现,伴有疲乏、虚弱症状。心脏听诊第一心音减弱,可闻及舒张中晚期奔马律。两肺底可闻及散在湿啰音。晚期如果合并有右心室功能衰竭,可出现食欲缺乏、周围性水肿和右上腹闷胀感等症状。体检可见颈静脉充盈或怒张,心界扩大,肝脏肿大、压痛,肝颈静脉回流征阳性。

3.心律失常

长期、慢性的心肌缺血导致心肌坏死、心肌顿抑、心肌冬眠以及局灶性或弥漫性纤维化,直至瘢痕形成,导致心肌电活动障碍,包括冲动的形成、发放及传导均可产生异常。在充血型缺血性心肌病的病程中可以出现各种类型的心律失常,尤以室性期前收缩、心房颤动和束支传导阻滞多见。

4.血栓和栓塞

心脏腔室内形成血栓和栓塞的病例多见于:①心脏腔室明显扩大者;②心房颤动而未抗凝治疗者;③心排出量明显降低者。长期卧床而未进行肢体活动的患者易并发下肢静脉血栓形成,脱落后可发生肺栓塞。

(二)限制型缺血性心肌病

尽管大多数缺血性心肌病患者表现类似于扩张性心肌病,少数患者的临床表现却主要以左心室舒张功能异常为主,而心肌收缩功能正常或仅轻度异常,类似于限制性心肌病的症状和体征,故被称为"限制型缺血性心肌病"或者"硬心综合征"。患者常有劳力性呼吸困难或心绞痛,因此活动受限。患者往往因反复发生肺水肿而就诊。

三、辅助检查

(一)实验室检查

ICM 并发急性心肌梗死时,多有白细胞计数升高,并伴有心肌损伤标志物的升高。伴有心功能不全者,B 型利钠肽(BNP)、血生化等多有异常。

（二）其他辅助检查

1.充血型缺血性心肌病

①心电图多有异常,可表现为各种类型的心律失常,以窦性心动过速、频发多源性室性期前收缩和心房纤颤及左束支传导阻滞最为常见。同时常有 ST-T 异常和陈旧性心肌梗死的病理性 Q 波。②X 线检查可显示心脏全心扩大或左室扩大征象,可有肺淤血、肺间质水肿、肺泡水肿和胸腔积液等;有时可见冠状动脉和主动脉钙化。③超声心动图可见心脏普遍性扩大,常以左室扩大为主,并有舒张末期和收缩末期心室腔内径增大,收缩末期和舒张末期容量增加,左室射血分数下降,室壁呈多节段性运动减弱、消失或僵硬;有时可见到心腔内附壁血栓形成。④心室核素造影显示心腔扩大、室壁运动障碍及射血分数下降。心肌显像可见多节段心肌放射性核素灌注异常区域。⑤心导管检查左室舒张末压、左房压和肺动脉楔压增高,心室造影可见局部或弥漫性多节段多区域性室壁运动异常、左室射血分数显著降低、二尖瓣反流等。⑥冠状动脉造影患者常有多支血管病变狭窄在 70%以上。

2.限制型缺血性心肌病

①X 线胸片有肺间质水肿、肺淤血及胸腔积液,心脏多不大,也无心腔扩张,有时可见冠状动脉和主动脉钙化。②心电图可表现为各种心律失常,如窦性心动过速、房早、房颤、室性心律失常及传导阻滞等。③超声心动图常表现为舒张受限心室肌呈普遍性轻度收缩力减弱,无室壁瘤局部室壁运动障碍,无二尖瓣反流。④即使在肺水肿消退后,仍表现为左室舒张末压轻度增高、舒张末期容量增加和左室射血分数轻度减少。⑤冠状动脉造影常有 2 支以上的弥漫性血管病变。

四、诊断

（1）有明确冠心病史,至少有 1 次或以上心肌梗死(有 Q 波或无 Q 波心肌梗死)。

（2）心脏明显扩大,伴有心功能不全征象或实验室依据。

两个否定条件为:①排除冠心病的某些并发症,如室间隔穿孔、心室壁瘤和乳头肌功能不全所致二尖瓣关闭不全等。②除外其他心脏病或其他原因引起的心脏扩大和心衰。

五、治疗

（一）减轻或消除冠心病危险因素

冠心病危险因素包括吸烟、血压升高、糖尿病、高胆固醇血症、超重、有患冠心病的家族史以及男性,其中除家族史和性别外,其他危险因素都可以治疗或预防。

1.降低血压

控制舒张期或收缩期血压升高,降低左心室射血阻力,可以预防心力衰竭的恶化,阻止左心室功能的进行性损害。

2.降低血清胆固醇

冠心病危险因素直接与血清胆固醇水平降低幅度的大小和持续时间的长短有关。对血清总胆固醇或低密度脂蛋白升高者,应通过合理膳食进行防治,必要时合并应用调脂药物

3.控制血糖

应积极治疗糖尿病,将血糖水平控制在合理范围内。

4.控制或减轻体重

肥胖与超重和血浆中总胆固醇、三酰甘油、LDL、VLDL、血浆胰岛素、葡萄糖水平和血压之间呈正相关;与 HDL 水平呈负相关。可以通过减少热量摄入和增加运动量来达到目标。

5.戒烟

研究表明,吸烟为冠心病发病的一个独立危险因素,如与其他危险因素同时存在,则起协同作用。[1]

(二)改善心肌缺血

对于有心绞痛发作或心电图有缺血改变而血压无明显降低者,可考虑应用血管扩张药改善心肌缺血。

(三)治疗充血性心力衰竭

缺血性心肌病一旦发生心力衰竭,应重点纠正呼吸困难、外周水肿和防治原发病,防止心功能的进一步恶化,改善活动耐受性,提高生活质量和存活率。

1.一般治疗

应给予易消化的清淡食物,以流质或半流质为宜,少食多餐,以减轻心脏的负担,有利于心力衰竭的康复。有明显劳力性呼吸困难的患者应卧床休息,间断吸氧,并给予镇静药物。

2.水、电解质紊乱

应掌握好适应证,避免滥用利尿药,尤其是快速强效利尿药,以免发生严重

---

[1] 参见刘念念:《冠心病危险因素与冠状动脉病变特点的相关性研究》,南京大学硕士学位论文,2012年。

的电解质紊乱、低血容量或休克等严重后果。在应用利尿药过程中,要严密观察临床症状、血压、液体出入量、电解质及酸碱平衡以及肾功能等变化。

3.血管紧张素转换酶抑制药(ACEI)

ACEI能阻断肾素-血管紧张素-醛固酮系统(RAAS),使得血管紧张素Ⅱ与醛固酮生成减少,可使周围动脉扩张,对静脉亦有扩张作用,使外周阻力降低,钠、水潴留减少,从而降低心脏前后负荷,使心排血量增加。

4.洋地黄以及其他正性肌力药物

5.β受体阻滞药

对于心力衰竭经洋地黄控制不理想并有交感神经活性增高者,均可用β受体阻滞药治疗。β受体阻滞药应从小剂量开始,逐步调整至有效剂量。

(四)限制型缺血性心肌病的处理

限制型缺血性心肌病的主要病理改变为心肌缺血引起的纤维化和灶性瘢痕,表现为心室舒张功能不全性心力衰竭。故要着重应用改善舒张功能的药物,以硝酸酯类、β受体阻滞药、钙通道拮抗药为主进行治疗。该类型患者不宜使用洋地黄和拟交感胺类正性肌力药物。

(五)再灌注治疗

缺血性心肌病是冠心病的终末期,预后差,治疗效果差,血运重建要严格把握适应证,术中并发症发生率高,术后患者受益较小,具体策略见慢性冠脉综合征的治疗。心脏移植也不失为一种选择。

(六)并发症的防治

1.心律失常

在缺血性心肌病的患者中,各种心律失常非常常见,心律失常会加重原有心功能不全的症状和体征,应注意防治。在应用抗心律失常药物时,应考虑到有些抗心律失常药物对心肌的负性肌力作用可影响心脏功能。

2.血栓与栓塞

有心腔扩张并伴心房纤颤者,特别是过去有血栓栓塞病史者,易发生附壁血栓以及其他脏器的栓塞。抗凝和抗血小板治疗可以防止血栓栓塞。

第三节 心源性猝死

心源性猝死是指急性症状发作后1小时内发生的以意识突然丧失为特征的由心脏原因引起的自然死亡。1979年国际心脏病学会、美国心脏学会以及

1970 年世界卫生组织定义的猝死为:急性症状发生后即刻或者情况 24 小时内发生的意外死亡。目前大多数学者倾向于将猝死的时间限定在发病 1 小时内。其特点有三:①死亡急骤;②死亡出人意料;③自然死亡或非暴力死亡。近年来,我国随着心血管病发生率的增高,心脏猝死的发病率也明显增加。

一、病因

心脏性猝死者绝大多数患有器质性心脏病,主要包括冠心病、肥厚型和扩张型心肌病、心脏瓣膜病、心肌炎、非粥样硬化性冠状动脉异常、浸润性病变、传导异常(QT 间期延长综合征、心脏阻滞)和严重室性心律失常等。另外,洋地黄和奎尼丁等药物中毒亦可引起。大多数心脏性猝死则是室性快速心律失常所致。一些暂时的功能性因素,如心电不稳定、血小板聚集、冠状动脉痉挛、心肌缺血及缺血后再灌注等使原有稳定的心脏结构异常,从而发生不稳定情况。某些因素如自主神经系统不稳定、电解质失调、过度劳累、情绪压抑及用致室性心律失常的药物等,都可触发心脏性猝死。

二、临床表现

心脏性猝死的临床过程可分为 4 个时期:

(一)前驱期

在心脏性猝死前的数天或数周甚至数月可出现胸痛、气促、乏力、软弱、持续性心绞痛、心律失常、心衰等症状,但有些患者亦可无前驱症状,瞬即发生心脏骤停。

(二)终末事件期

由于猝死原因不同,终末事件期的临床表现也各异。典型的表现包括严重胸痛、急性呼吸困难、突发心悸或眩晕等。若心脏骤停瞬间发生,事先无预兆,则绝大部分是心源性。在猝死前数小时或数分钟内常有心电活动的改变,其中以心率加快及室性异位搏动增加最为常见。因室颤猝死的患者,常先有室性心动过速。另有少部分患者以循环衰竭发病。

(三)心脏骤停期

心脏骤停的症状和体征如下:①突然的意识丧失或抽搐,可伴有惊厥。②大动脉(颈动脉、股动脉)搏动消失,脉搏扣不到,血压测不出。③听诊心音消失。④叹息样呼吸或呼吸停止伴发绀。⑤瞳孔散大。

(四)生物学死亡期

心脏骤停发生后,大部分患者将在 4~6 分钟内开始发生不可逆脑损害,随后经数分钟过渡到生物学死亡。心脏骤停发生后立即实施心肺复苏和尽早除颤是避免发生生物学死亡的关键。

三、辅助检查

（一）实验室检查

患者可出现由于缺氧所致的代谢性酸中毒、血 pH 值下降以及血糖、淀粉酶增高等表现。

（二）心电图检查

心电图有 3 种图形：① 心室颤动（或扑动）：呈现心室颤动波或扑动波，约占80％，复苏的成功率最高。② 心室停搏：心电图呈一条直线或仅有心房波。③心电机械分离：心电图虽有缓慢而宽大的 QRS 波，但不能产生有效的心脏机械收缩。一般认为，心室停顿和心电机械分离复苏成功率较低。

（三）脑电图

脑电波低平。

四、诊断

突发意识丧失，颈动脉或股动脉搏动消失，特别是心音消失，是心脏骤停最主要的诊断标准。心脏骤停时，常出现喘息性呼吸或呼吸停止，但有时呼吸活动可在心脏停搏发生后持续存在 1 分钟或更长的时间，如复苏迅速和有效，自动呼吸可以一直保持良好。心脏骤停时，常出现皮肤和黏膜苍白和发绀。在心脏骤停前如有严重的窒息或缺氧，则发绀常很明显。

五、抢救治疗

一旦诊断心脏骤停，应立即进行心肺复苏，包括基本生命支持、高级基本生命支持和复苏后处理。

（一）基本生命支持

1. 开放气道

一旦确诊心脏骤停，立即就地进行心肺复苏，同时呼救。将患者仰卧于硬板床或地上，松解衣领、裤带，使头偏向一侧，清除口腔内异物，如义齿、黏液和呕吐物等。一手置于患者额部，另一手抬举下颌，使其头部后仰，颈部伸直，避免舌下坠阻塞气道。

2. 人工呼吸

迅速确定呼吸是否停止。如无自主呼吸，即行口对口人工呼吸。用手捏住患者鼻孔,深吸气后贴紧患者口唇外缘用力吹气。先吹气 2 次,每次 1000～1250 mL。在人工呼吸过程中,应注意观察患者的胸廓运动,参照其胸廓起伏情况控制吹气量。避免发生胃胀气而导致胃内容物反流。如患者出现胃胀气,应将其侧转并压迫上腹部,排出胃气后继续进行心肺复苏。

3.胸外按压

检查颈动脉搏动,如动脉搏动消失,立即胸外按压。操作者两手掌重叠交叉置于患者胸骨中下段,双肘关节伸直,利用身体重力有节奏地垂直向下按压,将胸骨下段压下 4～5 cm 为宜,按压后放松,使胸廓复原。按压频率约80 次/分,同时观察有无颈动脉搏动。按压部位不宜过高或过低,切忌按压胸骨下剑突处。按压应节律均匀,切忌用力猛击造成胸骨或肋骨骨折和血、气胸等并发症。胸外按压连续进行,直至心跳恢复。如需描记心电图、心内注射或更换操作者,间断时间不宜超过 15 秒。

4.人工呼吸和胸外按压同时进行

如一人进行心肺复苏时,胸外按压与人工呼吸之比约为 15∶2;如二人进行心肺复苏,则约为 5∶1。

(二)高级基本生命支持

(1)尽早应用简易人工呼吸器经面罩加压给氧并准备气管插管、简易呼吸器和呼吸机。气管插管操作应迅速、熟练,争取 30 秒内完成,以免延误抢救。护士应迅速备齐吸引器等,及时清除呼吸道分泌物。

(2)建立静脉通路及时输注各种抢救药物。一般选前臂静脉,切忌因静脉穿刺导致心肺复苏中断。一些患者因周围静脉塌陷而穿刺难以成功,可选用颈外静脉或股静脉插管。有些药物如利多卡因、阿托品和肾上腺素等,可经气管套管内滴入。

(3)尽早心电监护和心电图检查以明确心律失常的类型,并监护心率及心律变化。

(4)抗心律失常的治疗。主要包括药物、电击复律及人工心脏起搏。

常用药物包括:①利多卡因为治疗室性心律失常首选药物,尤其是急性心肌梗死合并室性心律失常;②普鲁卡因胺用于利多卡因治疗无效的室性心律失常;③溴苄铵用于上述两种药物无效、电击复律失败的室性心动过速及心室颤动;④阿托品用于伴血流动力学障碍的窦性心动过缓、高度房室传导阻滞及心室停搏;⑤异丙肾上腺素用于阿托品无效的心动过缓或心室停搏;⑥肾上腺素用于心室颤动、心脏停搏和心电机械分离;⑦碳酸氢钠对心脏骤停的治疗作用尚不明确,宜在进行心肺复苏、除颤、改善通气及药物治疗后应用。

药物治疗应严格掌握剂量、输注浓度和速度,同时密切监护心率、心律及血压变化,观察药物疗效,如生命体征发生变化,应及时通知医生。电击治疗用于心室颤动和室性心动过速,前者以非同步电击除颤,后者以同步电击复律。操作时将两电极板均匀涂满导电糊,分置于胸骨右缘第二肋间及心尖部或分置于左胸前后。初始电能量约 200 J,一次电击无效可增大能量再次电击,但不宜超过 360 J。心室颤动能否转为窦性心律,往往取决于心室颤动出现至电击除颤的时间间隔,切忌延误除颤时间。人工心脏起搏适用于高度房室传导阻滞、严重心动过缓或心室停搏者。

(5)增加心排血量,维持血压。常用药物包括肾上腺素、去甲肾上腺素、多巴胺、多巴酚丁胺、间羟胺和钙制剂等。静脉滴注时,须严格控制药物剂量及滴注速度。去甲肾上腺素药液切忌外漏,以免引起周围组织坏死。

(三)复苏后处理

1.维持有效循环

心肺复苏后可出现低血压、心律失常和心功能不全。一旦血压下降,除对症治疗外,应分析原因,予以治疗。有条件者宜行血流动力学监测,以指导用药。对难治性休克,应注意有无心肺复苏后的其他并发症,如气胸、心包填塞或腹腔脏器损伤等。如发生左心功能不全,酌予强心、利尿和扩血管治疗。另外,复苏成功后宜延用二期复苏中有效的抗心律失常药物治疗,防止室性心律失常复发。

2.维持有效的呼吸

对昏迷者应予气管插管,在自主呼吸未恢复前予呼吸机辅助给氧,其间应定期进行血气分析,以调整呼吸机给氧浓度、潮气量、呼吸频率及呼吸比等。应用高浓度及纯氧时,宜间断给氧。如需长期吸氧,以鼻导管吸氧为宜,以防氧中毒。如气管插管超过 2～3 日仍不能拔除,应行气管切开,并及时清除呼吸道分泌物,加强气管切开护理。另外,可酌予呼吸中枢兴奋剂如尼可刹米、洛贝林等,以促使患者尽早恢复自主呼吸。

3.防治脑缺氧和脑水肿低温疗法和脱水疗法

(1)低温疗法包括物理降温及应用人工冬眠药(如氯丙嗪、非那更等),旨在降低脑组织基础代谢及耗氧量,提高脑细胞对缺氧的耐受力。宜早在心脏骤停后 5 分钟内用为佳,可头罩冰帽,并于颈、腋下和腹股沟等大血管部位放置冰袋,尽快使体温下降,降至肛温 32 ℃左右。降温过程中宜每半小时测量体温一次。冰袋应用毛巾包裹,忌直接接触皮肤。胸前区、会阴部及腹部禁放冰袋。降温过程中观察患者有无寒战和抽搐等,必要时给予镇静剂。

(2)脱水疗法常予 20％甘露醇 250 mL 或 25％山梨醇 250 mL 静脉快速滴注,必须在 20～30 分钟内滴完,治疗中应注意维持血压在 80/50 mmHg 以上,适当控制液体入量,观察每小时尿量及注意有无低钾血症表现,如腹胀和心律失常等。对肾功能不全及心功能不全者慎用。

(3)维持水、电解质及酸碱平衡,严格记录出入液体量、监测血电解质浓度和血气指标,并及时予以纠正。

(4)防治急性肾衰竭。心脏复苏后宜留置导尿管,准确记录每小时尿量并监测尿比重,如尿量小于 30 mL/h,比重高,常提示血流量不足;如尿比重低,则注意有无急性肾功能不全。

(5)防治继发感染。复苏过程中应注意无菌操作,同时加强支持治疗,提高机体抵抗力。加强皮肤、口腔护理,保持皮肤清洁干燥,定时翻身,防止皮肤破溃感染及褥疮发生。定时拍背、吸痰,痰液黏稠者予雾化吸入,防治肺部感染。对气管切开者,应每天局部换药,保持伤口清洁。注意观察切口及周围有无红肿和渗出,定期做切口部位细菌培养。对留置尿管者,除尿路已感染外,一般不宜每日冲洗尿管,以减少尿道感染。每日应更换密闭尿袋,观察尿液有无混浊并定期进行清洁中段尿培养,有感染者宜行细菌学检查及药敏试验,指导用药。此外,尚须注意患者体温变化,每日测量 4 次体温,并定期复查血象。

(6)营养补充。给予高蛋白和高维生素流质饮食,每日总热量不低于 8.4 kJ。心肺复苏后的患者常有不同程度的意识障碍或消化、吸收功能障碍,故需静脉或鼻饲给予营养。每次鼻饲前应检查胃管位置,注意患者有无肠胀气等。鼻饲饮食应温度适宜,且每次注入不宜过多过快,鼻饲后宜用盐水冲洗胃管,以防堵塞。

六、预防

(1)定期体检。

(2)避免过度疲劳和精神紧张。

(3)戒烟、限酒、平衡膳食、控制体重、适当运动并保持良好的生活习惯会减少心脑血管疾病的发生。

(4)注意过度疲劳的危险信号及重视发病的前兆症状。

(5)对已患有冠心病、高血压等疾病的患者,应在医生指导下坚持服药治疗。

(6)注意对室性心律失常进行危险评估,明确心律失常类型,评估心脏性猝死风险,作出治疗决策。

(7)注意加强心梗后心脏性猝死的预防。

第四节 非动脉粥样硬化性心脏病

非动脉粥样硬化性心脏病,广义的定义是指所有非粥样斑块原因引起的冠状动脉功能异常导致的疾病,包括大动脉炎的冠脉局部表现、梅毒性冠脉病变、冠状动脉痉挛、冠脉自发性夹层、壁冠状动脉、不常见的冠脉编制样改变等。本节我们讨论的内容以冠脉自发夹层和壁冠状动脉为主,冠状动脉痉挛在慢性冠脉综合征章节中已讨论,而大动脉炎、梅毒引起的冠脉病变多是全身病理表现的一部分,不在这里讨论。

一、壁冠状动脉

壁冠状动脉又称"心肌桥冠状动脉",部分节段埋入心肌内,形成 MB,占所有因胸痛行冠状动脉造影患者的 0.5%～7.5%。最易受 MB 压迫的是左前降支。多数患者无症状,少数患者可有心绞痛,极个别患者出现心肌梗死。心肌缺血可见室性心律失常,左前降支和第一穿行支阻塞可引起高度房室传导阻滞,优势冠状动脉近端受压时,可导致猝死。此类患者回旋支和右冠状动脉较细,且少有侧支循环,受损冠状动脉供血区多为缺血性坏死。

对有症状的 MB 患者,药物治疗通常作为首选。药物治疗的目的主要是降低壁冠状动脉受压程度,延长舒张期,改善冠状动脉灌注。常用药物包括 CCB、β受体阻滞剂等,通过降低体循环压及肌内压减少 MB 段血管受压程度,延长舒张期,改善冠状动脉灌注,从而缓解症状,改善心肌缺血,减少不良心血管事件。

β受体阻滞剂可减轻对血管的压迫,减轻收缩期、舒张期冠状动脉狭窄程度,其负性传导作用使舒张期延长,亦可改善冠状动脉的血流灌注。常用药物包括酒石酸美托洛尔 25 mg/次,每日 2 次;琥珀酸美托洛尔 47.5 mg/次,每日 1 次。当有β受体阻滞剂禁忌时,非二氢吡啶类 CCB(地尔硫䓬等)对此类患者可提供理想治疗。

二、自发性冠状动脉夹层

伴或不伴内膜撕裂的动脉中层因出血而分离的情况称为"冠状动脉夹层"。中层分离迫使内膜中膜层(真腔的壁)移向冠状动脉真腔而导致远端心肌缺血或梗死。冠状动脉夹层包括自发性冠状动脉夹层(spontaneous coronary artery dissection,SCAD)和继发性冠状动脉夹层,后者更常见,尤其是主动脉根部夹层延展所致者。

（一）病因和分类

SCAD 可由冠状动脉造影、心脏外科手术、胸外伤等因素引起。大多数 SCAD 发生于较年轻的女性（通常在产后），常累及左前降支（或左主干）。男性右冠状动脉亦易被累及。SCAD 的病因尚不清楚，但大致可分为三组：①有动脉粥样硬化病变基础患者；②与产后有关的患者；③特发性患者。系统性高血压并非 SCAD 的危险因素。

（二）药物治疗策略

SCAD 发病后可自行愈合，亦可长期存在，目前 SCAD 的治疗尚无相关指南遵循，其治疗策略主要取决于患者的临床症状、夹层范围大小、缺血心肌范围大小等因素。SCAD 的诊治流程如图 6-1 所示。

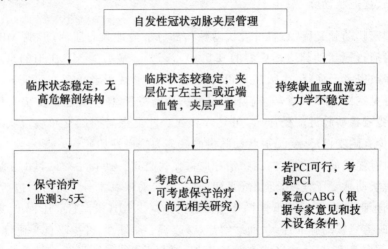

图 6-1　自发性冠状动脉夹层的诊治流程

1.抗血小板、抗凝治疗

DAPT 可以降低假腔内的血栓负荷，在理论上减少真腔受压，但也存在更高的出血风险和扩大夹层的潜在风险，应结合临床情况进行个性化管理。溶栓药物可以溶解动脉壁内血凝块，使夹层愈合，但也可导致冠状动脉壁内血肿扩大夹层，因此应谨慎使用。

2.β受体阻滞剂

β受体阻滞剂能够降低血压并减低冠状动脉血管壁受到的剪切力，常用药物为美托洛尔。

3.硝酸酯类药物和CCB缓释片

硝酸酯类药物和CCB缓释片能够防止冠状动脉痉挛导致的夹层扩展。

4. ACEI/ARB

RAAS与基质金属蛋白酶(MMPs)的调节有关,MMPs可以降解胶原和弹性蛋白,导致局部动脉壁薄弱。ACEI/ARB通过抑制RAAS从而下调MMPs的产生,维持血管壁稳定。此外,ACEI/ARB还具有降压作用。

三、冠脉编织样改变(woven disease)

冠脉编织样改变主要表现为冠状动脉外膜的改变,冠状动脉分离成一些薄的通道,这些交织成网状的小通道可以发生在冠脉的任何地方并且可以发生在多个冠脉(以近心端和右冠脉多见),并在远端又融合成一个通道。编织样血管及其远端均能保持TIMI Ⅲ级血流。

编织样冠状动脉于1988年被萨内(Sane)等第一次描述,当时第一例的患者是一名55岁心瓣膜置换术后出现慢性心衰的女性。Sane等将冠脉造影中出现的多条管道形成随后再结合的现象,形容为"8"字模式,并取名为"编织样冠状动脉"。因为其发生率低,截至2013年仅有14例病例被报道。在报道的病例中,最小年龄为9个月,所以推测这是一种先天性的解剖异常,而且可发生在右冠状动脉、左前降支,或回旋支,以及可发生在冠脉近、中或远等节段的任何水平。

编织样改变可发生在冠状动脉任何部位及任何水平,在冠脉造影下表现为冠脉的某一处分出多条细小管道,这些管道沿着主血管缠绕而行,形成编织样,随后又再次结合成正常管道,如同女孩的"麻花辫"。通常异常血管段仅有数厘米长,其血流是正常的。对于这种异常结构,目前认为是一种良性的先天畸形,但是要注意与机化血栓、夹层等相鉴别,最好有IVUS资料。

第七章　冠心病的中医理论基础

第一节　冠心病的概述与历史溯源

一、概述

冠状动脉粥样硬化性心脏病,简称"冠心病",作为现代医学疾病,是目前我国最常见的心血管疾病。在中医理论中,虽然没有冠心病的病名,但类似冠心病的一些症状,早有记载,比如"胸痹""心痛""肝心痛""厥心痛""久心痛""真心痛"等。"胸痹心痛"源于《金匮要略》,胸痹指因胸阳不振、气血痹阻,症见胸闷短气,甚则心胸疼痛;心痛则因气血阴阳不足、气滞寒凝、痰阻血瘀等,症见心胸疼痛为主。二者均表现为心胸疼痛,常相兼出现,对应于冠心病心绞痛。现代中医临床认为,胸痹心痛是由于正气亏虚、饮食失节、情志失调、寒邪侵袭等所引起的痰浊、瘀血、气滞、寒凝痹阻心脉,以膻中或左胸部发作性憋闷、疼痛为主要临床表现的一种病证。轻者偶发短暂轻微的胸部沉闷或隐痛,或为发作性膻中或左胸含糊不清的不适感;重者疼痛剧烈,或呈压榨样绞痛。常伴有心悸、气短、呼吸不畅,甚至喘促、惊恐不安等。本病多由劳累、饱餐、寒冷及情绪激动而诱发,亦可无明显诱因或安静时发病。真心痛是胸痹心痛进一步发展的严重病证,其特点为剧烈而持久的胸骨后疼痛,伴肢冷、喘促、汗出、面色苍白等症状,甚至危及生命。《灵枢·厥病篇》记载:"真心痛,手足青至节,心痛甚,旦发夕死,夕发旦死。"

二、历史溯源

《黄帝内经》中散在对胸痹心痛及相似症状的描述。如《素问·脏气法时论》:"心病者,胸中痛,胁支满,胁下痛,膺背肩胛间痛,两臂内痛。"《灵枢·本脏篇》云："肺小则少饮,不病喘喝;肺大则多饮,善病胸痹、喉痹、逆气。"并将胸痹分为"心痹""肺痹"两类。《素问·痹论篇》载有："脉痹不已,复感于邪,内舍于心。""皮痹不已,复感于邪,内舍于肺。"《灵枢·五邪篇》:"邪在心,则病心痛喜悲,时眩仆。"《灵枢·厥病篇》中首次提到了"厥心痛"和"真心痛"。"厥心痛,与背相控,善瘈,如从后触其心……卧若徒居,心痛间,动作痛益甚",详述肾心痛、胃心痛、脾心痛、肝心痛、肺心痛等,心痛因脏腑病变之间相互影响,可针刺治疗;"真心痛,手足青至节,心痛甚,且发夕死,夕发旦死",此病邪直犯心脉,症状严重,"不可取于腧",预后不佳,症状、预后等近似于现代医学的急性心肌梗死。《难经》和《灵枢》在"厥心痛"和"真心痛"上观点一致,认为五脏病变影响及心所致心痛为"厥心痛",病邪直犯心脉所致为"真心痛","其五脏气相干,名厥心痛;其痛甚,只在心,手足青者,即名真心痛。其真心痛者,旦发夕死,夕发旦死"。

汉代《金匮要略》中设有"胸痹心痛短气病脉症治"专篇,对本病的症状、病因病机、治疗等作了较系统的论述,并创建了瓜蒌薤白类方,如瓜蒌薤白白酒汤、瓜蒌薤白半夏汤、枳实薤白桂枝汤。具体条文如"胸痹之病,喘息咳唾,胸背痛,短气,寸口脉沉而迟,关上小紧数,瓜蒌薤白白酒汤主之""胸痹不得卧,心痛彻背者,瓜蒌薤白半夏汤主之"。开篇以脉论法,"阳微阴弦,即胸痹而痛,所以然者,责其极虚也,今阳虚知在上焦,所以胸痹,心痛者,以其阴弦故也"。以"阳微阴弦"为基本病机,胸阳亏虚,阴寒之邪上犯。胸为心肺所居,是阳气聚集之处,本有温阳全身之责,但胸阳亏虚,不能温助于下,而阴寒痰浊之邪更盛,邪气痹阻胸阳而加重阳虚。治疗上,胸阳亏虚为本,或温阳通达,或温阳补虚。邪气上犯,如痰饮之邪,或下气以开胸,或健运补中以清源;如阴寒之邪,或辛温宣散以通阳宣痹,或大辛大热以温补下元。如《金匮玉函经二注》补注"微者,但通上焦不足之阳;甚者,且驱其下焦厥逆之阴"。

隋代巢元方《诸病源候论》述心痛病机,除风冷邪气客于经络外,尚有阳气虚、少阴经气逆、脏虚受病气乘心、胃经气虚逆乘心、肾与膀胱二经俱虚而逆等;"心痹",因情志异常伤及于心,正虚而外邪乘之,见心中满闷而痛;附"胸痹候"于"咽喉心胸病诸候",病因着重于"寒"。

唐代《千金要方》《外台秘要》所引症状与前朝《肘后备急方》《诸病源候论》相近,方剂更为丰富,另有通气汤、细辛散、蜀椒散、下气汤、槟榔汤、麝香散等,开始运用麝香、牛黄等芳香开窍之品。

宋代《圣济总录·心痛总论》中进一步描述了"胸痹病"的证候,指出"胸痛者,胸痹痛之类也……胸膺两乳间刺痛,甚则引肩胛,或彻背膂"。此描述与冠心病心绞痛的典型症状相近似,病邪论述仍以"寒"为主。《圣济总录》论"久心痛"，病位在心的支络，病因为风冷邪气停滞不去，症状见心痛发作有时，经久不愈，其治法多以温阳行气，并活血祛瘀等。《圣济总录》详述了九种心痛"曰虫，曰注，曰风，曰悸，曰食，曰饮，曰冷，曰热，曰去来者是也"，论治讲究"治病必求其本"，具体表现在扶正祛邪，即"今九种心痛，其名虽异而治疗各有其法，盖正气和调则邪不能入，若或虚弱，外邪乘之则种种皆能致疾，善医者惟明攻邪以扶正，则九种之痛，其治一也"，用药如芳香辟秽、活血化瘀等，如"鬼击之气须以牛黄、麝香，或气满相攻，则生嚼桃仁。若此之类又当随宜治之"。《圣济总录》对于"胸痹"的论述，涵盖了《金匮要略》《肘后备急方》《诸病源候论》的相关内容。宋代，芳香类药物开始被广泛采用，如《太平惠民和剂局方》以苏合香丸为首的"治一切气"方剂。苏合香丸治"疰忤鬼气卒心痛"，药用白术、青木香、乌犀屑、香附子、朱砂、诃黎勒、白檀香、安息香、沉香、麝香、丁香、荜茇、龙脑、苏合香、熏陆香，为芳香温通法的代表。

金元至明代，有部分医家将"心痛"与"胃脘痛"混为一谈。虞抟《医学正传》认为"胃之上口名曰贲门，贲门与心相连，故经所谓胃脘当心而痛，今俗呼为心痛者，误也"；或如张介宾《景岳全书》云："凡病心腹痛者，有上中下三焦之别，上焦者痛在膈上，此即胃脘痛也，内经曰胃脘当心而痛者即此，时人以此为心痛，不知心不可痛也……若病真心痛者，必手足冷至节，爪甲青，旦发夕死，夕发旦死，不可治也。"同时，一些医家尝试明确区分心痛、胃脘痛。如王肯堂《证治准绳·心痛胃脘痛》中说："或问丹溪言心痛即胃脘痛，然乎？曰：心与胃各一脏，其病形不同，因胃脘痛处在心下，故有当心而痛之名，岂胃脘痛即心痛者哉？历代方论，将二者混同叙于一门，误自此始。"明确指出了心痛与胃脘痛的关联和区别，另外文中也指出胃脘病可移邪上攻而心痛；在诸痛门中用失笑散及大剂量红花、桃仁、降香等，活血理气止痛治死血心痛。

清代丰富了胸痹心痛的辨证论治。叶天士《临证指南医案·诸痛》曰："诸痛之症……必辨其在气分与血分之殊：在气分者，但行其气，不必病轻药重，攻动其血；在血分者，则必兼乎气治，所谓气行则血随之是也。若症之实者，气滞血凝，通其气而散其血则愈；症之虚者，气馁不能充运，血衰不能滋荣，治当养气补血，而兼寓通于补。"认为在气但治气，在血兼治气，气血俱实则通，气血俱虚则补。《临证指南医案》收录胸痹之血络痹痛案1则，按"久入血络，胸痹引痛"，叶氏取《金匮要略》旋覆花汤的方义组方，取炒桃仁、元胡、川楝子活血行气止痛，又以桂枝、青葱管通阳。喻昌《医门法律》认为"五脏六腑，大经小络，昼夜循环不息，必赖胸中大气，斡旋其间"，言治胸中之病，不可伤其正气，并设为一律。高世栻在《医学真传》中较全面地论述了心腹痛的治则："夫通则不痛，理也，但通之之法,各有不同。调气以和血,调血以和气,通也;下逆者使之上行,中结者使之旁达,亦通也;虚者助之使通,寒者温之使通,无非通之之法也。若必以下泄为通,则妄矣!"

综上所述,祖国医学对胸痹心痛的认识是比较全面而深刻的。对本病的论治,历代医家积累了丰富的经验,为我们研究胸痹心痛的病因病机及辨证治疗提供了许多宝贵资料。

第二节 冠心病的病因病机

本病证的发生多与寒邪内侵、饮食失调、情志失节、劳倦内伤、年迈体虚等因素有关。病机有虚实两方面,实为寒凝、血瘀、气滞、痰浊痹阻胸阳,阻滞心脉;虚为气虚、阴虚、阳衰,肺、脾、肝、肾亏虚,心脉失养。在本病的形成和发展过程中,大多数患者因实致虚,亦有因虚致实者。

一、病因

本病证的发生多与寒邪内侵、饮食失调、情志失节、劳倦内伤、年迈体虚等因素有关。如《三因极一病证方论》将心痛分为外所因心痛、内所因心痛和不内外因心痛,认为"若十二经络外感六淫,则其气闭塞,郁于中焦,气与邪争,发为疼痛,属外所因",责之外感邪气;"脏气不平,喜怒忧郁所致",属内所因,责之情志失节;"饮食劳逸,触忤非类,使脏气不平,痞隔于中,食饮遁疰,变乱肠胃,发为疼痛,属不内外因",责之饮食失调、劳逸内伤等。

(一)外邪侵袭

外邪主要是指风、寒、暑、湿、燥、火六淫致病因素。春夏秋冬,寒热交替,常人能自行调节适应;若气候反常或长期生活于寒冷、潮湿、燥热环境之中,则易受六淫侵袭而发病,其中寒邪侵袭尤为常见。阴寒盘踞清阳之府,影响心脉通达,以致血脉瘀滞而形成胸痹心痛。《素问·举痛篇》曰:"经脉流行不止,环周不休,寒气入经而稽迟,泣而不行,客于脉外则血少,客于脉中则气不通,故卒然而痛。"《素问·调经篇》曰:"寒气客于背俞之脉则脉涩,脉涩而血虚,血虚则痛,其俞注于心,故相引而痛。"但外邪内侵只是本病发病的诱因,机体阳气不足才是患者发病的关键。《灵枢·百病始生篇》谓:"夫百病之始生也,皆生于风雨寒暑,阴阳喜怒……风雨寒热,不得虚,邪不能独伤人。"说明外邪对机体的影响以及外因通过内因而发生作用的道理。胸阳不足,阴寒之邪乘虚侵袭,寒凝气滞,痹阻胸阳,而成胸痹心痛。正如《素问·调经论》所说:"寒气积于胸中而不泻,不泻则温气去,寒独留,则血凝泣,凝则脉不通。"

《素问·气交变大论》言:"岁火不及,寒乃大行,长政不用,物荣而下。凝惨而甚,则阳气不化,乃折荣美,上应辰星。民病胸中痛,胁支满,两胁痛,膺背肩胛间及两臂内痛,郁冒蒙昧,心痛暴喑……"寒气大行之年景,自然界受其影响,植物不能繁荣,甚则阳气不能生化,人们也会出现胸中痛,胁部胀满,胸膺部、后背部、肩胛之间以及两臂内侧都会感到疼痛,头部昏蒙,视物不清等症状。这段描述与冠心病心绞痛极为相似。就症状而言,胸部、后背、两臂内侧等部位和心肌缺血引起的胸痛及放射痛部位相似。喻昌《医门法律·中寒门》也说"胸痹心痛,然总因阳虚,故阴得乘之"。故患者易于气候突变,特别是遇冷,则猝然发生心痛。至于酷暑炎热,犯于心君,耗伤心气,亦可致血脉运行失畅而心痛。真心痛多以寒论之,"有真心痛者,大寒触犯心君。"(《医学正传·胃脘痛》)《活法机要》认为"寒厥暴痛,非久病也,朝发暮死,急当救之。是知久病无寒,暴病非热也",并被《素问病机气宜保命集》《玉机微义》《证治准绳》等多部医书转载。

(二)饮食不当

饮食是人体赖以维持生命活动的物质源泉。李中梓《医宗必读·不能食》说:"夫脾为五脏之母,土为万物之根,安谷则昌,绝谷则亡。"脾胃是吸收和运化饮食营养的主要器官,胃主受纳腐熟水谷,脾主运化水谷精微,脾升胃降,燥湿相济,共同完成饮食物的消化、吸收与输布,为气血生化之源,后天之本。《素问·经脉别论》说:"食气入胃,浊气归心,淫精于脉。"《素问·平人气象论》曰:"胃之大络,名曰虚里,贯鬲络肺,出于左乳下,其动应衣,脉宗气也。"心尖冲动在左乳下,曰胃之大络,又曰宗气,所以心与脾胃的关系密切。

饮食不当,如过饥过饱,嗜食辛辣、生冷瓜果,以及进食腐败浊秽之物,或嗜好饮酒,都会直接损伤脾胃,导致脾虚失运,痰湿内生,阻遏气机,中气不足,胸阳不宣,出现胸痹心痛。《圣济总录》曰:"虚劳之人,气弱胃虚,饮食伤动,冷气乘之,邪正相干,则腹痛不已,上于心络,故令心腹俱痛也。"《素问·生气通天论》曰:"味过于咸……心气抑,味过于甘,心气喘满。"嗜食肥甘厚味,可助湿生痰,导致脾运失司,痰浊中阻,气机受阻,痹阻胸阳,从而胸痹心痛。《济生方》曰:"夫心痛之病……皆因外感六淫,内沮七情,或饮啖生冷、果食之类。"张从正《儒门事亲》亦认为"夫膏粱之人,起居闲逸,奉养过度,酒食所伤,以致中脘留饮,胀满痞膈,醋心"。膏,肉之肥者;粱,食之精者;富贵而过于安逸,为酒食所伤。龚廷贤《寿世保元》中指出饮酒过度为胸痹心痛的病因,"酒性大热有毒,大能助火。一饮下咽,肺先受之……酒性喜升,气必随之,痰郁于上,溺涩于下。

肺受贼邪,不生肾水,水不能制心火,诸病生焉……或心脾痛",酒热助火,过饮则伤脾胃,内生痰热,上犯心胸,而发心痛。痰浊留恋日久,致浊阴不化,脂液浸淫脉道,血行不利,则可成痰瘀交阻之证,日久形成胸痹心痛顽症。

(三)情志失调

心为五脏六腑之主,主血脉而藏神。马莳《注证发微》说:"心者,君主之官,乃五脏六腑之大主也,至虚至灵,具众理而应不弗,神明从此出焉。"在五脏中,心为君主之官,为神明所舍和所出之脏,所以情志首先又和心神有密切联系,在情志活动的全过程中起决定作用的是心神。《灵枢·口问篇》曰:"故悲哀愁忧则心动,心动则五脏六腑皆摇。""忧思则心系急,心系急则气道约,约则不利。"《太平圣惠方》曰:"夫思虑多则损心,心虚故邪乘之。"七情过极,影响气机升降和血脉运行。《素问·举痛论》曰:"余知百病生于气也。怒则气上,喜则气缓,悲则气消,恐则气下,惊则气乱,思则气结。"七情过极,伤及心,心因劳神而正虚,可致发病;情志过极,邪气怫郁,气机痹阻,气血不通,也可导致发病。《素问·血气形志篇》言"形乐志苦,病生于脉",此为情志过极,气滞血瘀,血脉痹阻而及于心。《证治准绳·杂病·心痛胃脘痛》曰:"心统性情,始由怵惕思虑则伤神。神伤脏乃应而心虚矣,心虚则邪干之,故手心主包络受其邪而痛也。心主诸阳,又主血,是以因邪而阳气郁伏,过于热者痛。阳气不及,唯邪胜之者亦痛。血因邪泣在络而不行者痛。血因邪胜而虚者亦痛。"

人有五脏化五气,发为喜怒悲忧恐。精神活动本是五脏正常生理状态的反应,如果情志失节则会伤及五脏,心为五脏六腑之主,五脏所伤累及于心。忧思伤脾,脾运失健,津液不布,遂聚为痰。郁怒伤肝,肝失疏泄,肝郁气滞,甚则气郁化火,气郁化火,耗伤阴精,或思虑过度,营谋强思等,致郁久化火,灼津成痰。气滞痰阻,血行失常,脉络不利,而气血瘀滞;或痰瘀互结,胸阳不运,心脉痹阻,不通则痛。《杂病源流犀烛·心病源流》曰:"总之七情之由作心痛,七情失调可致气血耗逆,心脉失畅,痹阻不通而发心痛。"

若情志不畅,怒伤于肝,使肝气郁结,气滞血瘀,病及心痛,肝为起病之源,心为传病之所。心主血脉,肝主疏泄。肝心互为母子,以气血为用,肝脉之分支络于肺,吻合于心脉,肝气疏泄,气机调畅,心受其气,心主运血,肝受血而藏之,使血脉得以充盈畅达。正如《血证论》所说:"以肝属木,木气充和条达,不致遏郁,则血脉通畅。"《诸病源候论》曰:"思虑烦多则损心,心虚故邪乘之,邪积而不去,则时害饮食,心里愊愊如满,蕴蕴而痛,是谓之心痹。"《灵枢·经脉》曰:"是肝所生病者,胸满……气有余便是火。"气郁不解易从火化,故肝郁化热化火之证并不鲜见,郁热郁火内扰,最易扰动心神,而烦乱不宁,热灼津液而成痰,痰阻脉络,胸阳不展,亦可发为胸痹心痛。

喜发于心则气运血和,有助于心气推动血脉运行,气机调和,营卫通利,肺气敷布,升降和谐,全身脏腑功能正常。大喜过度则耗气,多因平素奢望厚欲一旦实现,积久苦难委屈一朝获释,或卒逢快事及喜庆团圆等,致一时喜之过激,不能抑制。初起喜笑不休,心怡神荡,夜卧不宁,继则损伤心气心阳,血运不行,导致脏腑气机不利,升降运行受阻,气血不得条达,血行瘀滞,使心脉受阻发为胸痹心痛。

(四)年迈体虚

根据冠心病发生的年龄和临床表现来看,其发病率随着年龄的增长而逐渐升高,常在40岁以后发病率明显增高,女性在更年期以后发病率显著增加。这说明冠心病的发生与衰老有密切的关系。而中医认为衰老取决于肾气的盛衰。《素问·上古天真论》中说"女子……七七,任脉虚,太冲脉衰少,天癸竭;丈夫……五八,肾气衰,发堕齿槁"。可见肾气虚衰的年龄与冠心病的发病年龄是一致的,说明本病的发生与肾虚有必然的内在关系。

肾为先天之本,肾阴和肾阳为人体各脏腑阴阳的根本,《医贯》曰"五脏之真,惟肾为根"。《景岳全书》曰"五脏之阴气非此不能滋,五脏之阳非此不能发,而脾胃以中州之土非火不能生"。肾的阴阳平衡是维持体内气血阴阳恒定的重要因素。心为火脏,肾为水脏,肾之支脉,上络于心。肾阴上济于心,则阳得阴而化,心气温润,血液得行;心阳下交于肾,则阴得阳以生,肾之精转输脏腑,濡养周身。肾阴不足则不能滋养五脏之阴,可引起心阴内耗,心阴亏虚,心失所养,发为胸痹心痛;肝失涵养,导致肝阳上亢,肝气郁滞而气滞血瘀。《素问·五脏生成篇》说:"心之合脉也,其荣色也,其主肾也。"

人身之气由先天之精气及后天水谷精微之气所化生,肾阳不足,心阳得不到正常的激发和推动,可致心阳不振,心血瘀阻;肾阳虚甚,又可发生阳脱;肾阳虚,脾失于温养,脾阳亦虚,脾虚失运,运化津液无权,则水液内停,聚湿成痰,痰浊阻络;胸阳不展,或脾阳不足,脾不能运化水谷之精微,不能化生气血,心气不足,宗气匮乏,血运无力,心失所养,都可发生胸痹心痛。

(五)劳倦内伤

劳心伤神,正气亏虚而发病。李梴《医学入门》论:"盖心劳曲运神机,则血脉虚而面无色,惊悸梦遗盗汗,极则心痛。"积劳伤阳,心肾阳微,鼓动无力,胸阳失展,阴寒内侵,血行涩滞,也可发胸痹。劳倦伤脾,脾虚转输失能,气血生化乏源,无以濡养心脉,拘急而痛。《景岳全书·劳倦内伤》论:"凡饥饱劳倦,皆能伤人……脾主四肢。而劳倦过度,则脾气伤矣……凡犯此者,岂惟贫贱者为然,而富贵者尤多有之,盖有势不容已,则未免劳心竭力,而邪得乘虚而入者,皆内伤不足之证也。"劳倦所伤者,不限于物质匮乏者,富贵者殚精竭虑,易为所伤,对于现今人群更有指导意义。

综上所述,冠心病的发病主要与寒邪内侵、饮食不当、情志失调、年迈体虚、劳倦内伤等因素有关,然必先有脏腑虚损,阴阳失调,气血不足,继则痰湿、瘀血等邪乘之,或致经脉失荣,或致经脉阻滞,使血流不畅,脉道瘀滞,而发生胸痹心痛。

二、病机

《素问·痹论》曰"心痹者,脉不通",《金匮要略》说"夫脉当取太过不及,阳微阴弦,即胸痹而痛,所以然者,责其极虚也。今阳虚知在上焦,所以胸痹心痛者,以其阴弦故也",从"脉不通"到"阳微阴弦"较完整而扼要地提出了胸痹心痛的病机。"阳微"即本虚,指上焦阳气不足,胸阳不振,这是胸痹心痛的发病基础;"阴弦"即标实,指阴寒内盛,水饮停聚,上泛胸中而致胸痹心痛,揭示了本虚标实的病变实质,这是胸痹心痛的发病特征。胸痹心痛病位在心,涉及各脏,尤其与肝、脾、肾有关;病机有虚实两方面,本虚包括气虚、气阴两虚及阳气虚衰等,标实乃血瘀、痰浊、寒凝、气滞等,且可相兼为病。在本病的形成和发展过程中,大多数患者因实致虚,亦有因虚致实者。

(一)辨气血

气和血都是构成人体生命活动的基本物质,气与血在本病的发病过程中起着极其重要的作用。气以升降出入的方式维系人体的生命活动。《素问·六微旨大论》曰:"出入废则神机化灭,升降息则气立孤危。故非出入,无以生长壮老已;非升降,无以生长化收藏。是以升降出入,无器不有。"血作为气的物质基础,不但可以载气,而且还与濡润、滋养的作用,血液循行正常是机体健康的标志。阴平阳秘,气血平和,则身安无病;阴阳失调,气血不和,则疾病由生。气滞血瘀、气虚血瘀是胸痹心痛的基本病理变化。若气滞行血不畅,则血行滞缓,而致血瘀;若气虚无力推动,则血行缓慢,造成血瘀。气行则血行,气滞则血瘀,气虚也可导致血瘀,血瘀则不能载气运行至全身,亦可导致气虚,二者互为因果。《难经本义》曰:"气中有血,血中有气。气与血不可须臾相离,乃阴阳互根,自然之理也。"

"血不自行,随气而行",由于情志内伤等多种病因的影响,气机出入不畅,"气为血帅",气行则血行,气滞则血瘀,而卒发胸痹心痛,临床上可见胸部刺痛、绞痛、闷痛,舌质紫暗或有瘀斑瘀点。清代沈金鳌《杂病源流犀烛》曰:"七情之由作心痛……除喜之气能散外,余皆足令心气郁结而为痛也。"指出七情内伤致心气郁结,气机郁滞,血行不畅,心脉痹阻而引发"心痛"。气郁日久则化生火热,煎灼津液成痰浊,进一步阻滞气机。同样,"血为气之母",气存血中,血瘀进一步加重气滞,气血相互影响,形成气滞血瘀。朱丹溪云:"气血冲和,百病不生,一有怫郁,诸病生矣。"强调气机通畅,血脉调和。明代汪机《医学原理》曰:"心痛未有不由气滞而致者,古方皆用行气散气之剂,治而愈之。"认为气滞者当以行气散气。清代王清任《医林改错》认为"立血府逐瘀汤,治胸中血府血瘀症",治疗胸疼、胸不任物、胸任重物、心跳心烦等病证。方用桃仁、红花、川芎、赤芍活血祛瘀,配合当归、生地养血活血,使瘀血祛而又不伤血;柴胡、枳壳疏肝理气,使气行则血行;牛膝破瘀通经,引瘀血下行;桔梗载药上行,使药力发挥于血府;甘草缓急,通百脉而调和诸药。有学者认为血府逐瘀汤为桃红四物汤合四逆散之变通方,该方使瘀血去,气滞行,通治气滞血瘀。

若气虚无力推动血行,血行不畅,心脉瘀阻,或气虚无以生化,气血不足,脉络阻塞,亦可致胸痹心痛。血瘀是气虚的结果也是原因,二者互为因果关系。盖血与气一阴一阳,互相依存,互相维系,气虚则推动乏力,可导致血行缓慢甚至瘀滞不行,则血瘀之证随之发生。治疗时应审时度势,谨守病机,治病求本,补气以扶正;辨证施治,知常达变,通补兼顾,寓补气于化瘀之中,使治疗臻于完善。针对气虚血瘀者,立法源于《内经》,《素问·阴阳应象大论》中记载:"定其血气,各守其乡,血实宜决之,气虚宜掣引之。"后经历代医家不断丰富与发展,广泛用于临床。汉代张仲景在《金匮要略》中对于干血劳之疾,采用缓中补虚的大黄䗪虫丸,具有益气化瘀之意,使瘀去新生,则血虚得复。唐代孙思邈在《千金要方》《千金翼方》中以芍药黄芪汤治疗产后心腹痛等疾病亦是益气化瘀法的具体表现,方中常用益气药有人参、黄芪、党参、白术,活血药有当归、芍药、川芎、红花、桃仁等。至清代,王清任在《医林改错》中对气虚可以导致血瘀尤为重视,并阐明了其发病原理:"元气既虚,必不能达于血管,血管无气,必停留而瘀。"在治疗法则上指出如果"专用补气者,气愈补而血愈瘀",必须补气与活血并用,才能使"周身之气通而无滞,血活而不瘀,气通血活,何患疾病不除",并制定了一整套补气活血的治疗原则及其方剂,其中补阳还五汤一直沿用至今,用于冠心病等气虚血瘀者也可奏效,可谓益气化瘀法的代表方。至此,益气化瘀法逐渐臻于完善。

(二)辨脏腑

人体是一个统一的有机整体,构成人体的各个脏腑,在气血津液周转全身的情况下,以经络为联系通路,共同构成了人体这个协调、统一的整体。五脏通过五行生克制化的关系,相互之间有着密切的联系和影响。心为"五脏六腑之大主",更与其他脏腑有着紧密的关联,尤其是脾、肝、肾。

1. 心与脾

《灵枢·经脉》言"脾足太阴之脉……其支者,复从胃,别上隔,注心中""脾之大络,名曰大包,出渊腋下三寸,布胸胁"。心居上焦,脾居中焦,虽然心脾从形体上互不相连,但以支脉、大络及经筋紧密关联,手少阴心经与足太阴脾经经气互通,相互影响。五行关系中,心属火,脾属土,火能生土,母子相生,为病皆可相互传变。

心主一身之血脉,心血供养于脾,以维持其正常的运化机能;脾主运化而为气血生化之源,脾运健旺,血液化生源足,可保证心血充盛。脾胃居心下,脾阳赖于心阳温煦,方能运化水谷,胃阳得心阳温煦,则能腐熟水谷,而脾胃纳运正常,则气血生化有道,心之气血也得濡养,则心阳愈壮。如果脾虚运化失司,气血化源不足或脾虚统血无权,均可导致血虚,心失所养,不荣则痛,发为胸痹心痛。

脾主运化水湿,能把人体所摄入的饮食水谷经过吸收,转化为精微物质以滋养、濡润全身。脾虚痰饮不化,痰饮之邪循心脾互通之经脉上凌于心,心阳受水湿、痰饮之阴邪困扰,心阳不能温煦推动,或痰浊水饮痹阻心脉,皆可发为胸痹心痛。

2. 心与肝

肝与心在经络上密切相关,足厥阴肝与手少阴心经在咽喉及目系相交,手少阴心经、手厥阴心包经又和足厥阴肝经于胸中相遇交汇,因此,心肝两脏通过互通之经络相互联属、互相影响。肝藏血充足,疏泄有度,则心行血机能可正常进行。

心主行血,血液在脉道中循行,虽然依赖心气的推动,但离不开肝的疏泄,即肝的疏泄功能直接影响气机调畅,维持气血运行,心与肝两者相互配合,才能共同维持血液的正常运行。故《血证论》曰:"木气冲和条达,不致遏郁,则血脉得畅。"可见肝气的舒畅条达能使血脉畅通无阻,只有肝木之疏泄功能正常,气机顺畅,血液在脉道中才能通畅循行。肝脏疏泄失常,无论是肝的疏泄不及还是疏泄太过,均会影响肝气的条达,导致气机不畅,则气、血、津液的转运和输布受阻形成肝气郁结证,气机郁结,血行不畅、津液不化,可形成诸如瘀血、痰浊、湿热等病理产物,各种病邪交织,有形的实邪痹阻心脉,心气行血不利,心脉痹阻,便会发生胸痹心痛。

3.心与肾

心肾同为少阴经所属,足少阴肾经的经脉循行路线显示其有一分支从肺出入心注胸中,手少阴心经从心系向上循行入肺,故心肾二经在胸中交汇联络,通过肺的呼吸吐纳二脏得以交流互通。

心主血,肾藏精,精和血都由水谷精微所化生,同时精血又可以相互化生。《诸病源候论》云:"肾藏精,精者血之所成也。"同时,促成血液生成和运行的原动力为肾中精气。若肾精充盛,血液得肾精补养得以化生旺盛,气血充盈,则各个脏腑得精血濡润滋养,可以发挥正常生理功能;相反,肾精亏虚,则阴血化生乏源,气血亏少,脏腑失于精血之滋养,脏腑功能下降或紊乱,疾病乃生。

肾水在下生精益髓,上济于心,以肾阴资助心阴,使心火不亢盛于上;心火在上推动心的生理功能,下降于肾,与肾水交济,温煦肾阴,使肾水不寒于下。同时,肾水之中寓有真阳,真阳上升而使心中之火得以化生;心火之中寓有真阴,真阴下降而使肾水不致乏源。故《慎斋遗书》有"盖因水中有真阳,故水亦随阳而升至于心。盖因火中有真阴,故火亦随阴而降至于肾"的记载。可见心肾相互制约,互相为用。心肾相交,则阴阳、水火、升降处于动态平衡的关系之中,才可维持人体正常生命的活动。心为君火,肾藏相火。《素问·天元纪大论》曰:"君火以明,相火以位。"君火如若天之太阳,温照一身人体;相火位居肾中,为君火发挥作用的根基。君相二火,相资互用,各安其位,上下交济。心阳充盛,则相火安;相火秘藏,则心阳充足。如果心与肾之间的水火、阴阳动态平衡失调,则表现为水不济火的阴虚火旺,或肾阳虚与心阳虚互为因果的心肾阳虚之证。

(三)辨病邪

1.瘀血

血循行于脉道,血行失度,停聚于局部而为瘀血,瘀血一经形成,又继发成为某些疾病的致病因素而存在于体内。故瘀血又是一种继发性的致病因素。

《黄帝内经》中已经产生了活血化瘀法的萌芽,如《素问·至真要大论》曰:"疏其血气,令其调达,而致和平。"《肘后备急方》记载应用桃仁治疗卒心痛。宋代起,活血化瘀法广泛应用于胸痹心痛的治疗,如《太平圣惠方》治疗胸痹、心痛的方剂应用牛膝、赤芍、川芎、当归、莪术等。明清时期,活血化瘀法得以系统发展。李东垣《医学发明》曰"通则不痛,痛则不通",气机郁滞则血行瘀滞,脏腑经络阻滞,使气血运行不畅而痛;王清任《医林改错》创立血府逐瘀汤、补阳还五汤等,如"无气即虚,必不能达于血管,血管无气,必停留而瘀",气虚无力行血,则血行缓慢,停留而瘀。《临证指南医案》收录胸痹之血络痹痛案,"久入血络,胸痹引痛"。

气为血之帅,血为气之母,气行则血行,气虚则血瘀。心主血脉,心气推动和调控血液在脉道中运行,流注全身。心气虚则无力推动血液运行,血停不前而为瘀,致使血行不畅,心脉痹阻作痛。气机郁滞亦不能推动血液运行,血液凝滞而为瘀,致使血行不畅,心脉痹阻,不通则痛。

2.痰湿

痰湿是人体津液代谢障碍形成的病理产物。人体水液代谢的全过程需要五脏六腑生理功能的协同配合,以肺、脾、肾三脏的功能活动为主。肾司开合,为主水之脏。脾主运化水液,为水液代谢之枢纽。肺主行水,为水之上源。肝主疏泄,调畅气机,气行则水行。心主血脉,行血而利水运。饮水入胃,中焦之水经脾气的运化,肝气的疏泄,散精于上焦;心肺同居上焦,上焦之水为清水,清中之清者经肺气宣发,心脉通利而散布全身。

"脾为生痰之源",无论何脏先受损,日久均可伤及脾阳,脾失健运,水湿代谢不能正常运化,都会引起痰湿的形成。脾喜燥恶湿,如若施治不及时,则痰湿又成病因,继而进一步困阻脾阳,使脾运更弱,痰湿水饮积聚不化。张景岳曾指出:"夫人之多痰,皆由中虚使然,果使脾强胃健,如少壮者流,则水谷随食随化,皆成气血,焉得留而为痰?"肾主水,人体的水液代谢过程离不开肾的气化蒸腾作用,水液只有通过肾阳的蒸腾气化才能使得清气上升于肺,布散于全身,使浊气下降至膀胱,生成尿液,排出体外。若肾阳虚衰,蒸腾气化作用衰弱,水液不化,水湿代谢失常,可湿聚成痰;又因命门火衰,不能温暖脾土,则脾气虚,运化失职,更使水湿停聚生痰生湿;或者肾阴亏虚,阴虚内热,虚火煎灼津液,炼液为痰。肝主疏泄以调畅气机,协调人体中气机升降出入的平衡。若肝气郁结,失于调达,可使水液停滞,凝聚成痰湿;或者肝郁化火,火盛灼津为痰;或者肝气横逆克土,使脾土运化水湿失职,造成痰湿凝聚为患。

从脾失健运、肾气亏虚、肝失疏泄失于气化开合,到气血失调、气机逆乱和阳气虚衰失于温煦,都会影响人体"水液"的正常代谢,从而在体内异常堆积,湿聚而成痰浊之邪,所以古人有"液有余便为痰"之说。痰浊厚重黏滞,阻滞血脉,进而阻碍气血的运行,痹阻心阳,甚则与瘀血纠结为患,使瘀血难于消散。正如尤在泾在《金匮要略心典》中所说:"阳痹之处,必有痰浊阻其间耳。"

第三节 冠心病的诊断要点及病证鉴别

一、诊断要点

（一）问疼痛

胸痛是冠心病临床常见的自觉症状，多见于膻中或心前区，甚则可牵及左肩背，放射至咽喉、胃脘部、左上臂内侧等。《素问·藏气法时论》曰："心病者，胸中痛，胁支满，胁下痛，膺背肩胛间痛，两臂内痛。"描述了心痛的原发部位及循行放射特点。

疼痛的性质多见胀痛、刺痛等。胀痛多见气机郁滞所致；刺痛，疼痛范围较小，部位固定不移，多见瘀血所致；绞痛，痛势剧烈如绞割，难以忍受，多见于心血瘀阻；掣痛，痛处有抽掣感或同时牵引它处，多因经脉阻滞不通所致；隐痛，痛而隐隐，绵绵不休，多因气血不足，或阳气虚弱，导致经脉气血运行滞涩所致。《医学心悟·心痛》分述各种心痛，如"气痛者，气壅攻刺而痛，游走不定也""血痛者，痛有定处而不移，转侧若刀锥之刺""热痛者，舌燥唇焦，溺赤便闭，喜冷畏热，其痛或作或止，脉洪大有力""寒痛者，其痛暴发，手足厥冷，口鼻喜冷，喜热畏寒，其痛绵绵不休，脉沉细无力""虚痛者，心悸怔忡，以手按之则痛止"。

胸痛症状一般持续几秒到几十分钟，休息或用药后可缓解；严重者疼痛剧烈，持续不能缓解。《灵枢·厥病篇》曰："真心痛，手足青至节，心痛甚，旦发夕死，夕发旦死。"这种描述与急性心肌梗死极为相似，具有症状严重、病情凶险、死亡迅速的临床特点。急性心肌梗死的疼痛发作时间较长，服用硝酸甘油不能缓解；常伴发热、气喘、呼吸困难、低血压、晕厥等表现。

疼痛多见于中年以上患者，常因操劳过度、抑郁恼怒、多饮暴食或气候变化而诱发，也有无明显诱因而安静发病者。

（二）望舌

"舌为心之苗"，心气充足，阳气布化，胃气上承，多呈淡红舌，薄白苔。舌色紫暗，舌下络脉迂曲，多因血脉瘀阻所致。舌苔厚腻，多因脾失健运，聚湿生痰；或见舌质胖嫩，舌体边缘有齿痕，多因脾虚不能运化水湿所致。裂纹舌，多因脏腑内伤，阴虚日久而虚火伤津，或年老脾胃失健，阴液生成不足，或痰瘀蕴积生热，伤津耗液所致。《辨证奇闻》即论："但同是心痛，寒热何辨？盖寒邪舌必滑，热邪舌必燥。"

(三)切脉

《黄帝内经》论胸痹心痛之脉象，如"涩则心痛"（《素问·脉要精微论》），气血运行不畅，而脉道往来艰涩。《金匮要略》以脉测证。"夫脉当取太过不及，阳微阴弦，即胸痹而痛，所以然者，责其极虚也。今阳虚知在上焦，所以胸痹、心痛者，以其阴弦故也"（《金匮要略·胸痹心痛短气病脉证治第九》），胸痹心痛当责之本虚标实，上焦阳气亏虚，阴邪上犯而痹阻胸阳，发为心痛。后《脉经》曰："脉短而数者心痛。涩则心痛。脉阴弦为心痛。心脉微急为痛。心脉微大为心痹引背。痛甚者脉必伏。心痛脉浮大弦长者死。沉细而迟者生。""心腹痛不得息，脉细小迟者，生；脉大而疾者，死。"多为后世所引。《丹溪心法·心脾痛》言："左手脉数热多，脉涩有死血；右手脉紧实痰积，弦大必是久病。"左手侯心肝之象，总属血分；右手脉实而弦大，多因痰饮积聚，气血阻滞，闭阻心脉。《证治汇补·心痛》以脉象论病机，辨生死："心痛者，脉必急，痛甚者，脉必伏，又热则数，痰则滑，瘀则涩，虚则濡，外寒则紧，内寒则迟，沉细者生，弦长者死。大凡痛甚者，脉必伏。且有厥冷昏闷自汗寒热之症，切不可疑为虚寒，即投温补，宜究病因而施治，方为无失。"

二、病证鉴别

(一)胸痹心痛与真心痛

《灵枢·厥病篇》论："真心痛，手足青至节，心痛甚，旦发夕死，夕发旦死。"《难经》在《黄帝内经》的基础上，从病因病机、病变程度方面，对"厥心痛"和"真心痛"作了区别，"其五脏气相干，名厥心痛；其痛甚，但在心，手足青者，即名真心痛。其真心痛者，旦发夕死，夕发旦死"，"厥心痛"是由于其他脏气干犯于心所致，而"真心痛"则是心脏本身的病变，病位在心。相较而言，"真心痛"疼痛程度更重，预后更加凶险。隋代巢元方分析"真心痛"为邪伤于心之本脏，"心为诸脏主而藏神，其正经不可伤，伤之而痛，为真心痛"，故邪中则死，预后极差。清代何梦瑶总结说："真心痛，其证卒然大痛，咬牙噤口，舌青气冷，汗出不休，面黑，手足青过节，冷如冰，旦发夕死，夕发旦死，不治。"

真心痛是胸痹心痛的进一步发展。在症状上，真心痛表现为心痛剧烈，甚则持续不解，伴有汗出、肢冷、面白、唇紫、手足青至节、脉微或结代；胸痹心痛的症状相对较轻，休息、用药后可迅速缓解。在预后上，真心痛症状严重，预后不佳，"旦发夕死，夕发旦死"；胸痹心痛症状一般可迅速缓解，但也可进一步发展为真心痛。

(二)心痛与胃脘痛

《素问·至真要大论》有描述"胃脘当心而痛"。自金元始,有言"心痛即胃脘痛"(《丹溪心法》),后世多引为朱丹溪所言,如《金匮钩玄》《景岳全书》《万病回春》《医学从众录》等。朱丹溪、虞抟、张介宾等医家认为,除了真心痛外,心痛都是胃脘痛,如《景岳全书》云:"凡病心腹痛者,有上中下三焦之别,上焦者痛在膈上,此即胃脘痛也,《内经》曰'胃脘当心而痛者'即此,时人以此为心痛,不知心不可痛也,若病真心痛者,必手足冷至节,爪甲青,且发夕死,夕发旦死,不可治也。"但同时,另有医家认为心痛、胃脘痛应明确区分,如《病机沙篆》《证治准绳》。王肯堂《证治准绳》中云:"心与胃各一脏,其病形不同,因胃脘痛处在心下,故有当心而痛之名,岂胃脘痛即心痛者哉?"李中梓《医宗必读》曰:"心痛在岐骨陷处……胃脘在心之下,胸痛在心之上也。"清代,心痛当与胃脘痛区别开来的观点逐渐得到医家公认。

现今,相对应于冠心病心绞痛的胸痹心痛病与胃脘痛所代表的消化系统疾病需要明确鉴别。

在发病上,胃脘痛与心痛的病因病机不同。"七情之由作心痛,食积痰饮瘀血作胃痛"(《杂病源流犀烛》)。胃为水谷之海,五脏六腑皆于此受气,外感邪气、饮食不和、肝木乘土等皆可致痛,而病在胃脘。心为五脏六腑之主,常为他脏所干。因位置毗邻、经脉相连,两者在病理上相互影响,即"胃脘之受邪,非止其自病者多,然胃脘逼近于心,移其邪上攻于心,为心痛者亦多"(《证治准绳》)。

在症状上,胃脘痛和心痛都可出现局部疼痛,但胃脘痛常兼见反酸、嗳气、呃逆、恶心等胃部症状,如《病机沙篆》论"其夫人相袭之邪,大抵与厥心痛者相仿,但与胃病兼见也"。心痛者,多持续时间短暂,与饮食无明显关系,休息、用药后可缓解。

(三)胸痹心痛与悬饮

胸痹心痛与悬饮都有胸痛表现,但对应于冠心病心绞痛的胸痹心痛病与悬饮病所代表的呼吸系统疾病需要明确鉴别。

在发病上,胸痹心痛病以心脉痹阻为主要病机,轻症多为胸阳不振,阴寒之邪上乘,阻滞气机,重症则为痰瘀交阻,壅塞胸中,气机痹阻。悬饮多因体弱久病,肺虚卫弱,饮停胸胁,络气不和。

在症状上,胸痹心痛多表现为胸膺部或心前区闷痛,并可引及左侧肩背或左臂内侧,常于劳累、饱餐、受寒、情绪激动后突然发作,历时较短,休息或用药后得以缓解。悬饮为胸胁胀痛,持续不解,多伴咳唾,转侧、呼吸时疼痛加重,肋间饱满,并有咳嗽、咳痰等肺系证候。

（四）其他

中医对于冠状动脉粥样硬化性心脏病的认识有着一个漫长的发展演变过程，"胸痹心痛"是现代中医的常用病名，古籍中还有"心痹""心掣""心疝"等病名表述其他的心痛症状。

1. 久心痛和卒心痛

《诸病源候论》将"久心痛"从"心痛"中提出时，相对应的是"真心痛"。久心痛，"是心之支别络脉，为风邪冷热所乘痛也"，其心痛"发作有时，经久不瘥"。本病病位在心之别络，病因为外邪侵袭，因其久延不愈，故名"久心痛"。宋代《圣济总录》鉴别了"卒心痛"和"久心痛"。"卒心痛者，本于藏府虚弱，寒气卒然客之，其状心如寒痛不得息"；久心痛，"由风冷邪气，乘于心之支别络，停滞不去，发作有时，故经久不差也"。综合历代相关论述，病位而言，卒心痛在手少阴之络，久心痛在心之支别络；主症均为心痛；其主要区别在于发病的缓急，卒心痛突然作痛，久心痛发作有时、经久不愈。

后世"卒心痛"和"久心痛"概念应用不广泛，但相关论述于现代临床可对应于冠心病心绞痛急性发作期和慢性缓解期参考。《圣济总录》治疗久心痛治法包括温阳行气、活血化瘀等；《太平惠民和剂局方》有以苏合香丸为首的"治一切气"方剂，苏合香丸治疗"疰忤鬼气卒心痛"，为芳香温通法的代表；《世医得效方·心痛》之"卒痛"所列方剂为鸡舌香散、玄胡索散、木香匀气散、苏合香散、仓卒散，也大量应用芳香类药物。

2. 痞

痞证是以自觉心下痞塞，胸膈胀满，触之无形，按之柔软，压之无痛为主要症状的病证。《证治准绳》考证，"痞"，病脏在心、脾，病理因素为"火"与"湿"，"伤其阳则火怫郁而血凝，伤其阴则土壅塞而湿聚"，治疗当"随机应变"。《证治准绳》从症状比较"痞"和"胸痹"，"心下满而不痛为痞，心下满而痛为胸痹"；《临床指南医案》从病机比较，胸痹"有暴寒郁结于胸者，有火郁于中者，有寒热互郁者，有气实填胸而痞者，有气衰而成虚痞者，亦有肺胃津液枯涩，因燥而痞者，亦有上焦湿浊弥漫而痞者"，胸痹只是"因胸中阳虚不运，久而成痹"。"痞"与"胸痹"有并见者，《金匮要略》论"胸痹，心中痞，留气结在胸，胸满，胁下逆抢心，枳实薤白桂枝汤主之，人参汤亦主之"。

3. 心痹

"脉不通，烦则心下鼓，暴上气而喘，嗌干善噫，厥气上则恐"（《素问·痹论》）；现多认为心痹是风寒湿等邪气侵犯血脉闭阻于心的一类病证，而认为与风湿性心脏病等关系密切。但《圣济总录》论心痹的附方中，症状多以心神异常为主要症状,如犀角散"治心痹精神恍惚,恐畏闷乱,不得睡卧,志气不定,言语错误",秦艽汤见"恍惚不乐,身体强直,面目变色",茯神汤"治心痹神思昏塞,四肢不利,胸中烦闷,时复恐悸"。

4.心掣

心掣,即有牵引紧缩感,甚则作痛,古书从手少阳三焦经分析,如"夫心,君火也,三焦,相火也。盖人气血和平,三焦升降则神明泰定。三焦既病,故上咳下泄少气,致心火胥应而不宁。其动若掣者,乃其证也"(《圣济总录》)。

5.心疝

心疝,首见于《素问·脉要精微论》,症见心脉急,少腹有形。《诸病源候论》详细论述:"疝者,痛也。由阴气积于内,寒气不散,上冲于心,故使心痛,谓之心疝也。其痛也,或如锥刀所刺,或阴阴而疼,或四肢逆冷,或唇口变青,皆其候也。"心不受邪,故心病传于所合之小肠腑,而为疝而痛,但心疝者,"当兼心气以治之"(《圣济总录》)。现代医学认为其多属于消化内科或外科等范畴。

第四节　冠心病的辨证分型

冠心病心绞痛为本虚标实之证,虚实夹杂,发作期以标实为主,缓解期以本虚为主。其治疗原则应先治其标,后治其本,先予祛邪,再予扶正,必要时根据虚实标本的主次,兼顾同治。标实以气滞、寒凝、痰浊、血瘀为主,本虚为气血阴阳亏虚。现分型如下:

一、气滞

病因:多因情志不舒或突然精神刺激以及其他病邪的侵扰而发病。

主证:胸胁胀满,胸部胀痛,胸闷善太息,情志抑郁易怒,常随情志因素而增减,舌红苔薄白,脉弦。

病机:气机郁滞,则胸闷或胸胁胀满疼痛,善太息。肝气郁滞,情志不畅,则精神抑郁,气郁化火,肝失柔顺之性,则急躁易怒。

转化:情志不遂,肝郁日久化火,而见胸闷灼热胀痛,面红耳赤,口苦咽干,不眠或噩梦纷纭,便干尿黄。舌红苔黄,脉弦滑。气郁化火,耗伤肝阴,则出现头晕耳鸣,双目干涩,面部烘热,五心烦热,潮热盗汗,舌红少津,脉弦细数。气滞血瘀者则出现胸胁刺痛,入夜尤甚,口唇青紫,舌暗有瘀斑,脉沉涩。

兼证:肝气犯胃者,症见呃逆,嗳气,恶心呕吐,脘腹胀满。木克脾土,脾失健运则食欲缺乏,腹痛泄泻,舌淡苔白。

治法:疏肝理气为主。

常用药物:柴胡、枳壳、白芍、木香、青皮、陈皮、香附疏肝理气,元胡、郁金理气活血解郁。白芍还可以滋阴柔肝。

常用方剂:四逆散(《伤寒论》柴胡、枳实、芍药、甘草),柴胡疏肝散(《景岳全书》柴胡、芍药、枳壳、川芎、香附、陈皮、甘草),金铃子散(《太平圣惠方》金铃子、元胡),逍遥散(《和剂局方》柴胡、白术、白芍、当归、茯苓、薄荷、炙甘草、煨姜),苏合香丸(《和剂局方》白术、木香、犀角、香附、朱砂、诃子、白檀香、沉香、安息香、麝香、丁香、荜拔、龙脑、乳香、苏合香油)。

临床应用:肝气郁结者,可用四逆散、柴胡疏肝散或逍遥散;气郁化火者加黄连、栀子;郁火伤阴者,加知母、生地;气郁痰阻者加瓜蒌、半夏、天竺黄;胸痛较重者,多挟瘀血,加丹参、川芎、檀香、赤芍;肝气犯胃者可加旋覆花、半夏、代赭石;木克脾土者,可加白术、陈皮、茯苓或改用逍遥散;若疼痛剧烈,身寒肢冷,喘息不得卧,脉沉紧,为胸痹之重证,宜用苏合香丸,以芳香温通而止疼痛。

二、寒凝

病因:多因外寒侵袭,或进生冷食物而发病。

主证:胸痛彻背,遇寒痛甚,胸闷气短,舌淡苔白,脉沉弦。

病机:寒凝气滞,闭阻胸阳,则胸闷胸痛,遇寒加重。

转化:寒为阴邪,易伤阳气,胸阳不足,阴寒较盛则见身寒肢冷,喘息不得卧,舌淡苔白,脉弦紧。

治法:温经散寒,通络止痛。

常用药物:桂枝、附子、细辛、肉桂、薤白、乌头、通草、干姜、檀香,其中桂枝、附子、薤白辛温通阳,开痹散寒,檀香理气温中,细辛止痛。

常用方剂:瓜蒌薤白白酒汤(《金匮要略》瓜蒌、薤白、白酒),乌头赤石脂丸(《金匮要略》蜀椒、乌头、炮附子、干姜、赤石脂),当归四逆汤(《伤寒论》当归、芍药、桂枝、细辛、炙甘草、大枣、通草),细辛散(《备急千金方》细辛、甘草、枳实、生姜、白术、地黄、桂心、茯苓)。

临床应用:常用瓜蒌薤白白酒汤加减;若病情较重者,用乌头赤石脂丸;血虚寒凝者,用当归四逆散。

三、痰浊

病因:多因饮食不节、过食肥甘或嗜酒成癖而发病。

主证:胸闷如窒而痛,或痛引肩背,形体肥胖,痰多,肢体沉重,舌淡苔白腻,脉滑。

病机:脾胃损伤,运化失健,聚湿成痰,痰阻脉络,胸阳失展,而致胸闷胸痛。痰浊痹阻肢体脉络,而肢体沉重。

转化:痰从热化,痰热内扰,胃失和降,则可见食少泛恶,善惊痰多,舌苔黄腻,脉滑数。痰从寒化,脾阳不振,则倦怠乏力,脘腹痞满,纳呆泄泻,舌淡苔白,边有齿痕,脉细弱。

治法:通阳泄浊,豁痰开结。

常用药物:瓜蒌、薤白、白蔻、橘红开胸中之痰结,清半夏化痰降逆,石菖蒲、天竺黄清化热痰。

常用方剂:瓜蒌薤白半夏汤(《金匮要略》瓜蒌、薤白、半夏、白酒),橘枳姜汤(《金匮要略》橘皮、枳实、生姜),二陈汤(《和剂局方》半夏、陈皮、茯苓、炙甘草),温胆汤(《千金方》半夏、橘皮、茯苓、甘草、枳实、竹茹、生姜、茯苓)。

临床应用:瓜蒌薤白半夏汤为痰浊内阻的基本方。二陈汤用于痰湿盛者,橘枳姜汤用于痰饮阻胃者,温胆汤用于痰热内扰者,有清利痰热之功。

四、血瘀

病因:寒邪入于经脉,血为之凝涩不行;肝气郁结,疏泄不利,血运受阻;痰饮内阻,脉道不利,血运迟缓,而发病。

主证:胸部刺痛,固定不移,入夜尤甚,心悸不宁,舌暗有瘀斑、瘀点,脉沉涩。

病机:血行瘀滞,不通则痛;心神失养,而心悸不宁。血为阴邪,入夜尤甚。

治法:活血化瘀,通络止痛。

常用药物:丹参、川芎、当归、赤芍、郁金、桃仁、红花、五灵脂、元胡活血化瘀,三棱、莪术、血竭、乳香、没药破血逐瘀。

常用方剂:丹参饮(《医宗金鉴》丹参、檀香、砂仁),血府逐瘀汤(《医林改错》当归、生地、红花、桃仁、枳壳、赤芍、川芎、柴胡、桔梗、牛膝、甘草),失笑散(《和剂局方》蒲黄、五灵脂)。

临床应用:一般血瘀可用丹参饮,气滞血瘀用血府逐瘀汤。

五、心肾阳虚

病因:心气虚或年老体衰,胸阳不足而致病。

主证:胸闷气短,甚则胸痛彻背,畏寒肢冷,腰酸乏力,心悸汗出,舌淡白或紫暗,脉沉细。

病机:心肾阳虚,行血无力,聚湿生痰,脉络不通,则胸闷胸痛。阳气亏虚无以荣养,而畏寒肢冷,心悸乏力,汗液不得收敛。

转化:肾阳虚,脾阳失于温煦,脾阳虚则可出现脘腹胀满,纳呆泄泻,神疲乏力,恶心吐涎。肾阳虚衰,不能制水,水气凌心,症见心悸喘息,不能仰卧,小便短少,肢体水肿。心肾阳虚进一步发展可出现大汗出,四肢厥冷,面色唇甲青紫等心阳欲脱之危候。

治法:益气温阳。

常用药物:人参、桂枝、荜拔、甘草温通心阳,附子、肉桂、熟地、杜仲、补骨脂、肉苁蓉补肾阳,龙骨、牡蛎回阳固脱。

常用方剂:桂枝甘草汤(《伤寒论》桂枝、甘草),真武汤(《金匮要略》炮附子、白术、茯苓、芍药、生姜),人参汤(《金匮要略》人参、甘草、干姜、白术),右归饮(《景岳全书》熟地、山萸肉、栀子、山药、杜仲、附子、肉桂、甘草),参附汤(《妇人大全良方》人参、熟附子、大枣、生姜)。

临床应用:比较常用桂枝甘草汤、右归饮;心阳欲脱时用参附汤;肾阳虚衰,水气凌心用真武汤。

六、气阴两虚

病因:年老体弱或患病日久而致。

主证:胸闷隐痛,时作时止,心悸气短,倦怠懒言,面色少华,头晕目眩,遇劳加重,腰酸耳鸣,五心烦热,盗汗,舌红苔薄白,脉细弱无力。

病机:气阴两虚,心神失养,则心胸隐痛或闷痛,心悸;不能上养清窍,濡养腰膝,则头晕目眩,耳鸣腰酸;虚火上扰,心神不宁,故失眠多梦。

治法:益气养阴。

常用药物:沙参、玉竹、麦冬、花粉、五味子补养心阴,生地、枸杞、山萸肉滋补肾阴,西洋参、黄精益气养阴。

常用方剂:生脉散(《内外伤辨惑论》人参、麦冬、五味子),炙甘草汤(《伤寒论》人参、桂枝、生姜、阿胶、生地、麦冬、火麻仁、大枣),天王补心丹(《校注妇人良方》党参、玄参、丹参、茯苓、桔梗、远志、五味子、当归、麦冬、天冬、酸枣仁、柏子仁、生地)。

临床应用:生脉散为气阴两虚型的常用方剂;炙甘草汤可益气养血,滋阴复脉;天王补心丹多用于偏心肾阴虚者。

第八章 冠心病的中医治疗

第一节 冠心病的辨证要点

一、辨证要点

（一）辨标本虚实

冠心病总属本虚标实之证,应首先辨别虚实,分清标本。标实应区别气滞、痰浊、血瘀、寒凝的不同。本虚又应区别阴阳气血亏虚的不同。

标实者:闷重而痛轻,兼见胸胁胀满,善太息,憋气,苔薄白,脉弦者,多属气滞;胸部窒闷而痛,伴唾吐痰涎,苔腻,脉弦滑或弦数者,多属痰浊;胸痛如绞,遇寒则发,或得冷加剧,伴畏寒肢冷,舌淡苔白,脉细,为寒凝心脉所致;刺痛,固定不移,痛有定处,夜间多发,舌紫暗或有瘀斑,脉结代或涩,由心脉瘀滞所致。

本虚者:心胸隐痛而闷,因劳累而发,伴心慌、气短、乏力,舌淡胖嫩,边有齿痕,脉沉细或结代者,多属心气不足;若绞痛兼见胸闷气短,四肢厥冷,神倦自汗,脉沉细,则为心阳不振;隐痛时作时止,缠绵不休,动则多发,伴口干,舌红而少苔,脉沉细而数,则属气阴两虚表现。

（二）辨病情轻重

疼痛持续时间短暂,瞬息即逝者多轻;持续时间长,反复发作者多重;若持续数小时甚至数日不休者,常为重症或危候。一般疼痛发作次数与病情轻重程度呈正比,即偶发者轻,频发者重。但亦有发作次数不多而病情较重的情况,必须结合临床表现,具体分析判断。疼痛遇劳发作,休息或服药后能缓解者为顺症;服药后难以缓解者常为危候。

（三）辨疼痛部位

疼痛部位局限于胸胁,多为气滞或血瘀;放射至肩背、咽喉、脘腹甚至上肢、手指者,为瘀阻较著;胸痛彻背、背痛彻心者,多为寒凝心脉或阳气暴脱,病情危重。

二、治疗原则

针对本病本虚标实,虚实夹杂,发作期以标实为主,缓解期以本虚为主的病机特点,其治疗应先治其标,后治其本,先从祛邪入手,然后再予扶正,必要时可根据虚实标本的主次,兼顾同治。标实当泻,针对气滞、血瘀、寒凝、痰浊而理气、活血、温通、化痰,尤重活血通脉之法;本虚宜补,权衡心之气血阴阳之不足,有无兼见肺、肝、脾、肾脏之亏虚,调补阴阳气血,纠正脏腑之偏衰,尤应重视补益心气之不足。补虚与祛邪的目的都在于使心脉气血流通,通则不痛,故活血通脉法在不同的证型中,可视病情随证配合。

第二节 冠心病的证治分类

一、心血瘀阻证

症状:心胸疼痛剧烈,如刺如绞,痛有定处,入夜尤甚,甚则心痛彻背,背痛彻心,或痛引肩背,伴有胸闷,日久不愈,可因暴怒、劳累而加重,舌质暗红,或紫暗,有瘀斑,舌下瘀筋,苔薄,脉弦涩或结、代。

证机分析:气行则血行,各种原因导致气机失畅,则气滞血瘀,心脉痹阻,故见胸前刺痛,固定不移,舌质紫暗有瘀斑,脉涩,均为心血瘀阻之象。

治法:活血化瘀,通脉止痛。

方药:血府逐瘀汤加减。本方祛瘀通脉,行气止痛,用于胸中瘀阻,血行不畅,心胸疼痛,痛有定处,胸闷心悸之胸痹。本方由桃红四物汤合四逆散加牛膝、桔梗组成,以桃仁、红花、川芎、赤芍、牛膝活血祛瘀而通血脉;柴胡、桔梗、枳壳、甘草调气疏肝;当归、生地补血调肝,活血而不耗血,理气而不伤阴。

加减:寒(外感寒邪或阳虚生内寒)则收引,气滞血瘀、气虚血行滞涩等都可引起血瘀,故本型在临床最常见,并在以血瘀为主症的同时出现相应的兼症。兼寒者,可加细辛、桂枝、肉桂等温通散寒之品;兼气滞者,可加沉香、檀香辛香理气止痛之品;兼气虚者,加黄芪、党参、白术等补中益气之品。若瘀血痹阻重证,表现胸痛剧烈,可加乳香、没药、郁金、延胡索、降香、丹参等加强活血理气止痛的作用。

活血化瘀法是胸痹心痛常用的治法,可选用三七、川芎、丹参、当归、红花、苏木、赤芍、泽兰、牛膝、桃仁、鸡血藤、益母草、水蛭、王不留行、丹皮、山楂等活血化瘀药物,但必须在辨证的基础上配伍使用,才能获得良效。另外,使用活血化瘀法时要注意种类、剂量,并注意有无出血倾向或征象,一旦发现,立即停用,并予相应处理。

二、气滞心胸证

症状:心胸满闷不适,隐痛阵发,痛无定处,时欲太息,遇情志不遂时容易诱发或加重,或兼有脘腹胀闷,得嗳气或矢气则舒,苔薄或薄腻,脉细弦。

证机分析:暴怒或忧愁思虑,致气机失畅,影响一身之气的运行,故见痛无定处,时欲太息,脘腹胀闷,得嗳气或矢气则舒,脉弦。

治法:疏肝理气,活血通络。

方药:柴胡疏肝散加减。本方疏肝理气,适用于肝气抑郁,气滞上焦,胸阳失展,血脉失和之胸胁疼痛等。本方由四逆散(枳实改枳壳)加香附、川芎、陈皮组成,四逆散能疏肝理气,其中柴胡与枳壳相配可升降气机,白芍与甘草同用可缓急舒脉止痛,加香附、陈皮以增强理气解郁之功,香附又为气中血药,川芎为血中气药,故可活血且能调畅气机。

加减:若兼有脘胀、嗳气、纳少等脾虚气滞的表现,可用逍遥散疏肝行气,理脾和血。若气郁日久化热,心烦易怒,口干,便秘,舌红苔黄,脉数者,用丹栀逍遥散疏肝清热。如胸闷心痛明显,为气滞血瘀之象,可合用失笑散,以增强活血行瘀、散结止痛之作用。

气滞心胸之胸痹心痛,可根据病情需要,选用木香、沉香、降香、檀香、延胡索、厚朴、枳实等芳香理气及破气之品,但不宜久用,以免耗散正气。如气滞兼见阴虚者,可选用佛手、香橼等理气而不伤阴之品。

三、寒凝心脉证

症状:卒然心痛如绞,或心痛彻背,背痛彻心,或感寒痛甚,形寒肢冷,甚则手足不温,心悸气短,冷汗自出,面色苍白,苔薄白,脉沉紧或沉细。多因气候骤冷或感寒而发病或加重。

证机分析:诸阳受气于胸而转于背俞,寒客背俞,气机阻滞,胸阳不运,故胸痛彻背,感寒尤甚,寒邪伤及阳气,故见面色苍白,形寒肢冷,苔薄白,脉弦、紧,均为阴寒凝结之征象。

治法:辛温散寒,宣通心阳。

方药:枳实薤白桂枝汤合当归四逆汤加减。两方皆能辛温散寒,助阳通脉。枳实薤白桂枝汤以瓜蒌、薤白通阳开痹,枳实、厚朴理气通脉,桂枝辛温散寒,全方重在通阳理气,用于胸痹阴寒证,见心中痞满,胸闷气短者;当归四逆汤以桂枝、细辛温散寒邪,通阳止痛,当归、芍药养血活血,芍药、甘草缓急止痛,通草通利血脉,大枣健脾益气,全方以温经散寒为主,用于血虚寒厥证,见胸痛如绞,手足不温,冷汗自出,脉沉细者。两方合用共呈辛温散寒,活血通痹之效。疼痛较著者,可加延胡索、郁金活血理气定痛。

加减:阴寒极盛之胸痹重证,可见疼痛剧烈,难以缓解,心痛彻背,背痛彻心,伴有身寒肢冷,气短喘息,脉沉紧或沉微者,可予乌头赤石脂丸以温阳逐寒止痛;若痛剧而四肢不温,冷汗自出,可舌下含化苏合香丸或冠心苏合香丸,芳香化浊,理气温通开窍,发作时可止痛。

阳虚之人,虚寒内生,阳虚卫外不固易感寒邪,而寒邪又可进一步耗伤阳气,故寒凝心脉时临床常伴阳虚之象,宜配合温补阳气之剂,以温阳散寒,不可一味应用辛温之品散寒祛邪,以免耗伤阳气。

四、痰浊闭阻证

症状:胸闷重而心痛轻,痰多气短,形体肥胖,肢体沉重,遇阴雨天而易发作或加重,伴有倦怠乏力,口黏,咯吐痰涎,恶心纳呆,便溏,舌胖大或有齿痕,苔白腻或白滑,脉滑。

证机分析:过食肥甘,损伤脾胃,致水湿运化功能失调,聚湿生痰,痰浊留踞心胸,痹阻胸阳,气机不畅,故胸闷,胁背、肩胛间痛,短气,喘促,痰浊中阻,清阳不能达于四肢,故肢体沉重,形体肥胖,苔厚腻,脉弦滑,均为痰浊之症。

治法:通阳泄浊,豁痰宣痹。

方药:瓜蒌薤白半夏汤加减。本方通阳行气,豁痰宽胸,用于痰阻气滞,胸阳痹阻者。方中瓜蒌涤痰散结,理气宽胸;薤白通阳散结,行气止痛;半夏理气化痰;白酒辛温通散,以增行气通阳之力。

加减:偏气滞者加枳实、陈皮行气;偏阳虚者加桂枝、干姜、细辛温阳散寒;痰浊壅盛者加石菖蒲、天南星化浊开窍。若痰浊郁而化热,可见痰黄,质黏稠,大便干,小便黄,舌苔黄腻或黄厚,脉滑数,宜黄连温胆汤加减,可加竹沥、天竺黄、桃仁。若痰热与瘀血互结为患,常配伍郁金、川芎理气活血,化瘀通脉。若痰浊闭塞心脉,猝然剧痛,可用苏合香丸芳香温通止痛。

由于脾为生痰之源,痰随气而升降,气顺则痰消,对痰浊痹阻型冠心病,临证处方时应适当配合健脾化湿、理气行滞之品,常用药物有茯苓、薏苡仁、苍白术、陈皮、厚朴、枳壳、佛手、木香等。

五、心肾阴虚证

症状：心胸憋闷或疼痛时作，或灼痛，或隐痛，心悸怔忡，虚烦不寐，腰膝酸软，头晕耳鸣，五心烦热，潮热盗汗，口燥咽干，大便干结，舌红少津，苔薄或剥落，脉细数或结代。

证机分析：年过半百，阴气不足，或过劳伤阴，暗耗阴血，心肾阴亏，水不济火，虚热内灼，故见心烦失眠，头晕耳鸣；血不养心，心脉失于濡养，故见胸闷心痛，舌红少津，脉细数，均为阴虚之症。

治法：滋阴清热，养心安神。

方药：天王补心丹加减。本方养心安神，治疗心肾两虚，阴虚血少者。方中以天冬、麦冬、生地、玄参滋阴清热；人参、五味子补气养阴，宁心安神；丹参、当归养血活血，使诸药补而不滞；柏子仁、酸枣仁补心血，养心神；茯苓、远志交通心肾；朱砂重镇安神；桔梗载药上行，直达病所，共奏滋阴清热，养血安神之效。

加减：若阴虚导致阴阳气血失和，心悸怔忡，脉结代者，用炙甘草汤，方中重用生地，配以阿胶、麦冬、麻仁滋阴补血，以养心阴；人参、大枣补气益胃，资脉之本源；桂枝、生姜以行心阳。诸药同用，使阴血得充，阴阳调和，心脉通畅。若头晕目眩，腰膝酸软，遗精盗汗症状明显，用左归饮加减滋阴补肾，填精益髓。若阴不敛阳，虚火内扰心神，心烦不寐，舌尖红少津者，可用酸枣仁汤清热除烦，养血安神，或黄连阿胶汤滋阴清火，宁心安神。如心肾真阴欲竭，不但要用大剂补阴之品，如太子参、西洋参、鲜生地、山萸肉等急救真阴，还应配伍乌梅肉、五味子、甘草等酸甘化阴。若出现阴虚阳亢，风阳上扰，可加珍珠母、磁石、琥珀、石决明、生龙骨、生牡蛎等重镇潜阳之品。

阴虚则热，临证处方应注重应用滋阴清热之品以降虚火，如麦冬、生地、玄参、知母、黄柏等；善补阴者必于阳中求阴，故补阴药中可少佐鹿角胶、菟丝子等以育阴以涵阳。

六、心肾阳虚证

症状：胸闷或心痛，心悸怔忡，气短自汗，喜温恶寒，四肢不温，面色㿠白，舌淡胖大或边有齿痕，苔白腻，脉沉细迟。

证机分析：年老体衰，或久病损伤，阳气虚衰，胸阳不振，气血瘀滞，心脉痹阻，心失濡养，故见胸闷胸痛，心悸怔忡；喜温恶寒，四肢不温，面色㿠白，舌淡胖大或边有齿痕，苔白腻，脉沉迟，均为阳虚之症。

治法:补肾温阳,振奋心阳。

方药:参附汤合桂枝甘草汤加减。前方大补元气,温补心阳,后方温振心阳。方中人参、附子大补元气,温补真阳;桂枝、甘草温阳化气,振奋心阳,两方共奏补肾温阳,温振心阳之功。

加减:若阳虚寒凝心脉,心痛较剧者,可酌加乌头、赤石脂、细辛、鹿角片、川椒、高良姜等。若阳虚水停,出现四肢肿胀者,可加茯苓、白术、生姜、干姜、黄芪、防己等。若阳虚兼气滞血瘀者,可选用沉香、降香、檀香、乳香、没药等辛温理气活血药物。若肾阳虚明显,症见腰膝冷痛,神倦肢寒,小便清长,可合肾气丸治疗,加肉桂、干姜、鹿角胶、菟丝子等温阳。若心肾阳虚导致水饮凌心射肺,出现水肿、喘促、心悸,用苓桂术甘汤温阳化气行水,可加附子、干姜补肾阳而祛寒邪,生姜温散水气。若心肾阳虚厥逆者,用四逆散加减以回阳救逆,可加人参大补元气。

善补阳者,必于阴中求阳,阳得阴助,则生化无穷,肾阳虚明显者可在方中加熟地、山萸肉、枸杞等滋阴益肾。

七、气阴两虚证

症状:心胸疼痛阵作,或隐痛,或灼痛,胸闷气短,心中动悸,动则加重,倦怠乏力,神疲懒言,面色少华,易出汗,口干多饮,舌质淡红或红,舌体瘦小或胖大,边有齿痕,苔薄白或剥落,脉细缓或细数。

证机分析:人四十,而阴气自半,心气不足,阴血亏虚,血行瘀滞,心脉痹阻,心失所养,故见疼痛阵作,或隐痛,或灼痛,心动悸;易出汗,口干多饮,舌质红,舌体瘦小,脉细缓或细数,均为气阴不足之象。

治法:益气养阴,活血通脉。

方药:生脉散合人参养荣汤加减。两方皆能补益心气。生脉散用人参大补元气,生津止渴;麦冬甘寒养阴,清热生津;五味子敛阴生津;一补一润一敛,共奏益气养阴之功,重在补心气,敛心阴,适用于心气不足,心阴亏耗者。人参养荣汤用人参、黄芪、茯苓、白术、甘草补中益气;熟地、白芍、当归养血活血;远志、五味子宁心安神;肉桂温补气血;陈皮理气健脾,使全方补而不滞,共奏益气养血,补心安神之功,适用于气血亏虚,心神不宁者。两方合用益气养血,活血通脉。

加减:若胸闷灼痛,口干咽干,潮热盗汗,心烦失眠,舌红少津,脉细数,为阴虚偏盛,可加太子参、生地、天冬、玄参、百合、石斛、炒枣仁、柏子仁等滋阴清热,养心安神之品。若胸闷隐痛,倦怠乏力,动则汗出,面色无华,舌淡红,胖大有齿痕,脉细缓,为气虚偏盛,可加党参、黄芪、大枣、炙甘草等补益心气,少佐肉桂,补少火而生气。兼气滞血瘀者,可加川芎、郁金、檀香、沉香、香附以行气活血;兼有痰浊者可加瓜蒌、半夏、陈皮、远志、石菖蒲、胆南星等化痰开窍;兼见心脾两虚者,可加白术、茯苓、茯神、远志、龙眼肉、炙甘草、大枣等补益心脾。

第三节　冠心病的其他中医疗法

一、中成药

治疗冠心病的中成药有很多,与口服中药汤剂相比,口服中成药更加简单、方便,患者的依从性更好,静脉用中成药起效更快,临床更适用于危重症患者。不同剂型中成药的应用更好地发挥了中医中药治疗冠心病的优势。中成药的应用只有经过中医辨证选择才能达到理想的疗效。

(一)心血瘀阻证

1. 注射用红花黄色素

药物组成:主要成分为红花黄色素;辅料为甘露醇。

功效主治:活血化瘀,通脉止痛。用于心血瘀阻引起的Ⅰ、Ⅱ、Ⅲ级的稳定型劳累性心绞痛。

用量用法:静脉滴注,注射用红花黄色素 100 mg 或 150 mg,加入 0.9% 氯化钠注射液 250 mL,静脉缓慢滴注(滴速不高于 30 滴/分),每日 1 次,14 日为一疗程。

2. 注射用血塞通

药物组成:主要成分为三七总皂苷。

功效主治:活血祛瘀,通脉活络。用于中风偏瘫、瘀血阻络及脑血管疾病后遗症、胸痹心痛、视网膜中央静脉阻塞属瘀血阻滞证者。

用量用法:静脉滴注,每次 200～400 mg,以 5% 或 10% 葡萄糖注射液 250～500 mL 稀释后缓慢滴注,每日 1 次;静脉注射,每次 200 mg,以 25% 或 50% 葡萄糖注射液 40～60 mL 稀释后缓慢注射,每日 1 次。糖尿病患者可用氯化钠注射液代替葡萄糖注射液稀释后使用。

3. 注射用血栓通

药物组成:三七总皂苷。

功效主治:活血祛瘀,通脉活络。治栓塞证。用于瘀血阻络、中风偏瘫、胸痹心痛及视网膜中央静脉阻塞症。

用量用法:静脉注射,每次 150 mg,用氯化钠注射液 30～40 mL 稀释,每日 1～2 次;静脉滴注,每次 250～500 mg,用 10％葡糖注射液 250～500 mL 稀释,每日 1 次;肌内注射,每次 150 mg,用注射用水稀释至 40 mg/mL,每日 1～2 次。

4.丹红注射液

药物组成:丹参、红花、注射用水。

功效主治:活血化瘀,通脉舒络。用于瘀血闭阻所致的胸痹及中风。

用量用法:肌内注射,每次 2～4 mL,每日 1～2 次;静脉注射,每次 4 mL,加入 50％葡萄糖注射液 20 mL 稀释后缓慢注射,每日 1～2 次;静脉滴注,每次 20～40 mL,加入 5％葡萄糖注射液 100～500 mL 稀释后缓慢滴注,每日1～2 次。

5.灯盏细辛注射液

药物组成:灯盏细辛单味草药经提取制成的灭菌水溶液。

功效主治:活血化瘀,通经活络。用于瘀血阻滞所致中风偏瘫、胸痹心痛。

用量用法:肌内注射,每次 4 mL,每日 2～3 次;静脉注射,每次 20～40 mL,每日 1～2 次,用 0.9％氯化钠注射液 250～500 mL 稀释后缓慢滴注。

6.血栓通胶囊

药物组成:三七总皂苷。

功效主治:活血祛瘀,通脉活络。用于脑络瘀阻引起的中风偏瘫;心脉瘀阻引起的胸痹心痛。

用量用法:口服,每次 1～2 粒,每日 3 次。

7.血塞通软胶囊

药物组成:含三七皂苷。

功效主治:活血祛瘀,通脉活络。用于瘀血闭脉络证的中风中经络恢复期,或用于心血瘀阻型冠心病心绞痛。

用量用法:口服,每次 2 粒,每日 2 次。

8.冠心舒通胶囊

药物组成:广枣、丹参、丁香、冰片、天竺黄。

功效主治:活血化瘀,通经活络,行气止痛。用于胸痹心血瘀阻证。

用量用法:口服,每次 3 粒,每日 3 次。

9.地奥心血康软胶囊

药物组成:薯蓣科植物黄山药或穿龙薯蓣的根茎提取物。

功效主治:活血化瘀,行气止痛,扩张冠脉血管,改善心肌缺血,用于预防和治疗冠心病心绞痛。

用量用法:口服,每次 1~2 粒,每日 3 次,饭后服用。

(二)气滞血瘀证

1.血府逐瘀胶囊

药物组成:当归、地黄、桃仁、红花、赤芍、牛膝、川芎、柴胡、桔梗、枳壳、甘草共 11 味。

功效主治:活血祛瘀,行气止痛。用于瘀血内阻证之冠心病心绞痛、血管及外伤性头痛。

用量用法:口服,每次 6 粒,每日 2 次。

2.银丹心脑通软胶囊

药物组成:银杏叶、丹参、灯盏细辛、绞股蓝、山楂、大蒜、三七、天然冰片。

功效主治:活血化瘀,行气止痛,消食化滞。用于气滞血瘀引起的胸痹、冠心病心绞痛、高脂血症、脑动脉硬化、脑中风及其后遗症。

用量用法:口服,每次 2~4 粒,每日 3 次。

3.心可舒片

药物组成:丹参、葛根、三七、山楂、木香。

功效主治:活血化瘀,行气止痛。用于气滞血瘀,心脉闭阻所致的胸痹、心悸。

用量用法:口服,每次 4 片,每日 3 次。

4.麝香保心丸

药物组成:人工麝香、人参提取物、人工牛黄、肉桂、苏合香、蟾酥、冰片。

功效主治:芳香温通,益气强心。用于气滞血瘀所致的胸痹。

用量用法:口服,每次 1~2 丸,每日 3 次。

5.养心达瓦依米西克蜜膏

药物组成:成分为麝香、檀香、珍珠、熏鲁香、肉桂、牛舌草花、蚕茧、沉香、西红花、盒果腾、天竺黄、苹果、紫檀香、芜荑子、玫瑰花、豆蔻、小檗果、大叶补血草、马齿苋子、松罗、欧矢车菊根、金箔、银箔、琥珀、香青兰等 26 味名贵中药。

功效主治:活血化瘀,通络止痛,镇静安神,补脑强心。临床广泛用于心胸作痛、心悸、胃虚、视弱及神经衰弱。

用量用法:口服,每次 3 g,每日 2 次。

（三）寒凝心脉证

1.冠心苏合丸

药物组成:麝香、朱砂、白术、诃子、荜茇、沉香、生香附、丁香、安息香、乳香、冰片、苏合香、水牛角、檀香。

功效主治:理气,宽胸,止痛。主治寒凝气滞、心脉不通所致的胸痹。

用量用法:含服或吞服,每次 2 粒,每日 1～3 次。

（四）痰浊闭阻证

1.丹蒌片

药物组成:瓜蒌皮、薤白、葛根、川芎、丹参、赤芍、泽泻、黄芪、骨碎补、郁金。

功效主治:宽胸通阳,化痰散结,活血化瘀。用于痰瘀互结所致的胸痹心痛。

用量用法:口服,每次 5 片,每日 3 次,饭后服用。

（五）心肾阴虚证

1.心元胶囊

药物组成:制何首乌、灵芝、丹参、生地黄、麦冬。

功效主治:滋肾养心,活血化瘀。用于胸痹心肾阴虚、心血瘀阻证。

用法:口服,每次 4 粒,每日 3 次。

2.天王补心丹

药物组成:生地黄、茯神、当归、远志、柏子仁、天门冬、麦门冬、党参、五味子、酸枣仁、丹参、桔梗、玄参、朱砂。

功效主治:补气养血。主治心肾失调所致的心悸怔忡,失眠多梦。

用法:口服,每次 1 丸,每日 2 次。

（六）心肾阳虚证

1.参附注射液

药物组成:人参、附子。

功效主治:回阳救逆,益气固脱。用于阳气暴脱的厥脱证(感染性、失血性、失液性休克等),也可用于阳虚(气虚)所致的惊悸、怔忡、喘咳、胃痛、泄泻等。

用量用法:肌内注射,每次 2～4 mL,每日 1～2 次;静脉滴注,每次 20～100 mL,用 5％～10％ 葡萄糖注射液 250～500 mL 稀释后使用;静脉推注,每次 5～20 mL,用 5％～10％葡萄糖注射液 20 mL 稀释后使用。

冠心病急性发作时病情重、变化快,易恶化为真心痛,疼痛往往是令患者感到最痛苦的症状,剧烈的疼痛可危及生命。因此,在急性发作期应以消除疼痛为首要任务,中医药能够有效缓解胸痛症状,改善心功能和减少不良事件的发

生。病情严重者,应积极配合西医救治。可以缓解疼痛的常用中成药有以下几种:

(1)速效救心丸(川芎、冰片等)。每日 3 次,每次 4～6 粒含服,急性发作时每次 10～15 粒。功效为活血理气,增加冠脉流量,缓解心绞痛,治疗冠心病胸闷憋气、心前区疼痛。

(2)苏合香丸(《太平惠民和剂局方》)。每服 1～4 丸,疼痛时用。功效为芳香温通,理气止痛,治疗胸痹心痛,寒凝气滞证。

(3)苏冰滴丸(苏合香、冰片)。含服,每次 2～4 粒,每日 3 次。功效为芳香开窍,理气止痛,治疗胸痹心痛,真心痛属寒凝气滞证。

(4)冠心苏合丸(苏合香、冰片、朱砂、木香、檀香)。每服 1 丸(3 g)。功效为芳香止痛,用于胸痹心痛气滞寒凝者,亦可用于真心痛。

(5)寒证心痛气雾剂(肉桂、香附等)。温经散寒,理气止痛,用于心痛苔白者,每次舌下喷雾 1～2 次。

(6)热证心痛气雾剂(丹皮、川芎等)。凉血清热,活血止痛,用于心痛苔黄者,每次舌下喷雾 1～2 次。

(7)麝香保心丸(麝香、蟾酥、人参等)。芳香温通,益气强心,每次含服或吞服 1～2 粒。

(8)活心丸(人参、灵芝、麝香、熊胆等)。养心活血,每次含服或吞服1～2 丸。

(9)心绞痛宁膏(丹参、红花等)。活血化瘀,芳香开窍。敷贴心前区。配合选用川芎嗪注射液、丹参注射液、生脉注射液静脉滴注。

二、单方验方

(一)定心汤

组成:西洋参 10 g,酸枣仁 15 g,丹参 15 g,枳壳 10 g。

功效主治:益气活血,养心安神。用于冠心病气虚血瘀型,症见胸痛胸闷,以胸痛胸闷遇劳加重或诱发为特点,心悸气短,乏力,身倦懒言,自汗,面色淡白或晦暗,舌胖淡暗,脉沉涩。

用法:水煎服。每日 1 剂,水煎 2 次,取汁 400 mL,分 2 次温服。4 周为一个疗程。

附记:临证应用,可随证加减:①心气虚加黄芪 18 g,玉竹 15 g,炙甘草 10 g,龙齿(先煎)30 g;②心阴虚加百合 15 g,麦冬 15 g,龙眼肉 15 g,当归 10 g,紫贝齿(先煎)20 g;③阴虚火旺加苦参 15 g,黄连 10 g,茵陈 10 g,栀子 10 g,牡蛎(先煎)30 g;④阴虚阳亢加黄芩 10 g,夏枯草 15 g,天麻 15 g,龟甲(先煎)15 g;⑤心阳不振加淫羊藿 10 g,灵芝 15 g,白术 10 g;⑥心血瘀阻加川芎 15 g,赤芍 10 g,红花 10 g,葛根 15 g,琥珀 1 g(冲);⑦痰湿阻络加茵陈 10 g,郁金 10 g,瓜蒌 15 g,决明子 15 g,绞股蓝 30 g。

(二)参七散

组成:西洋参、三七、鸡内金各等份。

功效主治:养阴益气,活血祛痰。用于冠心病(气阴两虚、心血瘀阻型),症见胸闷,心胸隐痛、闷痛或刺痛,心悸气短,头晕耳鸣,口干,腰膝酸软,夜尿频数,或伴有面色晦暗、夜卧不安,舌质紫暗或有瘀斑,或舌红无苔,脉沉细数无力,尺寸脉弱。

用法:上药共研细末,贮瓶备用。每次服 2 g,口服 3 次,空腹温开水送下。

(三)瓜蒌薤白汤

组成:瓜蒌 30 g,薤白 15 g,白酒 30 mL。

功效主治:温阳宽胸,豁痰理气。用于冠心病(心阳不振、痰湿闭阻型),症见胸痛以闷痛为特点,头晕多寐,身体困重,倦怠乏力,痰多体胖,大便黏腻不爽,舌苔厚腻,脉滑。

用法:水煎服。每日 1 剂,水煎 2 次,取汁混匀,代茶饮用。

(四)山楂益母汤

组成:山楂 20 g,益母草 10 g,茶叶 5 g。

功效主治:活血化瘀。用于冠心病(心血瘀阻型),症见胸痛以固定性疼痛、刺痛或夜间痛甚为特点,面色紫暗,肢体麻木,口唇发绀或暗红,舌质暗红或紫暗,舌体有瘀点瘀斑,舌下脉络紫暗,脉涩或结代。

用法:将上药放入杯中,用沸水冲泡即可。每日 2 剂,代茶饮用。

(五)蒲灵汤

组成:五灵脂、蒲黄各 6 g。

功效主治:活血化瘀。用于冠心病(气滞血瘀、脉络瘀阻型),症见胸痛以胸闷胀痛、多因情志不遂诱发为特点,脘腹、胸胁胀闷疼痛,得嗳气或矢气则舒,善太息,舌紫或暗红,脉弦。

用法:将上药研为粗末,放入杯中,用沸水冲泡。每日 1 剂,代茶饮用。

(六)参麦活血汤

组成:党参 15 g(人参 9 g),麦冬 12 g,五味子 5 g,瓜蒌皮 15 g,桂枝 8 g,丹参 15 g,川芎 15 g,赤芍 15 g,莪术 15 g,红花 10 g。

功效主治:温阳益气,活血通脉。用于冠心病心绞痛(气阴两虚、痰阻血瘀型），症见胸闷，心胸闷痛、隐痛或刺痛，心悸气短，头晕耳鸣，口干，腰膝酸软，或伴有面色晦暗、夜卧不安，舌质紫暗或有瘀斑，或舌红无苔，脉沉细数无力。

用法：水煎服。每日 1 剂，日服 2 次。

（七）胸痹验方

组成：瓜蒌 15 g，薤白 10 g，枳壳 10 g，红花 6 g，茜草 10 g，牛膝 15 g。

功效主治：通阳散结，化瘀开痹。用于冠心病（痰阻血瘀证），症见胸闷，心胸闷痛或刺痛，心悸气短，身体困重，倦怠乏力，痰多体胖，或伴有面色晦暗，舌质紫暗或有瘀斑，舌苔厚腻，脉弦滑。

用法：水煎服。每日 1 剂，日服 2 次。

三、敷贴疗法

敷贴疗法属于中医外治法，是将一定的药物贴在某些特定的穴位上，通过药物与穴位的共同作用达到治疗疾病的目的。冠心病患者可选用具有行气活血作用的药物，如降香、檀香、川芎、元胡、丹参、郁金、木香、当归、红花等。根据不同的证型可辨证加减，如气虚者酌加补气药，如党参、黄芪、红景天等；气滞明显者加理气药，如枳壳、厚朴、桔梗等；痰浊明显者加化痰药，如竹茹、胆南星、半夏等；阴虚明显者加养阴药，如太子参、麦冬、五味子等。通用的穴位：内关穴、膻中穴、心俞穴。气虚者可配伍气海、神阙、足三里；痰湿明显可配伍丰隆、足三里；阴虚明显可配伍三阴交、涌泉、太溪；瘀血明显可配伍膈俞、血海。

附：真心痛的治疗

真心痛是胸痹进一步发展的严重病证，其特点为剧烈而持久的心前区或胸骨后疼痛，伴心悸、水肿、肢冷、喘促、汗出、面色苍白等症状，甚至危及生命。《黄帝内经》中虽无"胸痹"之名，但对"真心痛"已有记载。《灵枢·厥病》中有"真心痛，手足青至节，心痛甚，旦发夕死，夕发旦死"。说明了真心痛病情重，进展快，致死率高。临床上单纯采用西医西药治疗，虽能缓解疼痛，但复发率高。在心脏急症的救治过程中，应用中医中药理论等相互配合治疗，能有效缓解各种急性症状，并有效控制并发症的出现，从而取得良好的疗效。

（一）病因病机

本病发病原因与年老体衰、阳气不足、七情内伤、气滞血瘀、过食肥甘或劳倦伤脾、痰浊化生、寒邪侵袭、血脉凝滞等因素有关。其病机为本虚标实，其中本虚是发病基础，标实是发病条件。如寒凝气滞，血瘀痰浊，闭塞心脉，心脉不通，则出现心胸疼痛（心绞痛），严重者部分心脉突然闭塞，气血运行中断，可见心胸猝然大痛，而发为真心痛（心肌梗死）。若心气不足，运血无力，心脉瘀阻，心血亏虚，气血运行无力，可见心动悸，脉结代；若心肾阳虚，水邪泛滥，水饮凌心射肺，可出现心悸、水肿、喘促（心力衰竭），或亡阳厥脱、亡阴厥脱（心源性休克），或阴阳俱脱，最后导致阴阳离决。总之，本病病位在心，其本在肾，总的病机为本虚标实，而在急性期则以标实为主。

（二）真心痛的诊断与临床表现

本证的诊断主要是根据临床表现：膻中或左胸膺部突然或持续性疼痛，可表现为闷痛、隐痛、刺痛、灼痛、绞痛等，常牵及肩、臂内侧、心窝部。多伴有胸闷、心悸、气短等，常可因情绪激动、气候突变、饮食劳倦等而诱发。《素问·藏气法时论》曰："心痛者，胸中痛，胁支满，胁下痛，膺背肩胛痛，两臂内痛。"

临床对真心痛的诊断要点可归纳为以下几点：

1. 临床症状

胸骨后或心前区突然剧烈绞痛或有压迫感，甚则持续不解，痛引肩背及上脘，伴有气短，喘息不得卧，心悸不安，严重时并见汗出肢冷，面白唇紫，手足青至节，脉微细或结代等危重症候。多见于中、老年人，多数患者有先兆症状。疼痛部位和性质与胸痹相同，程度较重，持续时间较长，休息和含用药物多不能缓解。

2. 心电图改变

心绞痛发作时，心电图呈明显的 ST 段压低与 T 波倒置，发作后可恢复；心肌梗死患者心电图表现为早期 ST 段抬高与 T 波融合形成单向曲线，以后出现病理性 Q 波。

3. 实验室检查

心肌梗死时白细胞增高，中性粒细胞增多，嗜酸性粒细胞减少；血沉加快，谷草转氨酶升高。心绞痛时则无明显改变。心痛是真心痛最早出现、最为突出的症状，其疼痛剧烈，难以忍受，且范围广，持续时间长久，患者常有恐惧、濒死感。根据祖国医学"急则治其标，缓则治其本"的原则，发作时可选择有速效止痛之作用的药物，以迅速缓解疼痛症状。疼痛缓解后予以辨证施治，可有效地预防真心痛再次发作。

真心痛发作时应用宽胸气雾剂口腔喷雾给药，或舌下含服复方丹参滴丸，或速效救心丸，或麝香保心丸，起效迅速，可缓解疼痛症状。另外，要给予合理护理，卧床休息，低流量给氧，保持情绪稳定，清淡易消化饮食，忌饱食，保持大便通畅。必要时采用中西医结合治疗。

真心痛疼痛缓解后辨证施治首先应分清标本虚实,标实多为寒凝气滞、血瘀痰浊,本虚多为心气不足、心肾阳虚、阴阳虚脱等。实证以温通心阳、行气止痛、活血化痰为法;虚证以益气回阳、扶正固脱为本。

(三)证治分类

1.气虚血瘀证

症状:心胸刺痛,胸部闷滞,动则加重,伴短气乏力,汗出心悸,舌体胖大,边有齿痕,舌质黯淡或有瘀点瘀斑,舌苔薄白,脉弦细无力。

治法:益气活血,通脉止痛。

方药:保元汤合血府逐瘀汤加减。保元汤以温补心气为主;血府逐瘀汤行气活血,祛瘀止痛。人参、黄芪补益心气;桃仁、红花、川芎活血化瘀;丹参、赤芍、当归养血活血;柴胡、枳壳、桔梗理气宽胸;甘草调和诸药,共奏补气活血,祛瘀止痛之功。

加减:瘀血刺痛明显者,加莪术、延胡索,另外可吞服三七粉;口干、舌红者,加麦冬、生地清热养阴;舌淡、肢冷者,加肉桂、仙灵脾温阳;痰热内蕴者,加黄连、瓜蒌、半夏清热化痰。

2.寒凝心脉证

症状:胸痛彻背,胸闷气短,心悸不宁,神疲乏力,形寒肢冷,舌质淡黯,苔白腻,脉沉无力,迟缓或结代。

治法:温补心阳,散寒通脉。

方药:当归四逆汤加味。芍药养血合营;桂枝、附子温经散寒;细辛散寒,除痹止痛;人参、甘草益气健脾;通草、三七、丹参通行血脉。

加减:寒象明显者,加干姜、肉桂、高良姜等;气滞明显者,加檀香、降香、枳壳等;痛剧者急予苏合香丸之类。

3.正虚阳脱证

症状:心胸绞痛,胸中憋闷,或有窒息感,喘促不宁,心慌,面色苍白,大汗淋漓,烦躁不安,或表情淡漠,重则神志昏迷,四肢厥冷,口开目合,手撒遗尿,脉疾数无力,或脉微欲绝。

治法:回阳救逆,益气固脱。

方药:四逆加人参汤加减。红参大补元气;附子、肉桂温阳;山萸肉、龙骨、牡蛎固脱;玉竹、炙甘草养阴益气。

加减:阴竭阳亡合生脉散。并可急用独参汤灌胃或鼻饲,或参附注射液50 mL,不加稀释直接推注,每15分钟1次,直至阳气恢复,四肢转暖,改用参附注射液100 mL继续静滴,待病情稳定后,改用参附注射液100 mL加入5%或

10％葡萄糖注射液 250 mL 中继续静滴,直至病情缓解。

(四)其他疗法

除药物治疗外,可同时配合针灸、穴位封闭、外敷用药等。

(1)实证:针刺内关穴、心俞、厥阴俞、神门穴,用中等强度泻法,留针 30 分钟,然后用封闭针头对心俞、厥阴俞进行穴位封闭,每穴用丹参注射液 1.0～1.5 mL。在针刺的同时,立即用黄酒调服通脉行瘀散 15 g,并用通脉行瘀散以醋调成糊状,温敷于心前区。

(2)虚证:针刺内关、心俞、厥阴俞,温针烧柄法,隔附片灸关元、下极;同时根据病情选用生脉注射液或参附注射液静脉滴注。

真心痛系由于心脉阻塞心脏相应部位所致,由于阻塞部位和程度的不同,表现不同的临床症状。在治疗上除上述辨证施治外,尚可行辨病治疗,可选用蝮蛇抗栓酶、蚓激酶、丹参注射液、血栓通(三七制剂)、毛冬青甲素、川芎嗪等活血中药,具有一定程度的抗凝和溶栓作用,并可扩张冠状动脉。这些药物注意伴随症状的治疗,对真心痛的恢复也起着重要作用。

第四节 冠心病中医治疗经验

冠心病是心内科的常见病、多发病,在长期的临床工作中,我们对中医治疗冠心病不断进行总结、思考,认真实践,对中医治疗冠心病积累了丰富的临床经验。冠心病是西医诊断名词,归属于中医胸痹范畴,"胸痹"病名最早见于《黄帝内经》,对本病的病因、一般症状及真心痛的表现均有记载。《素问·藏气法时论》:"心病者,胸中痛,胁支满,胁下痛,膺背肩胛间痛,两臂内痛。"胸痹是由于正气亏虚、饮食不节、情志刺激、感受寒邪等引起的痰浊、瘀血、气滞、寒凝痹阻心脉,临床表现以膻中或左胸部发作性憋闷、疼痛为主的一种病证。其病情轻重不一,轻者表现为短暂轻微的胸部沉闷或隐痛,或为膻中、左胸部的不适感;重者疼痛剧烈,或呈压榨样绞痛。常伴有心悸,气短,呼吸不畅,甚至喘促,惊恐不安,面色苍白,冷汗自出等。

一、病因病机

冠心病的病位在心,与肝、脾、肺、肾功能失调有关,其中与心、肾的功能失调最为密切,而引起脏腑功能失调的原因又是多方面的,外邪侵袭、饮食不节、七情内伤、老年体衰,从而产生气滞、血瘀、痰阻、寒凝等病理变化致心脉痹阻,

"不通则痛"而表现为胸痹心痛之证。本病属于"本虚标实"之证,标本之间相互影响,互为因果。标实者,系膏粱厚味、饮食不节、七情过激、劳逸失度、壅瘀生热、外邪内侵产生气滞、血瘀、痰浊、寒凝阻遏胸阳,心脉痹阻,痹而致痛;本虚者,因禀赋不足,年迈肾衰,营血虚少引起心之阴阳气血虚损,其根源在于肾。本虚是发病基础,标实是发病条件,表现形式是"脉不通"。临床上,冠心病多发于中老年以上人群,肾虚血瘀是冠心病的主要病机。肾为先天之本,五脏之源,肾虚为气滞血阻,脉络不通之根本。肾虚则五脏虚,心阴阳不足,气虚血行无力,瘀阻脉络形成心血瘀阻,正如《医学衷中参西录》指出:"或纵欲过度,气血亏损,流通于周身者,必然迟缓,血即因之而瘀。"可见肾虚必兼血瘀,肾虚血瘀是冠心病的根本规律所在。

二、治法理论

冠心病病位在心,而与肝、脾、肾三脏功能失调密切相关,基于此,我们总结了治疗冠心病"形神共治,尤重调神",并注重"五脏同调"的理论。心主血脉包括心主血和心主脉两部分,因此心之形病主要为血和血脉的病变。心的阳气充沛,血液充盈,脉道通利是心主血脉的最基本的前提条件。心之阳气不足,血液亏虚,脉道不利是心之形病的主要表现。心病中的胸痹之形病最主要的当为脉道不利。所以,治疗胸痹主张治形,以活血化瘀为主,形神同治。治疗胸痹时尤重调神,是由于心在人体的特殊地位所决定的。心藏神,为五脏六腑之大主,心神尤为重要。心因为藏神而位居五脏六腑之首,具有统帅、核心的地位,故称"君主""大主",主宰人的生命活动。只有在心神统领下,才能形成完整协调的藏象体系,维持机体统一和谐。《素问·灵兰秘典论》有"主不明则十二官危"。由此可见,"主"之明否,决定全身脏腑的"安""危"。《素问·灵兰秘典论》曰:"心者,君主之官,神明出焉。"指出心主持人的精神活动,心神是人类意识思维活动的中枢。《素问·宣明五气篇》曰:"心藏神,肺藏魄,肝藏魂,脾藏意,肾藏志。"说明精神活动分属五脏,但心为五脏之大主,最终还是受控于心,正如张介宾《类经》所说:"心为五脏六腑之大主,而总统魂魄,并赅意志,故忧动于心而肺应,思动于心则脾应,怒动于心则肝应,恐动于心则肾应。"由于心主神的特殊地位,因此心病治形的同时,比他脏病变时更应注重调神。

三、辨证分型

冠心病病机复杂,病程较长,不能用一方一药治疗到底,应中西医结合、辨证论治、唯方唯药三者联合和结合起来,方有益于本病之治疗。对于冠心病的分型论治,临床主要分为气滞、血瘀、痰阻、寒凝、气阳虚、气阴两虚六种类型,现分述如下。

(一)气滞

病因:精神刺激,情志失调伤及心肝,影响气机,情志之伤,肝当其冲,肝气郁滞,疏泄失司,气机不畅,胸闷胸痛。

主证:多见于性情急躁或精神抑郁之人,疼痛部位大多不固定或范围较大,疼痛程度不重,持续时间较短,发作多在白天或体力活动时,胸闷胁胀,每因情志刺激诱发或加重,食少纳呆,嗳气失眠,舌暗红,苔白,脉弦。

转化:

(1)气有余便是火,气郁不解易从火化,故见肝郁化热、化火之证,胸痛频作或述左胸、心前区辛辣、辛热感明显,心烦少寐,急躁多怒,口干口苦,小便黄赤,大便干结,脉弦或数。

(2)火邪伤阴者,则见口干口渴,舌红少苔而干,脉弦细数。

(3)气滞日久,血行不畅,痹阻脉络致气滞血瘀,证见胸痛较剧,频频发作,痛处不移,胀痛并见,舌质偏暗或有瘀点瘀斑,苔薄白,脉弦。

兼证:

(1)肝气犯胃者,兼见脘腹痞满胀闷,嗳气吞酸,恶心呕吐等。

(2)肝脾不和者,兼见食少纳呆,肠鸣腹泻,疲乏无力,舌苔白厚或腻,脉滑。

治则:以疏肝理气为主。

主要药物:柴胡、枳实、杭芍、香附、陈皮、郁金、薄荷。柴胡、枳实、杭芍疏肝调气,升降气机;香附、薄荷、郁金调气活血,宽胸定痛。

常用方剂:柴胡疏肝散(《景岳全书》,柴胡、杭芍、香附、陈皮、川芎、枳壳、甘草),沉香降气散(《和剂局方》,香附、沉香、砂仁、甘草),越鞠丸(《丹溪心法》,香附、川芎、神曲、苍术、山栀)。

临床应用:肝郁气滞为主者,方用柴胡疏肝散;肝郁化火者,加黄连、栀子;火热伤阴者,加知母、玄参、生地;气滞血瘀者,用血府逐瘀汤;肝气犯胃者,用旋覆代赭汤;肝脾不和者,用逍遥散。

(二)寒凝

病因:多因饮食生冷,寒邪内侵而诱发。

主证:胸痛猝发,疼痛较剧,甚则胸痛彻背,遇寒疼痛发作或加剧,四肢厥冷,心慌气短,舌质青紫或淡红,苔白滑,脉沉迟或沉弦。

转化:寒邪最易伤阳,阳气虚则胸中冷痛,形寒肢冷,面色苍白,倦怠乏力,少气懒言,舌质淡,苔薄白,脉沉迟细弱。

治则:温经散寒,通络止痛。

主要药物:桂枝、附子、干姜、高良姜、细辛、吴茱萸、当归。桂枝与附子主入少阴,温煦心肾,通达十二经脉;高良姜、吴茱萸长于降寒饮上逆而止呕吐;干姜、细辛、当归善行,以通阳养血,益脉止痛。

常用方剂:桂枝四逆汤(桂枝、熟附子、干姜、当归、细辛、甘草),二姜丸(《卫生宝鉴》,高良姜、干姜)。

临床应用:一般情况症状较轻者,用二姜丸;寒凝血滞者,用桂枝四逆汤;若气虚汗出多者,加黄芪、党参;痛不除者,宜加檀香、丹参。

(三)痰阻

病因:多因过食肥甘、醇酒厚味,嗜咸辛辣或忧思过度,内伤脾胃,运化失健,痰浊内生,痹阻胸阳,胸阳不宣而致病。

主证:多见形体肥胖之人,症见胸闷胸痛,或胸痛彻背,每遇阴雨天加重或诱发。伴头目昏蒙不清,倦怠乏力,四肢沉重,食欲缺乏;口淡无味,舌苔白腻,脉濡缓或沉细。

转化:

(1)若脾阳亏虚则痰从寒化,症见脘腹冷痛,喜热恶寒,面色无华;大便稀薄,舌质淡胖,边有齿痕,舌苔薄白或白厚。

(2)胃阳火盛则痰从热化,症见胸脘灼热,口臭心烦,呕恶欲吐,小便黄赤,舌淡红,苔黄腻,脉滑数。

兼证:

(1)心脾同病,症见胸闷胸痛心慌阵作,脘腹胀闷,食少纳呆,舌质青紫或有瘀斑,苔白腻。

(2)脾肾阳虚,症见腰膝酸软,耳鸣,记忆力下降,小便清长,大便稀溏,甚则五更泄泻;动则气喘,面浮肢肿,舌淡,苔白滑,脉沉细。

治则:化痰泄浊。

主要药物:瓜蒌、薤白、云苓、半夏、菖蒲、郁金。瓜蒌、薤白通阳宣痹,化痰开结;云苓健脾利湿,宁心安神;半夏降逆止呕;菖蒲开心孔,补五脏,通九窍,具有化浊开窍之功。

常用方剂:瓜蒌薤白半夏汤(《金匮要略》,瓜蒌、薤白、半夏、白酒),温胆汤(《千金方》,陈皮、半夏、云苓、甘草、枳实、竹茹、生姜、大枣),六君子汤(《和剂局方》,人参、云苓、白术、甘草、陈皮、半夏),苓桂术甘汤(《伤寒论》,云苓、桂枝、白术、炙甘草)。

临床应用:

(1)症见胸闷胸痛或彻背,喘息,咳唾,舌苔白腻,脉沉弦者,用瓜蒌薤白半夏汤。

(2)兼见心慌、头晕、虚烦失眠者,宜用温胆汤。

(3)若为气虚,症见胸闷胸痛,少气乏力,食少腹胀,大便不实,舌淡苔白者,宜用六君子汤。

(4)脾阳虚,痰从寒化者,用苓桂术甘汤。

(5)胃阳盛痰从热化者,加黄连、黄芩。

(6)心脾同病,兼见血瘀者,用丹参、当归。

(7)肝脾同病,兼头痛、头晕,烦躁易怒者,用半夏白术天麻汤(《医学心悟》,半夏、白术、天麻、陈皮、云苓、甘草、生姜、大枣)或天麻钩藤饮(《中医内科杂病证治新义》,天麻、钩藤、生石决明、川牛膝、桑寄生、杜仲、山栀、黄芩、益母草、茯神、夜交藤)。

(8)脾肾阳虚者,宜用金匮肾气丸(《金匮要略》,熟附子、肉桂、熟地、山药、山萸肉、丹皮、云苓、泽泻)。

(四)血瘀

病因:多为气滞、寒凝、痰浊等病证变化而来。

主证:胸痛呈针刺、刀割样,疼痛部位固定不移,且疼痛持续时间较长,多在午后、夜间发作或加重,唇舌紫暗或有瘀点、瘀斑,脉沉涩或结代。

兼证:

(1)兼气虚者,症见面色无华,疲乏无力,少气懒言,胸闷气短,动则汗出,活动后加剧或诱发,舌质暗,苔薄白,脉沉涩无力。

(2)兼气滞者,伴见胸闷胀痛,常因情志刺激而诱发,嗳气腹胀,食欲缺乏。

(3)兼寒凝者,多有饮食生冷或感受寒邪的诱因,伴见胸痛暴作、畏寒怕冷、四肢欠温、舌淡青紫等症。

(4)兼痰浊者,症见形体肥胖,胸闷气短,恶心纳呆,舌质暗淡,舌体胖大,苔白滑。

临床观察发现,血瘀证常与气滞、痰浊、寒凝等证并见,心血瘀阻证单独存在的情况少见。

治则:活血化瘀,通络止痛。

主要药物:丹参、当归、川芎、郁金、赤芍、鸡血藤、三七、桃仁、红花、元胡、乳香、没药。瘀血较轻者,选用丹参、川芎;血瘀较重者加桃仁、红花、赤芍;血瘀较久者,加地龙、全虫等虫类药搜剔;胸痛剧烈者,用乳香、没药。

常用方剂:通窍活血汤(《医林改错》,赤芍、川芎、桃仁、红花、麝香、生姜、老葱、大枣),血府逐瘀汤(《医林改错》,当归、生地、牛膝、红花、桃仁、赤芍、川芎、柴胡、枳壳、桔梗、甘草），补阳还五汤（《医林改错》，黄芪、当归、赤芍、地龙、桃仁、红花、川芎），胜金散（《景岳全书》，桂枝、元胡、五灵脂、当归）。

临床应用：一般血瘀者，宜用通窍活血汤；气滞血瘀者，选用血府逐瘀汤；气虚血瘀者，用补阳还五汤；血瘀兼寒者，宜用胜金散；血瘀兼痰浊者，加瓜蒌、云苓、半夏、陈皮。

（五）气阳虚

主证：气虚为主，胸闷隐痛，气短，动则加重，心慌阵作，倦怠乏力，面色无华，易汗出，舌质淡胖，苔薄白，脉细缓；阳虚则兼有畏寒肢冷，唇舌青紫，心胸疼痛阵作之症，舌质淡，脉沉细或微。

兼证：

(1)气阳虚不能温运血脉，血行不畅瘀阻脉络，可见心胸针刺样疼痛，固定不移，脉象沉涩等阳虚血瘀之症。

(2)气阳虚不能运化精微，导致痰湿内生，痹阻胸阳，胸阳不振，故兼见胸脘痞闷，恶心呕吐，大便稀溏，舌苔白腻，脉濡缓或滑。

(3)阳虚不能制水而水湿泛滥，凌心犯肺，则见心悸不宁，咳喘不得卧，小便不利，面足水肿。

治则：益气温阳。

主要药物：人参、黄芪、附子、桂枝、干姜、炙甘草。补气宜选用人参、黄芪、黄精、炙甘草，温阳则以附子、干姜、桂枝等温阳之品为主，必要时加仙灵脾、肉桂、肉苁蓉以温补肾阳，另外可配合当归、五味子益阴敛阳。

常用方剂：保元汤（《景岳全书》，人参、黄芪、肉桂、甘草、生姜），四味回阳饮（《景岳全书》，人参、炙甘草、制附子、炮干姜）。

临床应用：气虚明显者，方选保元汤；阳虚为主者，用四味回阳饮；阳虚痰浊内生者，加瓜蒌薤白半夏汤；水凌心肺者，用真武汤或五苓散；阳虚血瘀者，加川芎、丹参。

（六）阴虚

主证：胸痛胸闷，心慌阵作，头晕耳鸣，腰膝酸软，五心烦热，失眠盗汗，口干唇燥，舌红，苔少或无苔，脉细数。

兼证：

(1)阴虚火旺者，兼见头痛头胀，烦躁易怒，小便赤涩，大便干结，脉多弦数。

(2)肝肾阴虚者，兼见目赤眼涩，视力减退，月经先期，量少色鲜红，舌体瘦小。

(3)阴虚则血少，少则血液运行迟慢，致阴虚血滞，症见胸闷刺痛，舌绛，少苔，脉弦细涩。

治则:滋阴补肾,养心安神。

主要药物:熟地、何首乌、枸杞子、生地、沙参、麦冬、五味子、元参。肝肾阴虚者,宜用熟地、何首乌、枸杞子。

常用方剂:首乌延寿丹(何首乌、怀牛膝、菟丝子、生杜仲、桑叶、双花、旱莲草、女贞子、黑芝麻、黑桑葚),天王补心丹(《校注妇人良方》,党参、元参、丹参、云苓、桔梗、远志、五味子、当归、麦冬、天冬、酸枣仁、柏子仁、生地),六味地黄丸(《小儿药证直诀》,熟地、山药、云苓、丹皮、泽泻、山萸肉),左归饮(《景岳全书》,熟地、山萸肉、枸杞子、山药、茯苓、甘草),知柏地黄汤(《小儿药证直诀》,熟地、山萸肉、山药、云苓、泽泻、丹皮、知母、黄柏),黄连阿胶汤(《伤寒论》,黄连、黄芩、阿胶、杭芍、阿胶、鸡子黄),杞菊地黄汤(《医级》,枸杞子、菊花、熟地、山萸肉、炒山药、泽泻、丹皮、云苓)。

临床应用:肾阴虚者,选用六味地黄丸、首乌延寿丹或左归饮;心肾阴虚者,选用天王补心丹;肝肾阴虚者,宜用杞菊地黄丸;肾阴不足,心火独亢之阴虚火旺者,症见心胸灼热,心烦失眠等症,方用黄连阿胶汤;阴虚火旺者,选用知柏地黄汤;阴虚血滞者,加丹参、赤芍;阴虚热郁者,加莲子心、黄连。

(七)气阴两虚

主证:胸闷胸痛,心慌气短,倦怠乏力,自汗盗汗,五心烦热,口干唇燥,面色少华,头晕目眩,每遇劳累则加重或诱发,失眠多梦,舌质红,苔薄白或少苔,脉沉细或细数无力。

兼证:若气虚不能摄阴,阴虚不能纳阳,则见多汗,烦躁,身热,气喘,脉虚弱无力等气阴欲竭,虚阳浮越之象。

治则:益气养阴。

主要药物:人参、黄芪、炙甘草、何首乌、麦冬、生地、五味子、枸杞子。益气选用人参、黄芪、炙甘草;补阴宜选用麦冬、生地、五味子、何首乌、枸杞子。

常用方剂:生脉散(《内外伤辨惑论》人参、麦冬、五味子),增液汤(《温病条辨》玄参、麦冬、五味子)。

临床应用:气阴不足者选用生脉散合增液汤,阴虚阳脱者宜用回阳返本汤。

四、证治要点

(一)分主次、辨标本

冠心病以肾虚为本,气滞、寒凝、痰浊、血瘀阻滞心脉为标,因此辨证立法应立足于此,肾脏阴阳的虚衰和失调,是造成心脏阴阳虚衰和失调的基础,临床分为阴虚、阳虚和气阴两虚进行辨证施治,而标病则贯穿于各型之中,在病程的某些阶段,标证甚至是疾病的主要方面,故应针对性治疗。由于肾脏的功能失调是本病的发病基础,如此辨证分型正好抓住了疾病的本质,占其先机,掌握控制病情发展变化的主动权。在标病中,重视气滞血瘀者多,而痰浊易被忽视,实则本病发病的病理基础是动脉粥样硬化,中医认为动脉粥样硬化与"痰"密切相关,临证应重视"痰""瘀"的关系,临床应用化痰通络法多获良效。"痰"的生成与脾、肾有关,肾气虚衰,脾气亦衰,脾为生痰之源,脾气虚则不能正常运化水谷精微而酿生痰浊,留滞血脉,因此益气化痰,离不开补肾健脾。临床见有冠心病心绞痛以肾气亏虚、脾失健运为主证者,应用党参、黄芪补肾益气,云苓、瓜蒌健脾化痰,并加入活血化瘀之品,全方以补肾健脾为主,从而使病情得以改善。

冠心病若伴有血压升高者,多为肝肾阴虚证,阴虚则肝阳易亢,虚热煎熬津液则可生成痰浊,而阴阳失调又易导致气滞血瘀,于是肝肾阴虚,肝阳亢逆,痰瘀交结,气机郁滞,诸多变证由此而生。由此可见,冠心病并非只是心脏的病变,而是与五脏均有关系,其中尤以心肾为要。心肾相关,心本于肾,所谓"水火既济而气生",心肾相互为用,肾不能还精于心则心功能虚衰。本病证候其本既有阳气不足,亦有阴血亏损,而其标证气滞、血瘀、痰浊、寒凝等有时也可成为疾病的主要方面。本病辨证论治的关键在于如何正确处理好扶正与祛邪,治标与治本的问题。用补法扶正以调节脏腑阴阳气血的平衡而治本,用通法祛邪,以缓标证之急,使疼痛症状能较快得以缓解。因此,临床应全面考虑,分主次,明标本,辨证辨病相结合。

(二)五脏同调

冠心病的病位在心,但与肝、脾、肺、肾功能失调密切相关。冠心病的治疗在治疗心病的同时应恢复其他脏腑的正常功能。

调肝:心为君主之官,五脏之气皆相贯通。五脏之间存在着密不可分的生理联系和病理影响。脉道除与心关系密切外,尚与肝、脾、肺相关,其中与肝的关系尤为密切,主要表现为血行迟滞或脉道拘急。心藏神,肝藏魂,人体神志变化与心、肝二脏功能活动有密切关系。唐代王冰注《素问》云:"肝藏血,心行之,人动则血运于诸经,人静则血归于肝脏。"心之行血功能正常,则血运通畅,肝有所藏。若肝不藏血,则心失所养,心无所主,推动无力,血运失常。气为血之帅,气行则血行,肝主疏泄,调畅气机,若肝之疏泄有度,则气机通畅,血运正常。如《血证论》所云:"肝属木,木气冲和条达,不致遏郁,则血脉通畅。"明代薛己认为"肝气通则心气和,肝气滞则心气乏"。若肝失疏泄,则气机郁滞,血运受阻而瘀滞,机体失养。血为气之母,血不养心,日久则心气愈虚,无力行血,则瘀血愈著。陈士铎在《石室秘录》提出"诸痛治肝""心痛治肝"。通过临床观察发现,很多冠心病患者在发病过程中多有不同程度的精神抑郁、紧张、生气郁怒的病史。心主神志，由于肝与心在生理和病理上关系密切，所以，肝失疏泄所致冠心病胸痹的患者为数不少。张景岳《类经·脏象类》中所说："神藏于心，故心静则神清；魂随呼神，故神昏则魂荡。"临床上表现为善太息、头晕、心悸、失眠、情绪不宁等肝胆症状。所以，疏肝解郁、清肝安神法对此类患者疗效甚佳。临床上常用的调肝药有香附行气开郁，疏肝理气；柴胡疏肝解郁；郁金解郁行气，活血止痛；白芍养血敛阴，柔肝止痛。若肝郁气滞较重，加用枳壳、元胡。除药物调理外，还应注重对患者的精神调摄，适当进行心理疏导。冠心病多见于老年人，常因肝肾阴虚出现肝阳上亢，扰动心神、清窍之证，可加僵蚕、天麻、钩藤、菊花等平肝潜阳之品。肝阳亢盛者，加龙骨、牡蛎、珍珠母等既平肝潜阳又重镇安神之品，与其他安神之品相伍可达到理想的效果。

理肺：心不仅在位置上与肺相邻，而且功能上紧密相关。肺朝百脉，主治节，肺得心阳之煦，以济其用，则肺阴化气，呼吸得行，津液得布，营卫得以循行机体上下内外。心主血脉，全身血脉皆由心所主司，而血液的运行又依赖于气的推动，随着气的运动而运行全身。由于肺主呼吸，主一身之气，故血液的运行必须依赖于肺气的推动作用。心和肺的关系，主要是心主血、肺主气的关系，即血与气的关系。一方面气虚则行血无力，血液运行迟缓致心血瘀阻；另一方面肺主宣发、肃降、通调水道，对水液的输布、运行、排泄起调节作用。黄芪、太子参可补肺益气，尤其是黄芪，既可益气，又可升阳，治疗上焦心肺之气不足尤为适宜。肺为水之上源，为储痰之器，肺功能异常，也可影响心的正常功能。瓜蒌宽胸理气，半夏、陈皮等理气祛痰之品配合活血类药物可治疗冠心病痰阻血瘀之证。肺为娇脏，喜润恶燥，应用理肺之法时应适当应用沙参、麦冬等养阴润肺，以防辛温之品伤肺。

健脾（和胃）：平素体虚，饮食不节，过度劳倦，或过用药物，损伤脾胃形成脾虚气弱导致心脉痹阻。李东垣倡导"脾胃为后天之本，气血生化之源""治脾胃以调五脏"。强调了调理脾胃在治疗各种疾病中有重要的作用。脾胃为人体气机升降之枢纽，执中央以达四旁，足太阴脾经循行"其支者，复从胃别上膈，注心中"。脾胃不和，化生气血乏源，心失所养，或聚湿成痰，循行上扰，则痹阻胸阳，均可引发胸痹。临床常见饱餐、暴饮后诱发心绞痛、心肌梗死及各类心律失常。也有冠心病者，病始发即为恶心、呕吐、上腹痛，多以胃脘痛诊治而误诊。胃心也可同病，相互影响，两者同治可取得理想的效果。此外，冠心病者，大便秘结，大便费力，再次诱发心绞痛亦为临床所常见。所以，治疗时要注重调养肠胃。脾主四肢肌肉，心脏本身即特殊的肌肉构成，心肌的病变与脾有重要关系。心之气血亏虚与脾的功能密切相关,补心养血主要在于补脾,如归脾汤亦可用来补心之气血亏虚。可用黄芪、当归、白术等补气养血。脾为生痰之源,脾主运化水湿,若脾失健运,失其升清降浊功能,致浊邪停留体内,上及心脉引起胸痹。可选用白术、云苓、泽泻等药物健脾渗湿,以杜生痰之源。脾胃居于中焦,为气机升降之枢纽,脾的升清和胃的降浊功能是气机和畅、阴阳平衡的关键,可选用柴胡、枳壳、厚朴、陈皮等调畅气机。另外,胸痹的治疗常需长期服药治疗,脾胃功能正常才能保证药物的吸收,时刻顾护脾胃才能保证用药的效果,所以健脾常常体现在治疗的全过程中。

补肾:肾为先天之本,内藏元阳育元阴,心的功能活动都必须以肾间命门之火为原动力。五脏之阴非此不能滋,五脏之阳非此不能发。心与肾的关系贵在水火既济,心阳源于肾,赖肾阳以温煦,命门之火充足则心阳振奋;肾阴上济以滋心阴,濡养心阳,使其不亢。《素问·五脏生成篇》说:"心之合脉也,其荣色也,其主肾也。"《素问·上古天真论》说:"肾受五脏六腑之精而藏之。"肾精亏损,不能济心火,致心火妄动,神不守舍,造成胸痹。《医林改错》云:"元气既虚,必不达于血管,血管无气,必停留为瘀。"本病好发于中老年人,年老肾亏,肾阳不能蒸腾,可致心阳虚衰,行血无力,久而气滞血瘀。亦可因肾阴亏虚,营亏血少,脉道不充,血行不畅,发为胸痹。可见肾虚为病,无论是肾阴虚还是肾阳虚,都将发生因虚致瘀的病理改变。由于血脉瘀阻,心失所养,神无所主,故见心痛、胸闷、心悸等症。所以,临床上应重视补肾固本,尤其是在本病缓解期,注重补肾以防复发。临床常选用淫羊藿、仙茅等温补肾阳,枸杞、山萸肉等滋补肾阴。

(三)重视气血之间的关系

"气为百病之长,血为百病之胎""久病必有瘀,怪病必有瘀"等指出气血失和是脏腑失调和疾病发生的原因,冠心病的发生与气血失调关系密切。心与气血的关系为心主血主脉,藏神而主导全身。主血谓全身之血依赖心脏的搏动而流畅;主脉是指心脏搏动,血借道于脉而输送全身,濡养脏腑。其主血脉的功能正常与否,均与心气的盛衰相关。心气旺盛则推动血液流行,温煦人体,主宰生命。心气虚衰则血运不畅,邪浊阻滞,胸中阳气不得斡旋,心脉痹阻而作胸痹心痛。

气血失衡是心血管病的根本原因。病邪侵入,必先犯其气血,使之紊乱,随后经脉瘀阻,《素问》有"五脏之道,皆出于经隧,以行于血气,血气不和,百病乃变化而生"之说,因此气滞血凝,脏腑经脉失养,正气既虚,内外之邪乘虚而入,瘀阻血脉,胸闷心痛随即而起。临床上,冠心病初期以气虚血瘀居多,而后因痰浊、血瘀等病理产物的产生，出现以邪实为主的状态，后期因邪气加重耗损人体正气，而这也与冠心病的发展过程由稳定型心绞痛到不稳定型心绞痛，以致最后产生急性心肌梗死的病变规律有一定的吻合性。

气虚血瘀是冠心病的基本病机，气虚是根本。心本为阳脏，居胸中清阳之位，以温煦人体，营养全身，主宰生命为职责。但中老年人，随着年龄增加，心气渐亏，心脏功能逐渐减弱，再加之"风雨寒暑，阴阳喜怒，食饮居处，大惊卒恐"，常致气虚更甚，无力行气，而致瘀血内生，痹阻心脉。虚而不荣，心失所养，不荣则心痛；瘀血阻络，心脉不畅，不通则亦心痛。故胸痹多发生于中老年人，且劳后发作，休息则痛缓。瘀血为气虚产生的病理产物，同时又是冠心病的致病因素。心主血脉，心气不足，推动乏力，必然表现心的正常功能衰退。气与血两者相辅相成，互相依存，互相影响。血之运行全靠气之推动，气不足必然影响血液运行，形成瘀血，故气虚可导致瘀血。《难经》中有"气流而不行者，为气先病也，血壅而不濡者，为血后病也"之说。因此，冠心病的病机关键是心气虚衰，心血瘀阻。瘀血停于人体则生他变，其阻于脉道影响血流的正常运行，也会妨碍气机的正常升降，从而导致机体阴阳失调，百病由此而生。

基于气血失衡与冠心病之间的关系，治疗冠心病应注重调气活血，治法上多着眼一个"通"字。冠心病的发生虽有邪实的存在，但此病多发生于年老体弱之人，除用活血药之外，还需加用益气之品，扶正祛邪，畅通气机，才能奏效。同时，在处方用药中还需遵守"调和"的原则，重视补益脾胃中焦之气，使心气生化有源，宗气得充，血随气行，瘀阻自除，则心脉可通。行气但不能拘泥于寻常理气之品，升降之药同用，使气血流通。用药忌攻伐太过，以平和为主，在必须用峻猛重剂时，中病即止，不宜久服。

（四）标本兼顾，通补兼施，长期用药

冠心病为慢性病，病程缠绵，证候复杂，病机虚实夹杂，标本每易混淆，故而临床治疗应首先分清标本，标实当通，本虚当补，进而灵活运用通法与补法。通，指理气化痰，散寒通络，活血化瘀；补，指益气温阳，滋阴养血。症状稳定期，调治以治本为主，重在扶心气，通心阳；急性发作时，急则治其标，以通为主；亦应标本兼顾，所以既要有一定的固定方药，又要有随证加减的灵活运用，做到补不滞邪，通不伤正。

（五）关于疼痛的论治

疼痛是冠心病最常见的症状，不仅表现为胸痛、心前区疼痛，还可以表现为头痛、牙痛、肩背痛、腹痛等，很多患者因为疼痛难以忍受才来就诊，也有部分患者因剧烈疼痛出现休克或室颤等危及生命的情况。所以，缓解患者剧烈的疼痛感是冠心病治疗的当务之急。对于疼痛的认识，中医有"不荣则痛"和"不通则痛"的说法。气血阴阳亏虚，心脉痹阻所致为本虚标实之证。"本虚"是因阳气温运无力，心脏及血脉失于温养而致心痛；或阴血濡养不足则导致脉涩血虚，血虚则痛，即所谓"不荣则痛"。"标实"则由于气滞、血瘀、痰浊、寒凝等阻滞心脉，引起"心痛"，即所谓"不通则痛"。对冠心病而言，两种因素均可存在，其表现于临床者，猝发之绞痛多实，而缓慢之闷痛多虚，冠心病初期之疼痛多属实，中期多虚实夹杂，恢复期多属虚证。因此，在具体治疗方法上要掌握"以补为通""以通为补"或"通补兼施"的原则。"以通为补"适用于冠心病的初期，用于标实较盛，正虚尚不严重之疼痛；"通补兼施"适用于冠心病的中期，宜于虚实夹杂之疼痛；"以补为通"则用于冠心病的恢复期，适用于正气亏虚为主之疼痛。

五、用药经验

（一）安神药用药经验

安神药临证常选枣仁、远志、茯苓、夜交藤、合欢皮、百合、珍珠母、龙骨、牡蛎、柏子仁等。其中，枣仁、远志可作为药对应用以养心安神。此外，药对还有敛心安神类，五味子与合欢皮；养心安神类，枣仁与枸杞；宁心安神类，夜交藤与百合，沙参与龙齿；安神解郁类，百合与香附，合欢皮与夜交藤，合欢皮与百合，夜交藤与香附等；重镇安神类，合欢皮与龙齿，夜交藤与珍珠母，夜交藤与龙齿，百合与龙齿等。

以上药物中，枣仁药性平和，未见有不良反应，用量多在 20 g 以上，但对于血压偏低及有房室传导阻滞的患者则慎用。枣仁补虚作用较强，可"均补五藏"（《本草汇言》《神农本草经》中载枣仁"久服安五脏，轻身延年"），与胸痹患者多年老体衰，五脏俱虚的病机相吻合，用之切合病机。另外，枣仁尚有止痛强健的作用，如《别录》"主烦心不得眠，脐上下痛……令人肥健"，故用枣仁既可补胸痹之本虚，又可止胸痹之疼痛，可谓一举两得。

远志，苦辛性温，善宣泄通达，既能开心气而宁心安神，又能通肾气而强志不忘，为交通心肾，安神定志之佳品；且远志辛行苦泄，善疏通气血之壅滞而消散臃肿。《本草正义》曰："远志，味苦入心，气温行血，而芳香清冽，又能通行气分，其专主心经者，心本血之总汇，辛温以通利之。"所以，临床应用远志，不仅是因为有安神的作用，还取其通利气血，止痛之功。又因本品苦温性燥，入肺经，能祛痰止咳，故胸痹合并有外感风寒，咳嗽痰多者，亦常用之。但对于心血不足，以致神气虚怯者宜忌用，因其气味辛散，耗气更伤正。由此可见，安神药中枣仁适用于补虚，远志适用于祛实，临证可适当偏重。

辨证使用安神药。情志不遂、愤怒忧郁、烦躁失眠、心神不宁者可选用安神解郁的合欢皮、香附等；惊悸、心慌易恐、失眠者可选用重镇安神类，如龙齿、珍珠母、牡蛎等；汗多口渴、虚烦心悸、眠差、多梦者，可用五味子、枣仁等；阴虚有热、情绪不能自主、口苦、小便赤、脉微数者，可于方中加丹参、枣仁、沙参、麦冬、百合等；对于无明显情志变化及睡眠障碍者，可于方中常规加枣仁、远志安其神，防其变。

（二）关于活血化瘀药的选择

1.酌情应用活血化瘀药

临床上活血化瘀之品有很多，其功效也有缓和与峻猛的区别。治疗冠心病可选用药性平和之品，如丹参、川芎、赤芍、桃仁、红花、三七粉等。忌选破血、药性峻猛之品，以防耗伤正气。这是因为患病者多为老年人，患病时间长，本已有正气不足的表现，加之长时间的服药治疗，选用峻猛之剂，短时可有效，长期服用无益。临证应选用平和灵动之药，不喜用峻烈之品。正如叶天士所言："凡久恙必入络，络主血，药不宜刚。"认为胸痹多是长期渐进的疾病，致病非一日之过，治疗也不会一蹴而就，所以治疗时需顾护正气。选用平和的药物，缓图其效，使患者可以耐受较长时间的药物治疗，在不知不觉间症状得以改善，提高生活质量的同时，不用或较少承受药物带来的不良反应。所以，如三棱、莪术等破血之药以及五灵脂等有特殊气味的药物，虽然临床报道及药理研究均证明有很好的临床效果，但是我们在临床上极少应用，因为患者已有疾病之苦，不能再因医者增其服药之苦。作为医者，临床为患者处方时应时刻考虑到患者服药的感受，尽量减少服药的痛苦，才能进一步提高患者的依从性，有利于患者接受长期服药治疗。

2.活血化瘀药的用量

应用活血化瘀药不仅要考虑所用药物的峻猛、缓和，药物的用量也是活血化瘀法取得疗效的重要环节。历代医家对此也有自己的认识，强调用量大小的重要性。如王清任曰："药味要紧，分量更要紧。"我们临床应用活血药，用药量均偏小量，除了丹参、赤芍为常用药外，还常酌元胡、川芎、红花等联用，每味药用量虽少，而总的活血化瘀的药物用量可达中等，即可达到治疗效果，又使多药联合，防药物偏性而带来不良反应。

3.辨证应用活血化瘀药

辨证论治是中医的特点，选用活血化瘀药也应辨证应用，根据每个人的体质、病情选药。胸痛明显者，以活血定痛为主，可选元胡、郁金、姜黄、三七粉同用。辨证偏热证选郁金，偏寒证选元胡，或二者同用，使其药性归于平和。三七粉,除活血作用强外,尚有益气之功,但价格偏贵,可用于病情偏重者。另外,活血养血除选白芍外,多配当归、川芎;活血理气多选姜黄、郁金;祛痰活血类选瓜蒌与赤芍、桃仁、川芎同用;养阴活血类如白芍与赤芍、三七粉与枸杞、牛膝与葛根;温阳活血选当归与桂枝等。中医治疗冠心病的精髓在辨证论治,应用活血化瘀药取得满意疗效的关键仍是辨证论治,根据血的生理关系综合调治,才能取效。

第九章 冠心病心力衰竭的治疗

第一节 冠心病心力衰竭的西医治疗

一、概述

心力衰竭（heart failure，HF）的定义：心力衰竭（简称"心衰"）是由于任何心脏结构或功能异常导致心室充盈或射血能力受损的一组临床综合征。临床表现：主要为呼吸困难和乏力（活动耐量受限），以及液体潴留（肺淤血和外周水肿）。冠心病是心衰最常见的病因，心衰是心肌梗死最常见的并发症。冠心病合并心力衰竭病情复杂，治疗难度大。

在原有慢性心脏疾病基础上逐渐出现心衰症状、体征的为慢性心衰。慢性心衰症状、体征稳定 1 个月以上称为"稳定性心衰"。

慢性稳定性心衰恶化称为"失代偿性心衰"，如失代偿突然发生则称为"急性心衰"。急性心衰的另一种形式为心脏急性病变导致的新发心衰。

心衰为各种心脏疾病的严重和终末阶段，发病率高，是当今重要的心血管病之一。依据左心室射血分数（LVEF），心衰可分为 LVEF 降低的心衰（heart failure with reduced left ventricular ejectionfraction，HF-rEF）、LVEF 中间值的心衰（heart failure with mid-range ejection fraction，HF-mrEF）和 LVEF 保留的心衰（heart failure with preserved left ventricular ejection fraction，HF-pEF）。根据心衰发生的时间、速度、严重程度可分为慢性心衰和急性心衰。

从心衰的发生发展过程来看，从心衰的危险因素进展成结构性心脏病，出现心衰症状，直至难治性终末期心衰，可分为前心衰（A）、前临床心衰（B）、临床心衰（C）、难治性终末期心衰（D）。心衰的阶段划分体现了"重在预防"的理念，预防患者从阶段 A 进展至阶段 B，即防治发生结构性心脏病；预防从阶段 B 进展至阶段 C,即防止出现心衰的症状和体征,尤为重要(见表 9-1)所示。

表 9-1　　　　　　　　　　　　心衰分期

心衰的阶段	定义	患病人群举例
阶段 A（前心衰阶段）	患者为心衰的高发危险人群,尚无心脏的结构或功能异常,也无心衰的症状或体征	高血压、冠心病、糖尿病患者
阶段 B（前临床心衰阶段）	患者从无心衰的症状或体征,但已发展成结构性心脏病	左室肥厚、无症状心脏瓣膜病等患者
阶段 C（临床心衰阶段）	患者已有基础的结构性心脏病,以往或目前有心衰的症状或体征	患者有结构性心脏病,并伴有症状、体征
阶段 D（难治性终末期）	患者有进行性结构性心脏病,虽经积极的内科治疗,休息时仍有症状,且需要特殊干预	因心衰须反复住院,且不能安全出院者

二、急性心力衰竭

(一)定义

急性心力衰竭(急性心衰)是指由于急性心脏病变引起心排血量显著下降,从而使心衰症状和体征迅速发生或恶化,出现的组织器官灌注不足和急性淤血综合征。急性左心衰指急性发作或加重的左心功能异常所致的心肌收缩力明显降低、心脏负荷加重,造成急性心排血量降低、肺循环压力突然升高、周围循环阻力增加,引起肺循环充血从而出现急性肺淤血、肺水肿,以及伴组织器官灌注不足的心源性休克的一种临床综合征。急性右心衰指某些原因使右心室心肌收缩力急剧下降或右心室的前后负荷突然加重,从而引起右心排血量急剧减低的临床综合征。

(二)诊断

根据基础心血管疾病、诱因、临床表现(症状和体征)以及各种检查(心电图、胸片、BNP)作出急性心衰的诊断。

1.临床表现

急性心衰的临床表现是以肺淤血、体循环淤血以及组织器官低灌注为特征的各种症状及体征。

(1)病史、症状及体征。大多数患者有各种心脏疾病史,存在引起急性心衰的各种病因。根据病情的严重程度表现为劳力性呼吸困难、夜间阵发性呼吸困难、不能平卧、端坐呼吸等。查体可发现心脏增大伴舒张早期或中期奔马律、肺动脉瓣区第二心音亢进、两肺部干湿啰音、体循环淤血体征(颈静脉充盈、肝颈静脉回流征阳性、下肢和骶尾部水肿、肝大伴腹腔积液)。

(2)急性肺水肿。突发严重呼吸困难、端坐呼吸、烦躁不安,并有恐惧感,呼吸频率可达 30～50 次/分,咳嗽并咳出粉红色泡沫痰,心率快,心尖部常可闻及奔马律,两肺满布湿啰音和哮鸣音。

(3)心源性休克。在血容量充足的情况下存在低血压(收缩压＜90 mmHg),伴有组织低灌注的表现[尿量＜0.5 mL/(kg·h),甚至无尿,皮肤苍白和发绀,四肢湿冷,意识障碍,血乳酸＞2 mmol/L,代谢性酸中毒(pH＜7.35)]。

2.辅助检查

所有患者如有条件均需急查心电图、胸片、BNP、肌钙蛋白、尿素氮、肌酐、电解质、血糖、全血细胞计数、肝功能等。

(1)心电图。通过心电图可了解患者基础心脏病的信息,可提示心肌缺血、心肌梗死、心律失常等信息,为急性心衰病因诊断及鉴别诊断提供重要参考。

(2)血浆利钠肽(BNP)。所有急性呼吸困难和疑诊急性心衰患者均推荐检测 BNP 水平。

(3)心脏肌钙蛋白检测。该检查用于急性心衰患者的病因诊断(如急性心肌梗死)和预后评估。

(4)X 线胸片。对疑似、急性、新发的心衰患者应行胸片检查,以识别或排除肺部疾病或其他引起呼吸困难的疾病,提供肺淤血和心脏增大的信息,但 X 线胸片正常并不能除外心衰。

(5)超声心动图。血流动力学不稳定的急性心衰患者应尽快行超声心动图检查,以获取心脏结构和心脏功能的信息。

(6)动脉血气分析。临床上需要明确酸碱状态和动脉血二氧化碳分压($PaCO_2$)情况时需进行血气分析,尤其是伴有急性肺水肿或有慢性阻塞性肺疾病者。心源性休克患者均应进行动脉血气分析。

(7)其他。对怀疑甲状腺功能异常患者,应行促甲状腺激素检查;对疑诊肺栓塞的患者进行 D-二聚体检查;对怀疑并存感染的患者,可检测降钙素原水平;对急性心肌梗死合并急性心衰患者,应评估急诊冠状动脉造影指征,必要时行急诊冠状动脉造影。

(三)治疗

1.控制基础病因和心衰的诱因

应用静脉或口服降压药物控制高血压;选择有效抗菌药物控制感染;积极

治疗各种影响血流动力学的快速性或缓慢性心律失常;应用硝酸酯类药物改善心肌缺血。糖尿病伴血糖升高者应有效控制血糖水平,又要防止低血糖。

2.根据急性心衰临床分型确定治疗方案

(1)"干暖"型。无明显体肺循环淤血并且外周组织灌注尚可,调整口服药物即可。

(2)"干冷"型。无明显体肺循环淤血,机体处于低血容量状态,或容量正常,伴外周组织低灌注,首先适当扩容,如低灌注仍无法纠正可给予正性肌力药物。

(3)"湿暖"型。分为血管型和心脏型两种,前者由液体在血管内再分布引起,高血压为主要表现,首选血管扩张药,其次为利尿剂;后者由液体潴留引起,伴体肺循环淤血,首选利尿剂,其次为血管扩张药。

(4)"湿冷"型。最危重的状态,提示体肺循环淤血明显且外周组织灌注差。如收缩压不低于 90 mmHg,则给予血管扩张药、利尿剂,若治疗效果欠佳,可考虑使用正性肌力药物;如收缩压低于 90 mmHg,则首选正性肌力药物,若无效可考虑使用血管收缩药,当低灌注纠正后再使用利尿剂。对药物治疗无反应的患者,转诊至上级医院行机械循环支持治疗。

3.容量管理

如果评估容量负荷重,每日尿量目标可为 3000～5000 mL,直至达到最佳容量状态。

保持每天出入量负平衡约 500 mL,体重下降 0.5 kg,严重肺水肿者水负平衡为 1000～2000 mL/d,甚至可达 3000～5000 mL/d。3～5 天后,如肺淤血、水肿明显消退,应减少水负平衡量,逐渐过渡到出入量大致平衡。肺淤血、体循环淤血明显者,无明显低血容量因素(大出血、严重脱水、大汗等)时,每天液体量一般宜在 1500 mL 以内,不要超过 2000 mL,同时钠摄入不超过 2 g/d。

4.缓解各种严重症状

(1)低氧血症和呼吸困难。患者取坐位,双腿下垂,以减少静脉回流。立即高流量鼻管给氧,对病情特别严重者应采用面罩呼吸机持续加压(CPAP)、水平气道正压(BiPAP)给氧,使肺泡内压增加,一方面可以使气体交换加强,另一方面可以对抗组织液向肺泡内渗透。

(2)胸痛和焦虑。应用吗啡 3～5 mg 静脉注射不仅可以使患者镇静,减少躁动所带来的额外的心脏负担,而且还具有小血管舒张的功能,从而减轻心脏的负荷。必要时每间隔 15 分钟重复一次,共用 2～3 次。老年患者可酌情减量或改为肌内注射。

（3）呼吸道痉挛。应用支气管解痉药物。

（4）淤血症状。利尿剂有助于减轻症状。

5.药物治疗

（1）利尿剂。凡有液体潴留证据的急性心衰患者均应使用利尿剂。首选静脉袢利尿剂,如呋塞米、托拉塞米、布美他尼,应及早应用。常用呋塞米,宜先静脉注射 20～40 mg,于 2 分钟内推完,10 分钟内起效,之后可静脉滴注 5～40 mg/h,起初 6 小时总剂量不超过 80 mg,起初 24 小时总剂量不超过 160 mg。除利尿作用外,本药还有扩张静脉的作用,有利于缓解肺水肿。

亦可应用托拉塞米 10～20 mg 静脉注射。如果平时使用袢利尿剂治疗,最初静脉剂量应不小于长期每日所用剂量。需监测患者症状、尿量、肾功能和电解质。根据患者症状和临床状态调整剂量和疗程。有低灌注表现的患者应在纠正后再使用利尿剂。

利尿剂反应不佳或抵抗的处理:①增加袢利尿剂的剂量。②静脉推注联合持续静脉滴注:静脉持续和多次应用可避免因为袢利尿剂浓度下降引起的钠水重吸收。③2 种及以上利尿剂联合使用。④应用增加肾血流的药物,如小剂量多巴胺或重组人利钠肽。⑤常规利尿剂治疗效果不佳,伴低钠血症可加用托伐普坦。⑥超滤治疗或其他肾脏替代治疗。

（2）血管扩张药。收缩压是评估患者是否适宜应用此类药物的重要指标。收缩压高于 110 mmHg 的患者通常可安全使用;收缩压为 90～110 mmHg 者应谨慎使用;收缩压低于 90 mmHg 者禁忌使用。有明显二尖瓣狭窄或主动脉瓣狭窄的患者应慎用。射血分数保留的心衰患者因对容量更加敏感,使用血管扩张药应谨慎。应用过程中需密切监测血压,根据血压情况调整合适的维持剂量。

①硝酸酯类药物:适用于急性心衰合并高血压、冠心病心肌缺血、二尖瓣反流的患者。紧急时亦可选择舌下含服硝酸甘油。硝酸酯类药物持续应用可能发生耐药。

硝酸甘油:初始剂量 5～10 μg/min,最大剂量 200 μg/min,每 5～10 分钟增加 5～10 μg/min。紧急时舌下含服硝酸甘油片。

硝酸异山梨酯:初始剂量 1 mg/h,最大剂量 5～10 mg/h,逐渐增加剂量。

②硝普钠:适用于严重心衰、后负荷增加以及伴肺淤血或肺水肿的患者,特别是高血压危象、急性主动脉瓣反流、急性二尖瓣反流和急性室间隔穿孔合并急性心衰等需快速减轻后负荷的疾病。硝普钠(使用不应超过 72 小时)停药应逐渐减量,并加用口服血管扩张药,以避免出现反跳现象。

硝普钠初始剂量 0.5 μg/kg,逐渐调整剂量,最大剂量 5 μg/(kg·min),疗程不超过 72 小时。

③重组人利钠肽:具有多重药理作用,扩张静脉和动脉(包括冠状动脉),兼有一定的促进钠排泄、利尿作用。

重组人利钠肽负荷量为 1.5～2 μg/kg,或不用负荷量,继以 0.0075～0.01 μg/(kg·min)维持,疗程一般为 3 天,根据血压调整剂量。

(3)正性肌力药物。适用于症状性低血压(收缩压低于 90 mmHg)伴低心排或组织器官低灌注的患者。

注意事项:①症状性低血压伴低心排或低灌注时应尽早使用正性肌力药物,而当器官灌注恢复或淤血减轻时则应尽快停用。②药物的剂量和静脉滴注速度应根据患者的临床反应作调整,强调个体化治疗。③此类药物可诱发心动过速、心律失常、心肌缺血等,用药期间应持续心电、血压监测。④血压正常、无器官和组织灌注不足的急性心衰患者不宜使用此类药物。⑤因低血容量或其他可纠正因素导致的低血压患者,需先去除这些因素再权衡使用此类药物。

(4)血管收缩药。对外周动脉有显著收缩血管作用的药物,如去甲肾上腺素、肾上腺素等,适用于已应用正性肌力药物后仍出现心源性休克或合并明显低血压状态的患者。心源性休克时首选去甲肾上腺素维持收缩压。这些药物具有正性肌力活性,也有类似于正性肌力药的不良反应,用药过程中应密切监测。

(5)洋地黄类药物。可轻度增加心输出量、降低左心室充盈压、减慢房室结传导和改善症状。主要适应证是房颤伴快速心室率(>110 次/分)的急性心衰。使用剂量为毛花苷 0.2～0.4 mg 缓慢静脉注射,2～4 小时后可再用0.2 mg。急性心肌梗死后 24 小时内应尽量避免使用该类药物。

(四)基层医院的转诊建议

应根据患者病情、生命体征及基层医疗卫生机构实际医疗处理能力决定是否转诊患者至上级医院;应预判患者转诊至上级医院可进行的下一步处理方案,并直接转诊至可承担相应处理的上级医院。主要转诊建议:

(1)当患者表现为急性肺水肿和急性呼吸困难甚至是心源性休克时。

(2)急性患者需使用机械辅助治疗措施,如主动脉内球囊反搏和临时心肺辅助系统等。转诊上级医院可进行非药物治疗:①主动脉内球囊反搏。②机械通气,包括无创呼吸机辅助通气和气道插管/人工机械通气。③肾脏替代治疗。④机械循环辅助装置,包括经皮心室辅助装置,体外生命支持装置和体外膜肺氧合装置。

（3）急性心衰经治疗已稳定，无法确定急性心衰病因诊断者。转诊上级医院进行心衰病因检查，如急性冠脉综合征、高血压急症、心律失常、急性机械并发症、急性肺栓塞。

（4）已确定急性心衰病因诊断并拟针对病因行介入治疗或外科手术治疗者。

（5）拟行心脏移植者。严重急性心衰已知其预后不良可考虑心脏移植，且通过辅助装置或人工帮助可稳定病情。

三、慢性心力衰竭

（一）流行病学

慢性心力衰竭（chronic heart failure，CHF）是大多数心血管疾病的最终归宿，也是最主要的死亡原因。根据我国 2003 年的抽样统计，成人 CHF 患病率为 0.9%；据美国心脏病学会（AHA）2005 年的统计报告，全美约有 500 万心衰患者，CHF 的年增长数为 55 万。[1] 引起 CHF 的基础心脏病的构成，我国过去以风湿性心脏病为主，但近年来其所占比例已趋下降，而高血压、冠心病的比例明显上升。

（二）临床状况评估

1. 判断心脏病的性质及程度

（1）病史、症状及体征：详细的病史采集及体格检查可提供各种心脏疾病的病因线索。接诊时要评估容量状态及生命体征，监测体质量，估测颈静脉压，了解有无水肿、夜间阵发性呼吸困难以及端坐呼吸。

（2）心衰的常规检查：

①二维超声心动图及多普勒超声：可用于诊断心包、心肌或心瓣膜疾病；定量分析心脏结构及功能各指标；区别舒张功能不全和收缩功能不全；估测肺动脉压；为评价治疗效果提供客观指标。

LVEF 可反映左心室功能，初始评估心衰或有可疑心衰症状患者均应测量，如临床情况发生变化或评估治疗效果、考虑器械治疗时，应重复测量。不推荐常规反复监测。推荐采用改良辛普森（Simpson）法。

②心电图：可提供既往心肌梗死（MI）、左心室肥厚、广泛心肌损害及心律失常等信息。有心律失常或怀疑存在无症状性心肌缺血时应做 24 小时动态心电图。

---

[1] 参见辛丽红等：《临床内科学》，吉林科学技术出版社 2016 年版，第 105 页。

③实验室检查:全血细胞计数、尿液分析、血生化(包括钠、钾、钙、血尿素氮、肌酐、肝酶和胆红素、血清铁/总铁结合力)、空腹血糖和糖化血红蛋白、血脂及甲状腺功能等(Ⅰ类,C级),应列为常规。对某些特定心衰患者应进行血色病或人类免疫缺陷病毒(HIV)的筛查,在相关人群中进行风湿性疾病、淀粉样变性、嗜铬细胞瘤的诊断性检查。

④生物学标志物:血浆利钠肽(BNP或NT-proBNP)测定:可用于因呼吸困难而疑为心衰患者的诊断和鉴别诊断,BNP小于35 ng/L、NT-proBNP小于125 ng/L时不支持慢性心衰诊断,利钠肽可用于评估慢性心衰的严重程度和预后。心肌损伤标志物:心脏肌钙蛋白(cTn)可用于诊断原发病如AMI,也可以对心衰患者作进一步的危险分层。其他生物学标志物:纤维化、炎症、氧化应激、神经激素紊乱及心肌和基质重构的标记物已广泛应用于评价心衰的预后,如反映心肌纤维化的可溶性ST2及半乳糖凝集素-3等指标在慢性心衰的危险分层中可能提供额外信息。

血浆利钠肽动态测定可用来指导心衰治疗,但需注意,某些晚期心衰患者利钠肽水平可能正常,或因肥胖而存在假性正常的利钠肽水平。

⑤X线胸片(Ⅱa类,C级):可提供心脏增大、肺淤血、肺水肿及原有肺部疾病的信息。

(3)心衰的特殊检查:用于部分需要进一步明确病因的患者。

①心脏核磁共振(CMR):CMR检测心腔容量、心肌质量和室壁运动准确性和可重复性较好。经超声心动图检查不能作出诊断时,CMR是最好的替代影像检查。疑诊心肌病、心脏肿瘤(或肿瘤累及心脏)或心包疾病时,CMR有助于明确诊断,对复杂性先天性心脏病患者则是首选检查。

②冠状动脉造影:适用于有心绞痛、心肌梗死或心脏停搏史的患者,也可鉴别缺血性或非缺血性心肌病。

③核素心室造影及核素心肌灌注或代谢显像:前者可准确测定左心室容量、LVEF及室壁运动;后者可诊断心肌缺血和心肌存活情况,并对鉴别扩张型心肌病或缺血性心肌病有一定帮助。

④负荷超声心动图:运动或药物负荷试验可检出是否存在可诱发的心肌缺血及其程度,并确定心肌是否存活。对于疑为HF-pEF、根据静息舒张功能参数无法作结论的患者,有一定的辅助诊断价值。

⑤经食管超声心动图:适用于经胸超声窗不够而CMR不可用或有禁忌证时,还可用于检查左心耳血栓,但有症状的心衰患者宜慎用该检查。

⑥心肌活检(Ⅱa类,C级):对不明原因的心肌病诊断价值有限,但有助于

区分心肌炎症性或浸润性病变。

2.判断心衰的程度

(1)NYHA心功能分级(见表9-2):可用来评价心衰治疗后症状的变化。心衰症状严重程度与心室功能的相关性较差,但与生存率明确相关,而轻度症状的患者仍可能有较高的住院和死亡的绝对风险。

表9-2 NYHA心功能分级

分级	症状
Ⅰ级	活动不受限。日常体力活动不引起明显的气促、疲乏或心悸
Ⅱ级	活动轻度受限。休息时无症状,日常活动可引起明显的气促、疲乏或心悸
Ⅲ级	活动明显受限。休息时可无症状,轻于日常活动即引起显著气促、疲乏或心悸
Ⅳ级	休息时也有症状,稍有体力活动症状即加重,任何体力活动均会引起不适。如无需静脉给药,可在室内或床边活动者为Ⅳa级,不能下床并需静脉给药支持者为Ⅳb级

(2)6分钟步行试验。6分钟步行试验可作为评估运动耐力和劳力性症状的客观指标,或评价药物治疗效果。6分钟步行距离小于150 m为重度心衰,150~450 m为中度心衰,大于450 m为轻度心衰。

3.判断液体潴留及其严重程度

此项判断对应用和调整利尿剂治疗十分重要。短时间内体质量增加是液体潴留的可靠指标。其他征象包括颈静脉充盈、肝颈静脉回流征阳性、肺和肝脏充血(肺部啰音、肝脏肿大)以及水肿,如下肢和骶部水肿、胸腔积液和腹水,也可结合中心静脉压(central venous pressure,CVP)、床旁超声等血流动力学监测手段来协助评估容量情况。

4.其他生理功能评价

(1)有创性血流动力学检查:主要用于严重威胁生命,对治疗反应差的泵衰竭患者,或需对呼吸困难和低血压休克作鉴别诊断的患者。

(2)心脏不同步检查:心衰常并发心脏传导异常,导致房室、室间或室内运动不同步,心脏不同步可严重影响左心室收缩功能。通常用超声心动图来判断心脏不同步。

(三)CHF临床表现

临床上左心衰竭最为常见,单纯右心衰竭较少见。左心衰竭后继发右心衰竭而导致全心衰者,以及由于严重广泛心肌疾病同时波及左、右心而发生全心衰者临床上更为多见。

1.左心衰竭

左心衰竭以肺瘀血及心排血量降低表现为主。

（1）症状：

①程度不同的呼吸困难。a.劳力性呼吸困难：这是左心衰最早出现的症状，是因为运动使回心血量增加，导致左心房压力升高，加重了肺瘀血，引起呼吸困难的运动量随心衰程度加重而减少。b.端坐呼吸：肺淤血达到一定的程度时，患者不能平卧，因为平卧时回心血量增多，且膈肌上抬，呼吸更为困难。高枕卧位、半卧位甚至端坐时方可使症状减轻。c.夜间阵发性呼吸困难：患者已入睡后突然因憋气而惊醒，被迫采取坐位，呼吸深快，有哮鸣音，称为"心源性哮喘"，大多于端坐休息后可自行缓解。其发生机制除因睡眠平卧，血液重新分配使肺血量增加外，夜间迷走神经张力增加，小支气管收缩，膈肌高位，肺活量减少等也是促发因素。d.急性肺水肿：这是"心源性哮喘"的进一步发展，是左心衰呼吸困难最严重的形式。

②咳嗽、咳痰、咯血：咳嗽、咳痰是肺泡和支气管黏膜瘀血所致，开始常于夜间发生，坐位或立位时咳嗽可减轻，白色浆液性泡沫状痰为其特点，偶可见痰中带血丝。长期慢性肺瘀血肺静脉压力升高，导致肺循环和支气管血液循环之间形成侧支，在支气管黏膜下形成扩张的血管，此种血管一旦破裂可引起大咯血。

③乏力、疲倦、头晕、心慌：这些是心排血量不足，器官、组织灌注不足及代偿性心率加快所致的主要症状。

④少尿及肾功能损害症状：严重的左心衰竭血液进行再分配时，首先是肾的血流最明显减少，患者可出现少尿。长期慢性的肾血流量减少可出现血尿素氮、肌酐升高，并可有肾功能不全的相应症状。

（2）体征：

①肺部湿性啰音：由于肺毛细血管压增高，液体可渗出到肺泡而出现湿性啰音。随着病情的由轻到重，肺部啰音可从局限于肺底部直至全肺。患者如取侧卧位，则下垂的一侧啰音较多。

②心脏体征：除基础心脏病的固有体征外，慢性左心衰的患者一般均有心脏扩大（单纯舒张性心衰除外）、肺动脉瓣区第二心音亢进及舒张期奔马律。

2.右心衰竭

右心衰竭以体静脉瘀血的表现为主。

（1）症状：

①消化道症状：胃肠道及肝脏瘀血引起腹胀、食欲缺乏、恶心、呕吐等是右

心衰最常见的症状。

②劳力性呼吸困难:继发于左心衰的右心衰呼吸困难已存在。单纯性右心衰为分流性先天性心脏病或肺部疾患所致,也均有明显的呼吸困难。

(2)体征:

①水肿:体静脉压力升高使皮肤等软组织出现水肿,其特征为首先出现在低垂的部位,常为对称性、可压陷性。胸腔积液也是体静脉压力增高所致,有一部分回流到肺静脉,所以胸腔积液更多见于同时有左右心衰时,且以双侧多见。单侧则以右侧更为多见,可能与右膈肌下肝瘀血有关。

②颈静脉征:颈静脉搏动增强,充盈、怒张是右心衰时的主要体征,肝颈静脉反流征阳性则更具特征性。

③肝脏肿大:肝脏因瘀血肿大常伴压痛,持续慢性右心衰可致心源性肝硬化,晚期可出现黄疸、肝功能受损及大量腹水。

④心脏体征:除基础心脏病的相应体征之外,右心衰时可因右心室显著扩大而出现三尖瓣关闭不全的反流性杂音。

3. 全心衰竭

右心衰继发于左心衰而形成的全心衰,当右心衰出现之后,右心排血量减少,因而阵发性呼吸困难等肺瘀血症状反而有所减轻。扩张型心肌病等表现为左、右心室同时衰竭者,肺瘀血症状往往不很严重,左心衰的表现主要为心排血量减少的相关症状和体征。

(四)实验室检查

1. X线检查

(1)心影大小及外形为心脏病的病因诊断提供重要的参考资料,根据心脏扩大的程度和动态改变也间接反映心脏功能状态。

(2)肺瘀血的有无及其程度直接反映心功能状态。早期肺静脉压增高时,主要表现为肺门血管影增强,上肺血管影增多与下肺纹理密度相仿,甚至多于下肺。

肺动脉压力增高可见右下肺动脉增宽,进一步出现间质性肺水肿可使肺野模糊。Kerley B线是在肺野外侧清晰可见的水平线状影,是肺小叶间隔内积液的表现,是慢性肺瘀血的特征性表现。

急性肺泡性肺水肿时肺门呈蝴蝶状,肺野可见大片融合的阴影。

2. 超声心动图

(1)超声心动图能比X线更准确地提供各心腔大小变化及心瓣膜结构及功能情况。

(2)评估心脏功能。①收缩功能:以收缩末及舒张末的容量差计算左室射血分数(LVEF值),方便实用。正常LVEF值大于50%,LVEF小于40%为收缩期心力衰竭的诊断标准。②舒张功能:超声多普勒是临床上最实用的判断舒张功能的方法,心动周期中舒张早期心室充盈速度最大值为E峰,舒张晚期(心房收缩)心房充盈最大值为A峰,E/A为两者之比值。正常人E/A值不应小于1.2,中青年更大;舒张功能不全时,E峰下降,A峰增高,E/A比值降低。如同时记录心音图则可测定心室等容舒张期时间(C-D值),可反映心室主动的舒张功能。

3.放射性核素检查

放射性核素心血池显影,除有助于判断心室腔大小外,还可以收缩末期和舒张末期的心室影像的差别计算EF值,通过记录放射活性-时间曲线计算左心室最大充盈速率以反映心脏舒张功能。

4.心-肺吸氧运动试验

在运动状态下测定患者对运动的耐受量,更能说明心脏的功能状态。本试验仅适用于慢性稳定性心衰患者。运动时肌肉的需氧量增高,需要心排血量相应增加。正常人每增加100 mL/(min·m²)的耗氧量,心排血量需增加600 mL/(min·m²)。当患者的心排血量不能满足运动时的需要,肌肉组织就需要从流经它的单位容积的血液中提取更多的氧,结果使动-静脉血氧差值增大。在氧供应绝对不足时,即出现无氧代谢,乳酸增加,呼气中一氧化碳(CO)含量增加。进行心-肺吸氧运动试验时,求得两个数据:①最大耗氧量[VO_{max},单位:mL/(min·kg)],即运动量虽继续增加,耗氧量已达峰值不再增加时的值,表明此时心排血量已不能按需要继续增加。心功能正常时,此值应大于20,轻至中度心功能受损时为16~20,中至重度损害时为10~15,极重损害时则小于10。②无氧阈值,即呼气中的二氧化碳(CO_2)的增长超过了氧耗量的增长,标志着无氧代谢的出现,以开始出现两者增加不成比例时的氧耗量作为代表值,故此值愈低说明心功能愈差。

5.有创性血流动力学检查

对急性重症心力衰竭患者,必要时采用漂浮导管在床边进行有创性血流动力学检查。经静脉插管直至肺小动脉,测定各部位的压力及血液含氧量,计算心脏指数(CI)及肺小动脉楔压(PCWP),直接反映左心功能,正常时CI大于2.5 L/(min·m²),PCWP小于12 mmHg。

(五)诊断和鉴别诊断

1.诊断

心力衰竭的诊断是综合病因、病史、症状、体征及客观检查而作出的诊断。

应有明确的器质性心脏病的诊断。心衰的症状和体征是诊断的重要依据,疲乏无力等因肺血量减少引起的症状无特异性,诊断价值不大,而左心衰竭的肺瘀血引起的不同程度的呼吸困难,右心衰竭的体循环瘀血引起的颈静脉怒张、肝大、水肿等是诊断心衰的重要依据。

2.鉴别诊断

(1)支气管哮喘。左心衰竭夜间阵发性呼吸困难,常称之为"心源性哮喘",应与支气管哮喘相鉴别。前者多见于老年人有高血压或慢性心瓣膜病史,后者多见于青少年有过敏史;前者发作时必须坐起,重症者肺部有干湿性啰音,甚至咳粉红色泡沫痰,后者发作时双肺可闻及典型哮鸣音,咳出白色黏痰后呼吸困难常可缓解。测定血浆 BNP 水平对鉴别心源性和支气管性哮喘有较重要的参考价值。

(2)心包积液、缩窄性心包炎。心包积液、缩窄性心包炎时,由于腔静脉回流受阻同样可以引起颈静脉怒张、肝大、下肢水肿等表现,应根据病史、心脏及周围血管体征进行鉴别,超声心动图检查可以确诊。

(3)肝硬化腹水伴下肢水肿。应与慢性右心衰竭鉴别,除基础心脏病体征有助于鉴别外,非心源性肝硬化不会出现颈静脉怒张等上腔静脉回流受阻的体征。

(六)慢性 HF-rEF 的治疗

从建立心衰分期的观念出发,心衰的治疗应包括防止和延缓心衰的发生发展,缓解临床心衰患者的症状,改善其长期预后和降低死亡率。为此,必须从长计议。治疗方法包括对各种可导致心功能受损的危险因素如冠心病、高血压、糖尿病的早期治疗;调节心力衰竭的代偿机制,减少其负面效应如拮抗神经体液因子的过度激活,阻止心肌重塑的进展。对临床心衰患者,除缓解症状外,还应达到以下目的:①提高运动耐量,改善生活质量;②阻止或延缓心肌损害进一步加重;③降低死亡率。

1.病因治疗

(1)基本病因的治疗:对所有有可能导致心脏功能受损的常见疾病如高血压、冠心病、糖尿病、代谢综合征等,在尚未造成心脏器质性改变前即应早期进行有效的治疗。如控制血压、血糖等,目前已不困难;药物、介入及手术治疗改善冠心病心肌缺血;慢性心脏瓣膜病以及先天畸形的介入或换瓣、纠治手术等,均应在出现临床心衰症状前进行。对于少数病因未明的疾病,如原发性扩张型心肌病等,亦应早期干预,从病理生理层面延缓心室重塑过程。病因治疗的最大障碍是发现和治疗过晚,很多患者常满足于短期治疗缓解症状,拖延时日终至发展为严重的心力衰竭不能耐受手术,而失去了治疗的时机。

(2)消除诱因:常见的诱因为感染,特别是呼吸道感染,应积极选用适当的抗菌药物治疗。对于发热持续1周以上者,应警惕感染性心内膜炎的可能性。心律失常特别是心房颤动也是诱发心力衰竭的常见原因,对心室率很快的心房颤动应尽快控制心室率,如有可能应及时复律。潜在的甲状腺功能亢进、贫血等也可能是心力衰竭加重的原因,应注意检查并予以纠正。

2.一般治疗

(1)休息:控制体力活动,避免精神刺激,降低心脏的负荷,有利于心功能的恢复。但长期卧床易发生静脉血栓形成甚至肺栓塞,同时也使消化功能减低,肌肉萎缩。因此,应鼓励心衰患者主动运动,根据病情轻重不同,从床边小坐开始,逐步增加症状限制性有氧运动,如散步等。

(2)控制钠盐摄入:心衰患者血容量增加,且体内水钠潴留,因此减少钠盐的摄入有利于减轻水肿等症状,但应注意在应用强效排钠利尿剂时,过分严格限盐可导致低钠血症。

(3)宜低脂饮食,戒烟,肥胖患者应减轻体质量,严重心衰伴明显消瘦(心脏恶病质)者,应给予营养支持。

(4)综合性情感干预包括心理疏导可改善心功能,必要时酌情应用抗焦虑或抗抑郁药物。

(5)氧气治疗。

3.药物治疗

(1)血管紧张素转换酶抑制剂(ACEI)。

适应证:ACEI已被证明可降低HF-rEF患者的死亡率和发病率,故对全部有症状的患者,如果没有禁忌证或不能耐受,均推荐使用。为了达到RAAS的充分抑制,ACEI应上调到最大可耐受的剂量。有证据表明,在临床实践中,大多数患者使用ACEI未达标准剂量。[1] ACEI还被推荐治疗无症状的左室收缩功能不全,以降低心衰发生、心衰住院和死亡的风险。

禁忌证:曾发生致命性不良反应,如喉头水肿、严重肾衰竭以及妊娠妇女。以下情况慎用:双侧肾动脉狭窄,血肌酐大于265.2 μmol/L(3 mg/dL),血钾大于5.5 mmoL/L,伴症状性低血压(收缩压小于90 mmHg),左心室流出道梗阻(如主动脉瓣狭窄、肥厚型梗阻性心肌病)等。

---

[1] 参见袁志敏:《老年心衰患者 ACEI 使用现状及疗效分析》,《国外医学·老年医学分册》2005 年第 6 期。

用法:从小剂量开始,逐渐递增,直至达到目标剂量,一般每隔1～2周剂量倍增1次(见表9-3)。滴定剂量及过程需个体化。调整到合适剂量应终生维持使用,避免突然撤药。应监测血压、血钾和肾功能,如果肌酐增高超过30%,应减量;如仍继续升高,应停用。

表9-3 常用 ACEI 药物及剂量

药物	起始剂量	目标剂量
卡托普利	6.25 mg,3 次/天	50 mg,3 次/天
依那普利	2.5 mg,2 次/天	10 mg,2 次/天
福辛普利	5 mg,1 次/天	20～30 mg,1 次/天
赖诺普利	5 mg,1 次/天	20～30 mg,1 次/天
培哚普利	2 mg,1 次/天	4～8 mg,1 次/天
雷米普利	2.5 mg,1 次/天	10 mg,1 次/天
贝那普利	2.5 mg,1 次/天	10～20 mg,1 次/天

血管紧张素受体脑啡肽酶抑制剂(ARNI)是由 ARB 类和脑啡肽酶抑制剂制成的合剂,主要作用机制是抑制肾素-血管紧张素系统,增强利钠肽系统,从而起到利尿、扩血管和抗细胞增殖的作用。ARNI 的代表药物是沙库巴曲缬沙坦钠。欧美指南均将 ARNI 作为Ⅰ类推荐。2017 年 7 月,ARNI 获得国家食品药品监督管理总局(CFDA)批准,在中国上市。

2018 中国心衰指南指出,对于 NYHA 心功能Ⅱ～Ⅲ级、有症状的 HF-rEF患者,若能够耐受 ACEI/ARB,推荐以 ARNI 替代 ACEI/ARB,以进一步降低心衰的发病率及死亡率(Ⅰ,B)。

需要注意的是,患者由服用 ACEI/ARB 转为 ARNI 前血压需稳定,并停用ACEI 36 小时,因为脑啡肽酶抑制剂和 ACEI 联用会增加血管神经性水肿的风险。且应用要从小剂量开始。

(2)利尿剂。利尿剂通过抑制肾小管特定部位钠或氯的重吸收,消除心衰时的水钠潴留。在利尿剂开始治疗后数天内就可降低颈静脉压,减轻肺淤血、腹水、外周水肿和体质量,并改善心功能和运动耐量。合理使用利尿剂是其他治疗心衰药物取得疗效的关键因素之一。如利尿剂用量不足造成液体潴留,会降低机体对 ACEI 的反应,增加使用β受体阻滞剂的风险。不恰当地大剂量使用利尿剂则会导致血容量不足,增加发生低血压、肾功能不全和电解质紊乱的风险。上述内容均充分说明,恰当使用利尿剂是各种有效治疗心衰措施的基础。

适应证:有液体潴留证据的所有心衰患者均应给予利尿剂。

应用方法:从小剂量开始,逐渐增加剂量直至尿量增加,体质量每天减轻0.5～1.0 kg为宜。一旦症状缓解、病情控制,即以最小有效剂量长期维持,并根据液体潴留的情况随时调整剂量(见表9-4)。每天体质量的变化是最可靠的监测利尿剂效果和调整利尿剂剂量的指标。

表9-4　　　　　　　　　　慢性 HF-rEF 常用利尿剂及其剂量

药物	起始剂量	每天最大剂量	每天常用剂量
袢利尿剂			
呋塞米	20～40 mg,1 次/天	120～160 mg	20～80 mg
布美他尼	0.5～1.0 mg,1 次/天	6～8 mg	1～4 mg
托拉塞米	10 mg,1 次/天	100 mg	10～40 mg
噻嗪类利尿剂			
氢氯噻嗪	12.5～25.0 mg	100 mg	25～50 mg
美托拉宗	2.5 mg,1 次/天	20 mg	2.5～10 mg
吲达帕胺[a]	2.5 mg,1 次/天	5 mg	2.5～5 mg
保钾利尿剂			
阿米洛利	2.5 mg[b]/5 mg[c],1 次/天	20 mg	5～10 mg[b]/10～20 mg[c]
氨苯喋啶	25 mg[b]/50 mg[c],1 次/天	200 mg	100 mg[b]/200 mg[c]
血管加压素 V2 受体拮抗剂			
托伐普坦	7.5～15.0 mg,1 次/天	60 mg	7.5～30.0 mg

注:a 吲达帕胺是非噻嗪类磺胺类药物;b 为与 ACEI 或 ARB 合用时的剂量;c 为不与 ACEI 或 ARB 合用时的剂量。

(3)β受体阻滞剂。对于尽管用了一种 ACEI 且多数病例用了一种利尿剂治疗、仍有症状的 HF-rEF 患者,β受体阻滞剂可降低死亡率和发病率。

适应证:结构性心脏病,伴 LVEF 下降的无症状心衰患者,无论有无 MI,均可应用。有症状或曾经有症状的 NYHA Ⅱ～Ⅲ级、LVEF 下降、病情稳定的慢性心衰患者必须终生应用,除非有禁忌证或不能耐受。伴二度及以上房室传导阻滞、活动性哮喘和反应性呼吸道疾病患者禁用(见表9-5)。

表9-5	常用β受体阻滞剂及剂量	
药物	起始剂量	目标剂量
比索洛尔	1.25 mg,1 次/天	10 mg,1 次/天
卡维地洛	3.125 mg,2 次/天	25 mg,2 次/天
琥珀酸美托洛尔	12.5～25 mg,1 次/天	200 mg,1 次/天
奈必洛尔	1.25 mg ,1 次/天	10 mg,1 次/天

不良反应:应用早期如出现某些不严重的不良反应,一般不需停药,可延迟加量直至不良反应消失。起始治疗时如引起液体潴留,应加大利尿剂用量,直至恢复治疗前体质量,再继续加量。心动过缓和房室传导阻滞:如心率低于55 次/分,或伴有眩晕等症状,或出现二度或三度房室传导阻滞,应减量甚至停药。

(4)醛固酮受体拮抗剂。醛固酮对心肌重构能起到影响作用。长期应用ACEI 或 ARB 时,加用醛固酮受体拮抗剂,可抑制醛固酮的有害作用,对心衰患者有益。

适应证:LVEF 小于等于 35%、NYHA Ⅱ～Ⅳ级的患者;已使用 ACEI(或ARB)和β受体阻滞剂治疗,仍持续有症状的患者;AMI 后,LVEF 小于等于40%,有心衰症状或既往有糖尿病史者。

应用方法:从小剂量起始,逐渐加量,尤其螺内酯不推荐用大剂量:依普利酮,初始剂量 12.5 mg,1 次/天,目标剂量 25～50 mg,1 次/天;螺内酯,初始剂量 10～20 mg,1 次/天,目标剂量 20 mg,1 次/天。

注意事项:血钾超过 5.0 mmol/L,肌酐超过 221 mmoL/L(2.5 mg/dL),或eGFR 低于 30 mL/(min・1.73m²)不宜应用。

(5)血管紧张素Ⅱ受体拮抗剂(ARB)。

适应证:基本与 ACEI 相同,推荐用于不能耐受 ACEI 的患者。ARB 也可用于经利尿剂、ACEI 和β受体阻滞剂治疗后临床状况改善仍不满意,又不能耐受醛固酮受体拮抗剂的有症状心衰患者。ARB 具体起始剂量及最大剂量如表9-6 所示。

表 9-6 常用 ARB 药物及剂量

药物	起始剂量	目标剂量
坎地沙坦	4 mg,1 次/天	32 mg,1 次/天
缬沙坦	20～40 mg,1 次/天	80～160 mg,1 次/天
氯沙坦	25 mg,1 次/天	100～150 mg,1 次/天
厄贝沙坦	75 mg,1 次/天	300 mg,1 次/天
替米沙坦	40 mg,1 次/天	80 mg,1 次/天
奥美沙坦	10 mg,1 次/天	20～40 mg,1 次/天

(6)If-通道抑制剂。

适应证:经过目标剂量或最大耐受量的 β 受体阻滞剂、ACEI(或 ARB)治疗后,患者仍有症状,LVEF 小于等于 35%,窦性心率大于等于 70 次/分,应考虑使用伊伐布雷定降低心衰住院与心血管死亡风险。

用法用量:伊伐布雷定起始剂量为 5 mg,每日 2 次。治疗 2 周后,如果患者的静息心率持续高于 60 次/分,将剂量增加至 7.5 mg,每日 2 次。

(7)地高辛。

适应证:对于用了 ACEI、β 受体阻滞剂和 ARB 治疗,仍有症状的窦性心律患者,可以使用地高辛治疗,其对伴有快速心室率的房颤患者尤为适合。已应用地高辛者不宜轻易停用。心功能 NYHA Ⅰ 级患者不宜应用地高辛。

应用方法:用维持量 0.125～0.25 mg/d,老年或肾功能受损者剂量减半。控制房颤的快速心室率,剂量可增加至 0.375～0.50 mg/d。应严格监测地高辛中毒等不良反应及药物浓度。

(七)慢性 HF-pEF 及 HF-mrEF 的治疗

1.诊断

HF-pEF 的诊断应充分考虑下列两方面的情况:

(1)主要临床表现:①有典型心衰的症状和体征;②LVEF 正常或轻度下降(不低于 50%),且左心室不大;③有相关结构性心脏病存在的证据(如左心室肥厚、左心房扩大)或舒张功能不全;④超声心动图检查无心瓣膜病,并可排除心包疾病、肥厚型心肌病、限制型(浸润性)心肌病等。

(2)应符合本病的流行病学特征:大多为老年患者、女性,心衰的病因为高血压或既往有长期高血压史,部分患者可伴糖尿病、肥胖、房颤等。

HF-mrEF 的 LVEF 在 40%～49%,其人群特征、临床表现、治疗及预后均与 HF-rEF 类似。

2. 治疗要点

(1)积极控制血压:目标血压宜低于单纯高血压患者的标准。5 大类降压药均可应用,优选 β 受体阻滞剂、ACEI 或 ARB。

(2)应用利尿剂:消除液体潴留和水肿十分重要,可缓解肺淤血,改善心功能。但不宜过度利尿,以免前负荷过度降低而致低血压。

(3)控制和治疗其他基础疾病和合并症:控制慢性房颤的心室率,可使用 β 受体阻滞剂或非二氢吡啶类 CCB(地尔硫䓬或维拉帕米)。如有可能,转复并维持窦性心律,对患者有益。积极治疗糖尿病和控制血糖。肥胖者要减轻体质量。伴左心室肥厚者,为逆转左心室肥厚和改善左心室舒张功能,可用 ACEI、ARB、β 受体阻滞剂等。地高辛不推荐使用。

(4)血运重建治疗:由于心肌缺血可以损害心室的舒张功能,冠心病患者如有症状或证实存在心肌缺血,应做冠状动脉血运重建术。

(5)如同时有 HF-rEF,以治疗后者为主。

3. 按心力衰竭分期治疗

(1)A 期:积极治疗高血压、糖尿病、脂质紊乱等高危因素。

(2)B 期:除 A 期中的措施外,有适应证的患者使用 ACE 抑制剂或 β 受体阻滞剂。

(3)C 期及 D 期:按 NYHA 分级进行相应治疗。

4. 按心功能 NYHA 分级治疗

(1)Ⅰ级:控制危险因素,使用 ACE 抑制剂。

(2)Ⅱ级:ACE 抑制剂、利尿剂、β 受体阻滞剂,用或不用地高辛。

(3)Ⅲ级:ACE 抑制剂、利尿剂、β 受体阻滞剂、地高辛。

(4)Ⅳ级:ACE 抑制剂、利尿剂、地高辛、醛固酮受体拮抗剂;病情稳定后,谨慎调整 β 受体阻滞剂。

(七)顽固性心力衰竭及不可逆心力衰竭的治疗

顽固性心力衰竭又称"难治性心力衰竭",是指经各种治疗,心衰不见好转,甚至还有进展者,但并非指心脏情况已至终末期不可逆转者。对这类患者,应努力寻找潜在的原因并设法纠正,如风湿性心内膜炎、感染性心内膜炎、贫血、甲状腺功能亢进、电解质紊乱、洋地黄类过量、反复发生的小面积肺栓塞等;或者患者是否有与心脏无关的其他疾病,如肿瘤等。同时调整心衰用药,强效利尿剂和血管扩张制剂及正性肌力药物联合应用等。对高度顽固水肿,也可使用血液滤过或超滤,对适应证掌握恰当,超滤速度及有关参数调节适当时,常可即时明显改善症状。扩张型心肌病伴有 QRS 波增宽超过 120 ms 的 CHF 患者可实施心脏再同步化治疗（cardiac resynchronization therapy，CRT），安置三腔心脏起搏器，使左、右心室恢复同步收缩，可在短期内改善症状。

对不可逆 CHF 患者，大多是病因无法纠正的，如扩张型心肌病、晚期缺血性心肌病患者，心肌情况已至终末状态不可逆转，其唯一的出路是心脏移植。从技术上看，心脏移植成功率已很高，5 年存活率已可达 75％以上，但限于我国目前的条件，尚无法普遍开展。

有心脏移植指征的患者在等待手术期间，应用体外机械辅助泵可维持心脏功能，有限延长患者寿命。

第二节　冠心病心力衰竭的中医治疗

心衰是由不同病因引起的心脉"气力衰竭"，心体受损，心阳鼓动无力，血液流动不畅，不能濡养全身，而逐渐引起脏腑功能失调甚至功能衰竭的一类危重症候群。心衰主要以心悸、怔忡、气短、喘促、水肿、瘀血、尿少等为主要表现。冠心病是心衰最常见的病因，心衰是心肌梗死最常见的并发症。

一、病因病机

（一）病因

祖国医学认为心衰主要是心脏自病或它脏病引起，病位在于心，涉及肾、脾、肺诸脏。先天禀赋不足，外感六淫，内伤情志，体劳过度，药物失宜，饮食不节以及妊娠、分娩等，耗损气血津液，久患心悸、心痹、胸痹、真心痛、肺胀等，致使阴阳虚衰，脏腑功能失调，心失营运，易发生心力衰竭。本病为本虚标实之证，本虚为气虚、阴虚、阳虚，标实为血瘀、痰饮、水停，标本俱病，虚实夹杂，大体可分为如下几类：

1. 感受外邪

风热湿或风寒湿三气合而为痹，脉痹不已，内舍于心；或气候寒冷潮湿、冒雨涉水或久居潮湿，水寒内侵，邪害心阳；或疫疠之邪直接侵犯于心。外邪侵犯血脉，耗伤阴血，从而伤及心气，可致心脉不足，气虚血少，随着病程的增加，从而波及心脏，出现气短、心悸等一系列临床症状。外邪亦会造成脉道痹阻，瘀水互结，水气凌心射肺，使人烦躁心悸，喘促不宁，腹大胫肿，不能平卧。

2.情志失调

肝失疏泄,肝气郁结,横逆乘脾;或思虑过度,损伤脾气,脾虚失运,痰浊内生,蕴久化热;或肝郁化火,至痰火内盛,灼铄心阴,心阴亏损,心火亢盛,亦可损及心之阴阳气血而发为本病。

3.心病久延、气血阴阳不足

久患胸痹、心痹、心悸怔忡、真心痛、厥心痛或其他先天心脏疾病迁延日久,心体损伤,心气虚衰,气血阴阳失调,津液输布紊乱。心气虚渐致心阳虚,心气心阳皆虚则无力鼓动血液,致使血流瘀滞。或气阳两虚,水液失于温化输布,留聚体内而形成水饮。当瘀血与水饮形成后,更伤心气心阳,终至形成本虚标实的心力衰竭。

4.脏腑功能失调

心、肝、肺、肾功能息息相关,可相互为病。肺、脾、肾脏阳气不足,水液代谢失常,会出现水液积聚,痰饮水肿,同时气不化津,津液不足而咽干口渴。血水之间相互影响,"血积既久,其水乃成""瘀血化水,亦发水肿,是血病而兼也"。

(二)病机

无论先为心病后及于他脏,还是先为肺、肾、肝、脾之病后及于心病,病至心衰,多见五脏俱病,气血阴阳俱不足,脏腑功能失调的病理变化和临床表现。因"心为五脏六腑之大主",心病则气阳营阴均受损耗,心气心阳虚衰,少力或无力鼓动心脉,血行失畅,五脏失养,甚或气血瘀滞,瘀血内聚,致使五脏功能亦趋失调。心肺同居上焦,心主血,肺主气,气血相贯,心肺密切相关。脾胃为后天之本,气血生化之源,心肾气阳亏虚,不能温煦脾胃,可致运化失权,湿浊内蕴,营血不足,而脾胃亏虚,气血不足,又使心失濡养,心肾阳气虚衰更甚。因此,在心衰发展过程中,常见心肾与肺、肝、脾数脏同病,交相为患的病理现象。

在五脏亏虚的基础上,可形成血瘀、水饮等实邪为患之病理。肺为水之上源,可通调水道。脾能运化,输布水湿。肾能温化水湿,气化下行。若肺、脾、肾同病,则三焦气化不利,水湿不能正常运行、布输、气化而下泄,故泛滥为患。外溢肌肤则见面肢水肿;内停脏腑,则为水饮;上凌心肺可引致或加重心悸、气喘与咳嗽等症;聚留胸腹则成胸水腹水。且心肾阳虚又使血脉不能赖以推动,可致气滞血瘀而见唇舌指甲青紫、肝脾肿大等。所以,水饮与瘀血密切相关,《金匮要略·水气篇》指出"血不利则为水"。血瘀贯穿心力衰竭发展的始终。血瘀不是充血性心力衰竭的基本病机,早期多由于气虚无力推动血液或者气滞而形成血瘀,然血瘀形成后也会阻碍气机运行,导致气机运行失常,进而影响心、肝、脾、肺、肾等脏腑机能活动。

在心衰的发病过程中,随病程迁延导致阴阳俱虚的结果。阴阳俱虚可呈现为心肾气虚、心肾阳虚、心肾气阴两虚或者阴阳两虚的发展进程。心衰虽以气阳不足为本,由于阴阳互根,病至后期,阳损及阴,导致阴阳两虚。故病延日久者,正气日衰,五脏俱败,正不胜邪,最终可致心肾之气衰微,心阳欲脱于上,肾阴欲竭于下之危候。

二、辨证论治

(一)辨证要点

心衰的基本中医证候特征为本虚标实,虚实夹杂。本虚以气虚为主,常兼有阴虚、阳虚;标实以血瘀为主,常兼痰、饮等,每因外感、劳累等加重。本虚是心衰的基本要素,决定了心衰的发展趋势;标实是心衰的变动因素,影响着心衰的病情变化,本虚和标实的消长决定了心衰的发展演变。心衰中医基本证候特征可用气虚血瘀统驭,在此基础上可有阴虚、阳虚的转化,常兼见痰、饮。

(二)证治分类

1. 慢性稳定期

(1)气虚血瘀证

症状:气短、喘息、乏力、心悸,倦怠懒言,活动易感劳累,自汗,语声低微,面色青紫,口唇紫暗。舌质紫暗(或有瘀斑、瘀点或舌下脉络迂曲青紫),舌体不胖不瘦,苔白,脉沉、细或虚无力。

证机分析:心主血脉,血脉运行全赖心中阳气之推动,心气虚无力推动血液运行,导致血行迟滞而形成瘀;血行不利,脉络瘀滞,见口唇爪甲青紫;心气亏虚,络脉失充,心脏失养,心脉不通而见心悸;瘀血阻络,肺失宣降,则可出现胸闷、咳喘。瘀血阻碍气机,进一步加重脏腑之虚,表现为本虚标实。

治则:补益心肺,活血化瘀。

方药:保元汤合血府逐瘀汤加减。人参、黄芪、肉桂、炙甘草大补元气,补益心气;川芎、桃仁、红花、赤芍、当归活血祛瘀而通血脉;郁金为血中气药,活血行气;配柴胡以调畅气机,开胸通阳,行气而助活血。

加减:气虚甚者,黄芪加量或加党参、白术等;血瘀甚者,加丹参、三七、地龙等;兼痰浊者,加瓜蒌、薤白、半夏、陈皮、杏仁等;兼水饮者,加葶苈子、茯苓皮、泽泻、车前子(草)、大腹皮、五加皮等。

(2)气阴两虚血瘀证

症状:气短、喘促、乏力、心悸,口渴、咽干、自汗、盗汗、手足心热、颜面及口唇紫暗。舌质暗红或紫暗(或有瘀斑、瘀点或舌下脉络迂曲青紫),舌体瘦,少苔或无苔,或剥苔,或有裂纹,脉细数无力或结代。

证机分析:心气亏虚,气不生津,津随气耗,出现阴虚;或心气乏,不能固护,营阴不能内守;或气(阳)虚日久,阳损及阴,出现气阴两虚。心气不足,血行迟滞,则见瘀。气不布津,津液不能上承,故出现口干;心阴亏虚,虚火内生,蒸津外泄,故见盗汗;扰动心神则心烦,少寐多梦。

治则:益气养阴,活血化瘀。

方药:生脉散合血府逐瘀汤加减。方中人参甘温,益元气,补肺气,生津液,桃仁破血行滞而润燥,红花活血祛瘀以止痛,为君药。麦门冬甘寒,养阴清热,润肺生津,赤芍、川芎助主药以加强活血祛瘀,用以为臣。五味子酸温,敛肺止汗,生津止渴,牛膝活血通经,祛瘀止痛,引血下行,生地、当归养血益阴,桔梗、枳壳宽胸行气,柴胡疏肝解郁,共为辅药。

加减:偏阴虚者,可将人参换用太子参、西洋参,或加玉竹、黄精、山萸肉等;若见阴阳两虚,畏寒肢冷者,加附子、干姜、桂枝;气虚重者,重用黄芪;水肿者,加泽泻、车前子、白术;腹胀者,加厚朴、大腹皮、莱菔子、砂仁;心烦者,加黄连。

(3)阳气亏虚伴血瘀证

症状:气短、喘息、乏力、心悸,胸满、腹胀、咳嗽、咳痰、颜面及肢体水肿、小便不利,怕冷、胃脘及肢体冷感、冷汗、面色及口唇紫暗。舌质紫暗(或有瘀斑、瘀点或舌下脉络迂曲青紫),舌体胖大,或有齿痕,脉细、沉、迟、无力。

证机分析:年老体弱,心气虚弱,无力帅血,心神涣散而不藏,故见心悸不安;动则气耗,故见乏力,气短不足以息,动则益甚。汗为心之液,气不固护,见汗液自出。脉道鼓动无力,则见脉弱或结或代。气为血帅,血为气母,阳气亏虚,血行瘀滞,则见血瘀,故见舌质紫暗。

治法:温阳益气,活血化瘀。

方药:真武汤合血府逐瘀汤加减。附子温肾助阳,化气行水,桃仁破血行滞而润燥,红花活血祛瘀以止痛,为君药。赤芍、川芎助主药以加强活血祛瘀,牛膝活血通经,祛瘀止痛,引血下行,茯苓利水渗湿,白术健脾燥湿,共为臣药。生姜、白芍、生地黄、当归养血益阴,清热活血;桔梗、枳壳,一升一降,宽胸行气;柴胡疏肝解郁,升达清阳;甘草调和诸药。

加减:兼痰浊者,加瓜蒌、薤白、半夏、陈皮,杏仁等;兼水饮者,加葶苈子、茯苓、泽泻、车前子(草)、大腹皮、五加皮等以化瘀利水。

2.急性加重期

(1)阳虚水泛证

症状:喘促,心悸,痰涎上涌,或咳吐粉红色泡沫痰,伴肢冷,烦躁不安,肢体水肿。舌质淡暗,苔白滑,脉细促。

证机分析:心气心阳亏虚,则见心悸;心阳不振,无力温运水湿,可致湿浊内蕴;肾阳虚衰,膀胱气化不利,水饮内泛;心肾阳虚,肾不纳气,心阳外越,故见心悸气喘,动则益甚;脾失阳助,中轴不运,见腹部膨胀,纳少脘闷,恶心欲吐;膀胱气化失司,津不化气而为水,见尿少水肿。

治则:温阳利水,泻肺平喘。

方药:真武汤合葶苈大枣泻肺汤加减。附子温肾助阳,化气行水,葶苈苦寒,泄水平喘,治实证,为君药。茯苓利水渗湿,白术健脾燥湿,共为臣药。佐以大枣,甘温健脾以缓和药力,生姜、白芍共为佐药。

加减:喘促甚者,加桑白皮、地龙;腹胀者,加大腹皮、莱菔子、厚朴;恶心呕吐者,加生姜汁、半夏、旋覆花。

(2)阳虚喘脱证

症状:喘息不得卧,烦躁,汗出,四肢厥冷,尿少,肢体浮肿,脉微细欲绝或疾数无力。

证机分析:疾病发展末期,诸脏之阳皆亏,阴盛于内,阳脱于外,虚阳外越,故见喘急;动荡心神,则见烦躁不安;阳虚则寒,见四肢厥冷,且逆而难复;汗为心之液,心阳衰竭,不能固守营阴,真津外泄,故见汗出如珠如油。舌脉均见阴阳离绝之象。

治则:回阳固脱。

方药:参附龙牡汤加味。方中人参大补元气,附子温壮真阳,二药合用,力专效捷;龙骨、牡蛎重镇安神。

(3)痰浊壅肺证

症状:咳喘,痰多,心悸,动则尤甚,或发热、恶寒,尿少肢肿,舌暗或暗红,苔白腻或黄腻,脉细数或细滑。

证机分析:心肺气血不畅,上焦不宣,引起中焦枢机不转,脾失运化之力,胃失腐熟水谷之能,致使升降功能呆滞,而致痰湿壅盛。血行不利,脉络瘀滞,则舌暗;阳虚不能化水,水饮内停,上凌于心,故见心悸;饮溢肢体,故见水肿。阳气虚衰,不能温化水湿,膀胱气化失司,故小便不利。苔白腻,脉细数或细滑,皆为痰浊壅肺之象。

治则:宣肺化痰,蠲饮平喘。

代表方:三子养亲汤合真武汤加减。方中紫苏子降气化痰,白芥子畅膈除痰,莱菔子消食化痰,三种治痰药各有所长,合而用之,化痰消食,顺气降逆。附子温肾助阳,化气行水,为君药;茯苓利水渗湿,白术健脾燥湿,共为臣药;生姜、白芍共为佐药。

加减:偏寒痰加细辛、半夏、生姜等药物;偏热痰去附子,加黄芩、桑白皮、瓜蒌、贝母、鱼腥草、冬瓜仁等药物。兼见纳呆食少,加谷芽、麦芽、神曲、山楂、鸡内金;恶心呕吐,加半夏、陈皮、生姜;尿少肢肿,加泽泻、猪苓、防己、大腹皮、车前子;兼见瘀血者,加当归、川芎。

三、其他疗法

(一)静脉制剂

1.生脉注射液

药物组成:红参、麦冬、五味子。

功效主治:益气养阴,复脉固脱。用于气阴两亏,脉虚欲脱的心悸、气短、四肢厥冷、汗出、脉欲绝及心肌梗死、心源性休克、感染性休克等具有上述证候者。

用法用量:肌内注射,一次 2～4 mL,一日 1～2 次;静脉滴注,一次 20～60 mL,用 5% 葡萄糖生理盐水 250～500 mL 稀释后使用,或遵医嘱。

2.参麦注射液

药物组成:红参、麦冬。

功效主治:益气固脱,养阴生津,生脉。用于治疗气阴两虚型之休克、冠心病、病毒性心肌炎、慢性肺心病、粒细胞减少症。

用法用量:肌内注射,一次 2～4 mL,一日 2 次;静脉滴注,一次 20～100 mL,用 5% 葡萄糖注射液 250～500 mL 稀释后应用,或遵医嘱。

3.益气复脉注射液

药物组成:红参、麦冬、五味子,辅料为葡甲胺、甘露醇。

功效主治:益气复脉,养阴生津。用于冠心病气阴两虚证,症见胸痹心痛、心悸气短、倦怠懒言、头晕目眩、面色少华、舌淡、少苔或剥苔、脉细弱或结代。

用法用量:静脉滴注。一日 1 次,每次 8 瓶,用 250～500 mL 5% 葡萄糖注射液或生理盐水稀释后静脉滴注,每分钟约 40 滴。疗程为 2 周。

(二)口服制剂

1.芪力强心胶囊

药物组成:黄芪、人参、附子、丹参、葶苈子、泽泻、玉竹、桂枝、红花、香加皮、陈皮。

功效主治:益气温阳,活血通络,利水消肿。用于冠心病、高血压病所致轻、中度充血性心力衰竭证属阳气虚乏,络瘀水停者,症见心慌气短,动则加剧,夜间不能平卧,下肢水肿,倦怠乏力,小便短少,口唇青紫,畏寒肢冷,咳吐稀白痰等。

用法用量：口服，一次 4 粒，一日 3 次。

2.心宝丸

药物组成：洋金花、人参、肉桂、附子、鹿茸、冰片、人工麝香、三七、蟾酥。

功效主治：温补心肾，益气助阳，活血通脉。用于治疗心肾阳虚，心脉瘀阻引起的心力衰竭，窦房结功能不全引起的心动过缓、病窦综合征及缺血性心脏病引起的心绞痛及心电图缺血性改变。

用法用量：心功能不全：按心功能Ⅰ、Ⅱ、Ⅲ级分别给予一次 120 mg、240 mg、360 mg，一日 3 次，疗程为 2 个月；在心功能正常后改为 60～120 mg 维持量。病态窦房结综合征：因病情严重，给予一次 300～600 mg，一日 3 次，疗程为 3～6 个月。其他心律失常，如期前收缩及心房颤动：一次 120～240 mg，一日 3 次，疗程为 1～2 个月。

第三节　心力衰竭中医康复

中医学认为，心力衰竭的康复治疗，根本目的在于恢复心主血脉的功能。应分清标本虚实，先从祛邪入手，治以芳香温通，宣痹通阳，豁痰通络，活血化瘀等法。然后扶正固本，治以滋阴益肾，益气养阴，温阳补气等补法。必要时则标本兼顾，攻补并施，如理气活血、益气活血等法。此外，结合运动康复、情志康复、饮食康复、起居康复、药膳康复等手段进行综合调理，以期全面康复。

一、康复原则

1.调神为先，形神俱养

养神与养形是中医康复医疗的根本大法。关于养神，《黄帝内经》指出要做到"内无思想之虑，以恬愉为务"；在养形方面，形体以胃气为根本。

2.扶正固本，养气保精

(1)培补元气采用中药、针灸诸法，调补脏腑经络气血。

(2)运行真气，以气功、引导、保健按摩等，来促进真气运行。调动机体内部力量，增强自我康复的机能。

(3)固摄阴精，节制情欲以防阴精损耗，以保证人体顺利康复。

3.天人相应，起居有常

中医学认为，自然界的变化会直接或间接地影响人体的生理功能和病理变化；并认为，心在五行属火，春相，夏旺，四季休，秋囚，冬死。在心痛证的康复过程中,应顺应春生、夏长、秋收、冬藏的自然规律,采取相应的生活制度,使之适应自身的生理节律。

4.动静结合,中合为度

在心力衰竭的康复治疗过程中,心神宜静,形体宜动,既要注意调和七情(喜、怒、忧、思、悲、恐、惊),注重精神心理治疗与精神卫生,又要进行适当的户内外活动,促进机体的康复。

二、药物康复治疗

疾病是人体阴阳平衡失调、偏胜偏衰的一种病理反映。《素问·至真要大论》强调"谨察阴阳所在而调之,以平为期",就是说要平调阴阳,补其不足,泻其有余,恢复阴阳的相对平衡,这是药物康复治疗的一个重要原则。但药性有寒热温凉、升降沉浮、有毒无毒、毒大毒小之不同,故药物康复,实乃权宜之计,并非长久之计。

1.益气养阴,生津止汗法

方选生脉散:人参、麦冬、五味子。

加减:阴阳两虚,症见畏寒、肢冷、脉结代者,可合用炙甘草汤加减;气虚重者,加黄芪、太子参;失眠多梦者,加炒枣仁、夜交藤;兼尿少水肿者,加泽泻、茯苓皮、车前子。

2.温阳利水法

方选真武汤:茯苓、白芍、白术、生姜、附子。

加减:喘促甚者,加葶苈子、桑白皮、地龙;水肿较甚者,加猪苓、泽泻,方中茯苓改为茯苓皮,剂量加至 30 g;腹胀者,加莱菔子、厚朴、大腹皮;恶心呕吐者,加竹茹、陈皮、半夏。

3.清化痰热,利水消肿法

方选清金化痰汤和千金苇茎汤加减:黄芩、知母、苇茎、桑白皮、冬瓜仁、薏苡仁、白茯苓、浙贝母、瓜蒌、桔梗。

加减:痰热盛者,加鱼腥草、金荞麦;水肿较甚者,加猪苓、泽泻、车前子,方中茯苓改为茯苓皮,剂量加至 30 g;口干舌红者,加北沙参、麦冬;恶心呕吐者,加竹茹、陈皮、半夏;神志不清者,加石菖蒲、郁金。

4.益气化瘀法

方选补阳还五汤:生黄芪、当归尾、赤芍、地龙、川芎。

加减:心痛甚者,可加瓜蒌、薤白、丹参,或合用芳香化瘀类药物,如速效救心丸、冠心丹参滴丸、银杏叶片等;气短乏力明显者,加太子参;兼见水肿较重者,可合用五苓散。

5.回阳救逆,益气固脱法

方选参附龙牡汤加减:红参另炖、炮附子先煎、煅龙骨先煎、煅牡蛎先煎、干姜、炙甘草、麦冬、五味子、山茱萸。

加减:舌苔黄厚腻者,合用黄连温胆汤或小陷胸汤;若阴竭阳绝,见口渴,干而萎者,可改用阴阳两救汤:熟地、附子、人参、菟丝子、茯神、远志、炮姜、紫河车;病情转安稳后应改用生脉散调治。

三、非药物康复治疗

1.御寒

"天人合一",强调人与自然的统一,是中医治学思想的特色之一。自然界有春、夏、秋、冬四季之更替,春温、夏热、秋凉、冬寒四时的变化,寒温不时,非时之气,间而有之。而心脏疾病对四季气候的变化极为敏感。心脏疾病与四时气候有密切关系,夏属火,长夏属土,火生土,故遇所生之时病愈;而冬属水,水克火,故遇所不胜之时病重。对患有心病者的预后,心居阳位,日中阳气盛,故心病患者精神清爽;夜半阴盛阳衰,故心病患者病情加重;平旦为阴尽阳至,故心病患者较安静。因此,心病患者对外界环境之"虚邪贼风",要"避之有时",起居有常,以"适寒温",主动适应外界环境和四季气候的变化,慎衣着以防寒保暖,才能有利于疾病的康复。

2.摄神

心藏神,主血脉,脉舍神。神乃精神、情志活动之体现,心与脉之病变,可通过神反映出来。人的精神、情志活动与心力衰竭的关系极为密切。因此,调摄精神,也是心力衰竭康复治疗时的一个有效方法。应重视对患者的身心疗法,即心理疗法,让患者学会心理的自我调节,戒愤怒,远抑郁,经常保持心情舒畅、乐观向上的心态,使脏气调和,气血流畅,则病自康复。

3.节食

节食包括节制饮食和调节饮食。节制即有度,宜定时定量,七分饱即可,不宜过饱、过咸或过甜。心力衰竭患者的膳食结构应提倡"三宜三不宜"。

三宜:①宜富含纤维素的食物,如粳米、小米、玉米及大豆制品等;②宜富含多种维生素的新鲜蔬菜水果,如芹菜、大蒜、山楂、苹果、西红柿、香菇、木耳、洋葱等;③宜高蛋白低脂肪食物,如鸡肉、鱼肉、瘦猪肉、牛肉等。

三不宜:①不宜高脂肪高胆固醇食物,如肥肉、动物内脏、蟹黄、鱿鱼及油炸食品等;②不宜含糖量高和热量高食物,如巧克力、冰激凌、奶油、乳酪等;③不宜过咸或刺激性食物,如各种腌制品、辣椒、芥末、浓茶、白酒等。

4.运动

运动疗法是心力衰竭康复治疗的一个重要途径,适度间断的有氧运动,有助于锻炼心肺器官的功能,促进血液循环,将沉积在血管壁上的胆固醇转运出去,降低动脉粥样硬化的程度,提高心脏的应变能力,减少心源性猝死的发生机会,进而提高心力衰竭患者的生活质量。

运动疗法通常有太极拳、八段锦、五禽戏、散步、慢步跑、游泳和骑自行车等,运动方式因人而异,患者宜选择一或几种适合自己的运动方式。运动时间宜在早上或晚上,最好选在空气新鲜、环境清静的地方。运动宜从小运动量开始,以缓、慢、柔为原则逐渐增加运动量。每日坚持半小时至 1 小时,以无身体不适为度。运动锻炼适合于隐匿型心力衰竭、稳定型心力衰竭、心肌梗死后 4 周、冠脉介入术后 2 周的患者。

5.按摩

(1)捏腋前。方法:将一手拇指放在对侧腋前,其余 4 指放在腋窝下,对合用力捏拿腋前肌肉 0.5～1 分钟,双侧交替进行。功效:活血通络,疏经止痛。

(2)摩揉膻中穴。方法:将右手掌掌根紧贴膻中穴(位于两乳头连线正中),适当用力顺时针、逆时针按摩 0.5～1 分钟,以局部发热为佳。功效:宽胸理气,清心除烦。

(3)团摩上腹。方法:将左手掌心叠放在右手背上,右手掌心放在上腹部,适当用力做顺时针环形摩动 0.5～1 分钟,以上腹部发热为佳。功效:宽胸理气,健脾和胃。

(4)分推肋下。方法:将双手四指并拢,分别放在同侧剑突(胸部正中骨头的下端)旁,沿季肋(胸腔下线)分推 0.5～1 分钟。功效:调中和胃,理气止痛。

(5)合按内关穴、外关穴。方法:将一手的中指和拇指放在另手的内关穴(位于手掌侧腕横纹正中直上 2 横指,两筋之间)和外关穴(位于手背侧腕横纹正中直上 2 横指,与内关穴相对)上,两指对合用力按压 0.5～1 分钟,双手交替进行。功效:安神镇静,和胃理气。

(6)掐按足三里穴。方法:将双手拇指指尖放在同侧足三里穴(位于外膝眼下 4 横指,胫骨外侧约 1 横指筋间处)上,其余四指附在小腿后侧,适当用力掐按 0.5～1 分钟。双下肢交替进行。功效:补脾健胃,调和气血。

(7)揉按三阴交穴。方法:将左(右)下肢平放在对侧膝上,右(左)手拇指指腹放在三阴交穴(位于内踝尖上 4 横指处)上,适当用力揉按 0.5～1 分钟。双穴交替进行。功效:交通心肾,宁心安神。

6.中药敷脐

具体操作如下:将吴茱萸、干姜、肉桂、小茴香、木香研细末,加适量陈醋调和制成直径为 2 cm 的药饼,敷于天枢(双侧)、关元穴上,用纱布、胶布固定,隔日更换一次。

7.耳穴压豆

将王不留行籽贴在 0.8 cm×0.8 cm 的胶布上,轻揉双侧耳郭 4 分钟,然后用 75%酒精消毒耳郭后,将王不留行籽用胶布贴压在双侧耳穴上,每天按压 5 次(9:00,12:00,15:00,16:00,21:00),每次按压 1 分钟,按压以轻微胀痛为度,每隔 3 天换药一次。取穴:脾、胃、小肠、大肠、三焦、内分泌、便秘点。

8.药膳

(1)洋参益心蜜膏:西洋参 30 g,麦冬 150 g,龙眼肉 250 g,炒酸枣仁 120 g,水煎 3 遍,合并滤液,浓缩,兑适量炼蜜收膏,每日早晚各服 15～30 g。适用于心阴不足,症见心悸心烦、失眠多梦、口干咽燥者。

(2)人参养心茶:人参 3 g,炒酸枣仁 15 g,茯神 9 g,陈皮 3 g,炖汤,代茶饮。适用于心气不足,症见心悸气短、疲乏无力者。

(3)桂姜人参粥:桂枝 6 g,干姜 6 g,人参 3 g,大枣 8 枚,煎煮,沸后改文火煎成浓汁,与粳米 100 g,红糖适量共煮成粥,早晚分 2 次服食。适用于心阳不振,症见心悸气短、神疲乏力、形寒肢冷者。

(4)玉竹速溶饮:玉竹 250 g,洗净,先以冷水泡发后,加水适量煎煮,每 20 分钟取药液一次,加水再煎,共煎 3 次,合并煎液,以文火煎煮浓缩,到稠黏将要干锅时,停火,待温,拌入干燥的白糖粉 300 g,把煎液吸净,混匀,晒干,压碎,装瓶备用。每日服 3 次,每次 10 g,以开水冲化顿服。适用于一般慢性心力衰竭患者。

(5)苓桂术甘粥:茯苓 15 g,白术 6 g,桂枝 6 g,冬瓜皮 20 g,白芍 10 g,甘草 6 g,干姜 6 g,粳米 50 g。将茯苓、白术、冬瓜皮、桂枝、白芍、甘草、干姜煎汁,共煎 3 次,去渣取汁,与淘洗干净的粳米共煮成粥,缓缓饮用。常服此粥,心衰脚肿、气短、心悸症状可得改善。

(6)参姜鸡汤:人参 3 g,生姜 6 g,鸡蛋 1 个。将人参及生姜切碎,入锅中,加水煎煮至 150 mL,去渣待沸腾时,将蛋清加入药液中,调匀,空腹饮用。常食之,对于以下肢水肿为主的心肾阳虚的右心衰患者有一定益处。

第十章　冠心病的调脂治疗

高脂血症导致动脉粥样硬化，是冠心病的重要病理机制。根据《中国成人血脂异常防治指南（2016 年修订版）》，以低密度脂蛋白胆固醇或总胆固醇升高为特点的血脂异常是动脉粥样硬化性心血管疾病（atherosclerotic cardiovascular disease，ASCVD）的重要危险因素；降低 LDL-C 水平，可显著减少 ASCVD 的发病及死亡危险。其他类型的血脂异常，如三酰甘油增高或高密度脂蛋白胆固醇降低，与 ASCVD 发病危险的升高也存在一定的关联。调脂治疗能使冠心病患者获益。此章节从中西医结合角度，阐述冠心病的调脂治疗。

第一节　冠心病调脂的西医治疗

血脂异常，尤其 LDL-C 或 TC 升高，是冠状动脉粥样硬化性心脏病的重要危险因素；其他类型的血脂异常，如 TG 增高或 HDL-C 降低，与其也存在一定的关联。调脂治疗能使冠心病患者获益。

一、血脂与脂蛋白

血脂是血清中的胆固醇、三酰甘油和类脂（如磷脂）等的总称，与临床密切相关的血脂主要是胆固醇和三酰甘油。在人体内，胆固醇主要以游离胆固醇及胆固醇酯的形式存在；三酰甘油是甘油分子中的 3 个羟基被脂肪酸酯化而形成。血脂不溶于水，必须与特殊的蛋白质即载脂蛋白（apolipoprotein，Apo）结合形成脂蛋白才能溶于血液，被运输至组织进行代谢。脂蛋白分为乳糜微粒（chylomicrons，CM）、极低密度脂蛋白（very-low-density lipoprotein，VLDL）、中间密度脂蛋白（intermediate-density lipoprotein，IDL）、低密度脂蛋白（LDL）和高密度脂蛋白（HDL）。此外，还有一种脂蛋白称为"脂蛋白（a）"[lipoprotein (a)，Lp(a)]。

（一）乳糜微粒

CM 是血液中颗粒最大的脂蛋白，主要成分是 TG，占近 90%，其密度最低。正常人空腹 12 小时后采血时，血清中无 CM。餐后以及某些病理状态下血液中含有大量 CM 时，血液外观为白色混浊。将血清试管放在 4 ℃ 环境中静置过夜，CM 会漂浮到血清上层凝聚，状如奶油，此为检查有无 CM 存在的简便方法。

（二）极低密度脂蛋白

VLDL 由肝脏合成，其 TG 含量约占 55%，与 CM 一起统称为"富含 TG 的脂蛋白"。在没有 CM 存在的血清中，TG 浓度能反映 VLDL 的多少。由于 VLDL 分子比 CM 小，空腹 12 小时的血清清亮透明；当空腹血清 TG 水平大于 3.4 mmol/L（300 mg/dL）时，血清才呈乳状光泽直至混浊。

（三）低密度脂蛋白

LDL 由 VLDL 和 IDL 转化而来（其中的 TG 经酯酶水解后形成 LDL），LDL 颗粒中含胆固醇约 50%，是血液中胆固醇含量最多的脂蛋白，故称为"富含胆固醇的脂蛋白"。单纯性高胆固醇血症时，胆固醇浓度的升高与血清 LDL-C 水平呈平行关系。由于 LDL 颗粒小，即使 LDL-C 的浓度很高，血清也不会混浊。根据颗粒大小和密度高低不同，可将 LDL 分为不同的亚组分。LDL 将胆固醇运送到外周组织，大多数 LDL 由肝细胞和肝外的 LDL 受体进行分解代谢。

（四）高密度脂蛋白

HDL 主要由肝脏和小肠合成。HDL 是颗粒最小的脂蛋白，其中脂质和蛋白质部分几乎各占一半。HDL 中的载脂蛋白以载脂蛋白 A1（Apo A1）为主。HDL 是一类异质性脂蛋白，由于 HDL 颗粒中所含脂质、载脂蛋白、酶和脂质转运蛋白的量和质各不相同，采用不同分离方法，可将 HDL 分为不同亚组分。这些 HDL 亚组分在形状、密度、颗粒大小、电荷和抗动脉粥样硬化特性等方面均不相同。HDL 将胆固醇从周围组织（包括动脉粥样硬化斑块）转运到肝脏进行再循环或以胆酸的形式排泄，此过程称为"胆固醇逆转运"。

（五）脂蛋白（a）

Lp(a) 是利用免疫方法发现的一类特殊脂蛋白。Lp(a) 脂质成分类似于 LDL，但其载脂蛋白部分除含有一分子 Apo B100 外，还含有一分子 Apo(a)。有关 Lp(a) 合成和分解代谢的确切机制了解尚少。

（六）非高密度脂蛋白胆固醇（非-HDL-C）

非-HDL-C 是指除 HDL 以外其他脂蛋白中含有的胆固醇总和。非-HDL-

C 作为 ASCVD 及其高危人群防治时调脂治疗的次要目标,适用于 TG 水平在 2.3～5.6 mmol/L(200～500 mg/dL),LDL-C 不高或已达治疗目标的个体。国际上有血脂指南建议将非-HDL-C 列为 ASCVD 一级预防和二级预防的首要目标。

二、血脂检测项目

临床上,血脂检测的基本项目为 TC、TG、LDL-C 和 HDL-C,其他血脂项目如 Apo A1、载脂蛋白 B(Apo B)和 Lp(a)的临床应用价值也日益受到关注。

(一)总胆固醇

TC 是指血液中各种脂蛋白所含胆固醇之总和。影响 TC 水平的主要因素有:①年龄与性别:TC 水平常随年龄增加而上升,但 70 岁后不再上升甚或有所下降,中青年女性低于男性,女性绝经后 TC 水平较同年龄男性高。②饮食习惯:长期高胆固醇、高饱和脂肪酸摄入可使 TC 升高。③遗传因素:与脂蛋白代谢相关的酶或受体的基因发生突变,是引起 TC 显著升高的主要原因。TC 对动脉粥样硬化性疾病的危险评估和预测价值不及 LDL-C 精准。

(二)三酰甘油

TG 水平受遗传和环境因素的双重影响,与种族、年龄、性别以及生活习惯(如饮食、运动等)有关。与 TC 不同,TG 水平个体内及个体间变异大,同一个体 TG 水平受饮食和不同时间等因素的影响,所以同一个体在多次测定时,TG 值可能有较大差异。人群中血清 TG 水平呈明显正偏态分布。

TG 轻至中度升高常反映 VLDL 及其残粒(颗粒更小的 VLDL)增多,这些残粒脂蛋白由于颗粒变小,可能具有直接致动脉粥样硬化作用。但多数研究提示,TG 升高很可能是通过影响 LDL 或 HDL 的结构而具有致动脉粥样硬化作用。调查资料表明,血清 TG 水平轻至中度升高者患冠心病危险性增加。当 TG 重度升高时,常可伴发急性胰腺炎。

(三)低密度脂蛋白胆固醇

胆固醇占 LDL 比重的 50％左右,故 LDL-C 浓度基本能反映血液 LDL 总量。影响 TC 的因素均可同样影响 LDL-C 水平。LDL-C 增高是动脉粥样硬化发生、发展的主要危险因素。LDL 通过血管内皮进入血管壁内,在内皮下层滞留的 LDL 被修饰成氧化型 LDL(oxidized low-density lipoprotein,Ox-LDL),巨噬细胞吞噬 Ox-LDL 后形成泡沫细胞,后者不断增多、融合,构成动脉粥样硬化斑块的脂质核心。动脉粥样硬化病理虽表现为慢性炎症性反应特征,但 LDL 很可能是这种慢性炎症始动和维持的基本要素。一般情况下,LDL-C 与 TC 相平行,但 TC 水平也受 HDL-C 水平影响,故最好采用 LDL-C 作为 ASCVD 危险性的评估指标。

（四）高密度脂蛋白胆固醇

HDL 能将外周组织如血管壁内胆固醇转运至肝脏进行分解代谢,即胆固醇逆转运,可减少胆固醇在血管壁的沉积,起到抗动脉粥样硬化作用。因为 HDL 中胆固醇含量比较稳定,故目前多通过检测其所含胆固醇的量,间接了解血中 HDL 水平。HDL-C 高低也明显受遗传因素影响。严重营养不良者,伴随血清 TC 明显降低,HDL-C 也低下。肥胖者 HDL-C 也多偏低。吸烟可使 HDL-C 下降。糖尿病、肝炎和肝硬化等疾病状态可伴有低 HDL-C。高 TG 血症患者往往伴有低 HDL-C,而运动和少量饮酒会升高 HDL-C。大量的流行病学资料表明,血清 HDL-C 水平与 ASCVD 发病危险呈负相关。

（五）载脂蛋白 A1

正常人群血清 Apo A1 水平多在 1.2～1.6 g/L 范围内,女性略高于男性。HDL 粒的蛋白质成分,载脂蛋白约占 50%,蛋白质中 Apo A1 占 65%～75%,而其他脂蛋白中 Apo A1 极少,所以血清 Apo A1 可以反映 HDL 水平,与 HDL-C 水平呈明显正相关,其临床意义也大体相似。

（六）载脂蛋白 B

正常人群血清 Apo B 多在 0.8～1.1 g/L 范围内。正常情况下,每一个 LDL、IDL、VLDL 和 Lp(a)颗粒中均含有 1 分子 Apo B,因 LDL 颗粒占绝大多数,大约 90% 的 Apo B 分布在 LDL 中。Apo B 有 Apo B48 和 Apo B100 两种,前者主要存在于 CM 中,后者主要存在于 LDL 中。除特殊说明外,临床常规测定的 Apo B 通常指的是 Apo B100。血清 Apo B 主要反映 LDL 水平,与血清 LDL-C 水平呈明显正相关,两者的临床意义相似。在少数情况下,可出现高 Apo B 血症而 LDL-C 浓度正常的情况,提示血液中存在较多小而密的 LDL (small dense low-density lipoprotein, sLDL)。当高 TG 血症时（VLDL 高）,sLDL（B 型 LDL）增高。与大而轻 LDL（A 型 LDL）相比,sLDL 颗粒中 Apo B 含量较多而胆固醇较少,故可出现 LDL-C 虽然不高,但血清 Apo B 增高的所谓"高 Apo B 血症",反映 B 型 LDL 增多。所以,Apo B 与 LDL-C 同时测定有利于临床判断。

（七）脂蛋白(a)

血清 Lp(a)浓度主要与遗传有关,基本不受性别、年龄、体重和大多数降胆固醇药物的影响。正常人群中 Lp(a)水平呈明显偏态分布,虽然个别人可高达 1000 mg/L 以上,但 80% 的正常人在 200 mg/L 以下。通常以 300 mg/L 为切点,高于此水平者患冠心病的危险性明显增高,提示 Lp(a)可能具有致动脉粥样硬化作用,但尚缺乏临床研究证据。此外,Lp(a)增高还可见于各种急性时相反应、肾病综合征、糖尿病肾病、妊娠和服用生长激素等。在排除各种应激性升高的情况下,Lp(a)被认为是 ASCVD 的独立危险因素。各血脂项目测定数值的表达单位按国家标准为 mmol/L,国际上有些国家用 mg/dL,其转换系数如下:TC、HDL-C、LDL-C 为 1 mg/dL = 0.0259 mmol/L;TG 为 1 mg/dL = 0.0113 mmol/L。

三、调脂治疗原则

(一)调脂治疗靶点

血脂异常尤其是 LDL-C 升高是导致冠状动脉粥样硬化性心脏病发生、发展的关键因素。大量临床研究反复证实,无论采取何种药物或措施,只要能使血清 LDL-C 水平下降,就可稳定、延缓动脉粥样硬化病变。推荐以 LDL-C 为首要干预靶点,而非-HDL-C 可作为次要干预靶点。将非-HDL-C 作为次要干预靶点,是考虑到高 TG 血症患者体内有残粒脂蛋白升高,后者很可能具有致动脉粥样硬化作用。

(二)调脂治疗目标值

设定调脂目标值,医生能更加准确地评价治疗方法的有效性,并能与患者有效交流,提高患者服用调脂药的依从性。推荐将 LDL-C 降至某一切点(目标值)主要是基于危险-获益程度来考虑:未来发生心血管事件危险度越高者,获益越大;尽管将 LDL-C 降至更低,心血管临床获益会更多些,但药物相关不良反应会明显增多。此外,卫生经济学也是影响治疗决策的一个重要因素,必须加以考量。

1. 稳定性冠心病的调脂治疗目标值

根据《中国成人血脂异常防治指南(2016 年修订版)》,动脉粥样硬化性心血管疾病(ASCVD)降脂治疗的目标值为 LDL-C 低于 1.8 mmol/L(70 mg/dL),非-HDL-C 低于2.6 mmol/L(100 mg/dL)。

所有强化他汀治疗的临床研究结果均显示,数倍增量他汀确实可使 ASCVD 事件发生危险有所降低,但获益的绝对值小,且全因死亡并未下降。在他汀联合依折麦布治疗的研究中也得到相似的结果,将 LDL-C 从 1.8 mmol/L 降至 1.4 mmol/L,能够使心血管事件的绝对危险进一步降低 2.0%,相对危险降低 6.4%,但心血管死亡或全因死亡危险未降低。提示将 LDL-C 降至更低,虽然存在临床获益空间,但绝对获益幅度已趋缩小。

《稳定性冠心病诊断与治疗指南（2018年）》也推荐稳定性冠心病以 LDL-C 为首要干预靶点，目标值为小于 1.8 mmol/L。如果 LDL-C 基线值较高，现有调脂药物标准治疗 3 个月后难以降至基本目标值，可考虑将 LDL-C 至少降低 50％作为替代目标。若 LDL-C 基线值已在目标值以内，可将其 LDL-C 从基线值降低 30％。LDL-C 达标后不应停药或盲目减量。

2."极高危人群"的调脂治疗目标值

2019 年中国胆固醇教育计划（CCEP）专家建议提出了"超高危人群"的概念，代表比"极高危人群"风险更高的一组群体，推荐确诊的 ASCVD 患者并存以下情况之一列为超高危人群：①复发的 ASCVD 事件；②冠状动脉多支血管病变；③近期 ACS；④心、脑或外周多血管床动脉粥样硬化性血管疾病；⑤LDL-C 不低于 4.9 mmol/L（190 mg/dL）；⑥糖尿病。

LDL 及其他含有 Apo B 的脂蛋白胆固醇在动脉壁内的蓄积可诱发复杂的炎性反应，是导致动脉粥样硬化斑块形成的始动环节。

《超高危动脉粥样硬化性心血管疾病患者血脂管理中国专家共识（2019年）》将发生过大于等于 2 次严重的 ASCVD 事件或发生过 1 次严重的 ASCVD 事件合并大于等于 2 个高风险因素的患者，定义为超高危 ASCVD 患者。LDL-C 是降脂治疗的首要干预靶点。建议对符合中国超高危 ASCVD 定义的患者，LDL-C 水平的干预目标为降低至 1.4 mmol/L 以下且较基线降幅超过 50％；所有超高危ASCVD 人群，应在控制饮食和改善生活方式的基础上，尽早开始并长期进行降脂治疗。

回顾《急性冠状动脉综合征患者强化他汀治疗专家共识（2014 年）》，在中国 ACS 临床路径（Clinical Pathway for Acute Coronary Syndromesin China，CPACS）研究中，ACS 患者出院时仅 80％服用他汀类药物，1 年后仍服用他汀的患者仅约 60％。即使在服用他汀类药物治疗的患者中，也有相当一部分未能达到指南推荐的靶目标值。当时针对所有 ACS 患者长期强化治疗的目标是 LDL-C 水平达到低于 70 mg/dL（1.8 mmol/L）或降幅大于 50％。时至今日，调脂治疗实践达标仍是临床的重要方面。

3.其他

（1）关于不再推荐调脂治疗目标值的观点：2013 年，美国心脏病学会（ACA）、美国心脏协会（AHA）联合美国国立心肺血液研究所（NHLBI）共同发布的降脂治疗指南不再推荐将 LDL-C 及非 HDL-C 降到特定的目标值。指南制定专家组表示，目前无任何来自随机对照试验的证据支持临床上将血脂降至上述目标值，因此新指南中不再将 LDL-C 和非 HDL-C 目标值纳入冠心病的一级预防和二级预防中。该指南采用他汀治疗的强度来取代 LDL-C 和非 HDL-C 的目标值,明确了需要将他汀治疗作为四类人群的一级或二级预防。为降低上述人群发生心血管事件的风险,指南建议根据患者类型启动适当强度的他汀类药物治疗以降低 LDL-C 水平。其中针对 ASCVD 患者的推荐,如果没有禁忌证或他汀药物相关不良事件发生的,均应接受高强度的他汀类药物治疗,包括瑞舒伐他汀(推荐剂量 20~40 mg)或阿托伐他汀(推荐剂量 80 mg),使 LDL-C 水平降低至少 50%;对于出现剂量相关不良反应的患者,可改为中等强度的他汀类药物治疗;LDL-C 水平大于等于 190 mg/dL 的患者应接受高强度的他汀类药物治疗,使 LDL-C 水平降低至少 50%。

《中国成人血脂异常防治指南(2016 年)》认为,若取消调脂目标值,会严重影响患者服用调脂药的依从性。从调脂治疗获益的角度来说,长期坚持治疗最为重要。只有在设定调脂目标值后,医生才能更加准确地评价治疗方法的有效性,并能与患者有效交流,提高患者服用调脂药的依从性。在我国,取消调脂目标值更没有证据和理由。

(2)关于胆固醇过低:胆固醇过低可导致细胞膜的稳定性和流动性发生改变,从而引发细胞膜结构和功能的异常,进而影响机体细胞的正常功能。低胆固醇血症是老年患者的一种特殊类型的血脂代谢异常。低胆固醇血症指血清 TC 低于 150 mg/dL,严重的低胆固醇血症定义为血清 TC 低于 60 mg/dL。低胆固醇血症被认为是各种病理状态下发病率和死亡率升高的预后指标。在大于等于 75 岁的老年人群中,在营养不良-炎症-恶病质综合征(malnutrition-in-flammation-cachexia syndrome,MICS)患者中,低胆固醇血症会增加心血管事件的发生率,应避免出现严重低胆固醇血症(TC 低于 60 mg/dL)。若肿瘤患者出现恶病质表现,患者预期寿命显著受限,除突发心血管事件外,不建议常规进行降脂治疗。

四、治疗性生活方式改变

血脂异常与饮食和生活方式有密切关系,饮食治疗和改善生活方式是血脂异常治疗的基础措施。无论如何药物调脂治疗,都必须坚持控制饮食和改善生活方式。饮食治疗和生活方式改善是治疗血脂异常的基础措施。良好的生活方式包括坚持心脏健康饮食、规律运动、远离烟草和保持理想体重。生活方式干预是一种最佳成本效益比和风险获益比的治疗措施。

(一)控制饮食

在满足每日必需营养和总能量需要的基础上,当摄入饱和脂肪酸和反式脂

223

肪酸的总量超过规定上限时,应该用不饱和脂肪酸来替代。建议每日摄入胆固醇少于 300 mg,尤其是 ASCVD 等高危患者,摄入脂肪不应超过总能量的 20%。一般人群摄入饱和脂肪酸应少于总能量的 10%;而高胆固醇血症者饱和脂肪酸摄入量应少于总能量的 7%,反式脂肪酸摄入量应少于总能量的 1%。高 TG 血症者更应尽可能减少每日摄入脂肪总量,每日烹调油应少于 30 g。脂肪摄入应优先选择富含 n-3 多不饱和脂肪酸的食物(如深海鱼、鱼油、植物油)。75 岁及以上的老年患者应在保证热量摄入的基础上,以摄入不饱和脂肪酸为主。

建议每日摄入糖类占总能量的 50%～65%。选择使用富含膳食纤维和低升糖指数的糖类替代饱和脂肪酸,每日饮食应包含 25～40 g 膳食纤维(其中 7～13 g 为水溶性膳食纤维)。糖类摄入以谷类、薯类和全谷物为主,其中添加糖摄入不应超过总能量的 10%(对于肥胖和高 TG 血症者要求比例更低)。食物添加剂如植物固醇或烷醇(2～3 g/d)、水溶性或黏性膳食纤维(10～25 g/d)有利于血脂控制,但应长期监测其安全性。

(二)改善生活方式

生活方式的改善主要包括控制体重、身体活动、戒烟、限制饮酒等。

1.控制体重

肥胖是血脂代谢异常的重要危险因素。血脂代谢紊乱的超重或肥胖者的能量摄入应低于身体能量消耗,以控制体重增长,并争取逐渐减少体重至理想状态。减少每日食物总能量(每日减少 1254～2090 kJ),改善饮食结构,增加身体活动,可使超重和肥胖者体重减少 10% 以上。维持健康体重(BMI 20.0～23.9 kg/m²)有利于血脂控制。

2.身体活动

建议每周 5～7 天、每次 30 分钟的中等强度代谢运动。对于 ASCVD 患者应先进行运动负荷试验,充分评估其安全性后,再进行身体活动。大于等于 75 岁老年患者不推荐积极的运动减重作为常规治疗。

3.戒烟

完全戒烟和有效避免吸入二手烟,有利于预防 ASCVD,并升高 HDL-C 水平。可以选择戒烟门诊、戒烟热线咨询以及药物来协助戒烟。

4.限制饮酒

中等量饮酒(男性每天 20～30 g 乙醇,女性每天 10～20 g 乙醇)能升高 HDL-C 水平。但即使少量饮酒也可使高 TG 血症患者 TG 水平进一步升高。饮酒对于心血管事件的影响尚无确切证据,提倡限制饮酒。

五、调脂药物治疗

人体血脂代谢途径复杂,有诸多酶、受体和转运蛋白参与。临床上可供选用的调脂药物有许多种类,大体上可分为两大类:①主要降低胆固醇的药物;②主要降低 TG 的药物。其中部分调脂药物既能降低胆固醇,又能降低 TG。对于严重的高脂血症,常需多种调脂药联合应用,才能获得良好疗效。

(一)主要降低胆固醇的药物

这类药物的主要作用机制是抑制肝细胞内胆固醇的合成,加速 LDL 分解代谢或减少肠道内胆固醇的吸收,包括他汀类、胆固醇吸收抑制剂、普罗布考、胆酸螯合剂及其他调脂药(脂必泰、多廿烷醇)等。

1. 他汀类

他汀类(statins)亦称 3-羟基 3-甲基戊二酰辅酶 A(3-hydroxy-3-methylglu-taryl-coenzymeA,HMG-CoA)还原酶抑制剂,能够抑制胆固醇合成限速酶 HMG-CoA 还原酶,减少胆固醇合成,继而上调细胞表面 LDL 受体,加速血清 LDL 分解代谢。此外,还可抑制 VLDL 合成。因此,他汀类能显著降低血清 TC、LDL-C 和 Apo B 水平,也能降低血清 TG 水平和轻度升高 HDL-C 水平。他汀类药物问世在人类 ASCVD 防治史上具有里程碑式的意义。4S 临床试验首次证实他汀类可降低冠心病死亡率和患者的总死亡率,此后的多项研究也证实这类药物在冠心病二级预防中的重要作用。在基线胆固醇不高的高危人群中,他汀类治疗能获益。强化他汀治疗的临床试验显示,与常规剂量他汀类相比,冠心病患者强化他汀治疗可进一步降低心血管事件,但降低幅度不大,且不降低总死亡率。

(1)他汀类药物适用于高胆固醇血症、混合性高脂血症和 ASCVD 患者。目前,国内临床上有洛伐他汀、辛伐他汀、普伐他汀、氟伐他汀、阿托伐他汀、瑞舒伐他汀和匹伐他汀。不同种类与剂量的他汀降胆固醇幅度有较大差别,但任何一种他汀剂量倍增时,LDL-C 进一步降低幅度仅约 6%,即所谓"他汀疗效6%效应"。他汀类可使 TG 水平降低 7%~30%,HDL-C 水平升高 5%~15%。

他汀可在任何时间段每天服用 1 次,但在晚上服用时 LDL-C 降低幅度可稍有增多。他汀应用取得预期疗效后应继续长期应用,如能耐受应避免停用。有研究提示,停用他汀有可能增加心血管事件的发生。[①] 如果应用他汀类后发

---

① 参见陈红等:《停用辛伐他汀对冠心病及冠心病危险因素患者血管内皮功能的影响》,《中华心血管病杂志》2007 年第 35 期。

生不良反应,可采用换用另一种他汀、减少剂量、隔日服用或换用非他汀类调脂药等方法处理。

胆固醇治疗研究者协作组(CTT)分析结果表明,在心血管危险分层不同的人群中,他汀治疗后,LDL-C 每降低 1 mmol/L,主要心血管事件相对危险减少 20%,全因死亡率降低 10%,而非心血管原因引起的死亡未见增加。现有研究反复证明,他汀降低 ASCVD 事件的临床获益大小与其降低 LDL-C 幅度呈线性正相关,他汀治疗产生的临床获益来自 LDL-C 降低效应。

(2)绝大多数人对他汀的耐受性良好,其不良反应多见于接受大剂量他汀治疗者,常见表现如下:

①肝功能异常,主要表现为转氨酶升高,发生率为 0.5%~3.0%,呈剂量依赖性。血清丙氨酸氨基转移酶(ALT)或天(门)冬氨酸氨基转移酶(AST)升高达正常值上限 3 倍以上及合并总胆红素升高患者,应减量或停药。对于转氨酶升高在正常值上限 3 倍以内者,可在原剂量或减量的基础上进行观察,部分患者经此处理后转氨酶可恢复正常。失代偿性肝硬化及急性肝功能衰竭是他汀类药物应用禁忌证。

②他汀类药物相关肌肉不良反应包括肌痛、肌炎和横纹肌溶解。患者有肌肉不适或无力,且连续检测肌酸激酶呈进行性升高时,应减少他汀类剂量或停药。

③长期服用他汀有增加新发糖尿病的危险,发生率为 10%~12%,属他汀类效应。高龄和强化他汀治疗是新发糖尿病的危险因素。在相关危险因素方面,代谢综合征、随机血糖受损、体质指数大于 30 kg/m^2、糖化血红蛋白大于 6%均可能导致新发糖尿病发生率增加。他汀类对心血管疾病的总体益处远大于新增糖尿病危险,无论是糖尿病高危人群还是糖尿病患者,有他汀类治疗适应证者都应坚持服用此类药物。

④他汀治疗可引起认知功能异常,但多为一过性,发生概率不高。

⑤荟萃分析结果显示他汀类药物对肾功能无不良影响。

⑥他汀类药物的其他不良反应还包括头痛、失眠、抑郁以及消化不良、腹泻、腹痛、恶心等消化道症状。

2.胆固醇吸收抑制剂

依折麦布能有效抑制肠道内胆固醇的吸收。葆至能疗效国际试验(IM-PROVEIT)研究表明,ACS 患者在辛伐他汀基础上加用依折麦布能够进一步减少心血管事件。索拉非尼治疗晚期肝细胞癌评估(SHARP)研究显示,依折麦布和辛伐他汀联合治疗对改善慢性肾脏疾病患者的心血管疾病预后具有良好作用。依折麦布推荐剂量为 10 mg/d。依折麦布的安全性和耐受性良好,其不良反应轻微且多为一过性,主要表现为头疼和消化道症状,与他汀联用也可发生转氨酶增高和肌痛等不良反应,禁用于妊娠期和哺乳期。[①]

3.普罗布考

普罗布考通过掺入 LDL 颗粒核心中,影响脂蛋白代谢,使 LDL 易通过非受体途径被清除。普罗布考常用剂量为每次 0.5 g,2 次/天。主要适用于高胆固醇血症,尤其是纯合子型家族性高胆固醇血症(homozygous familial hyper-cholesterolemia,HoFH)及黄色瘤患者,有减轻皮肤黄色瘤的作用。常见不良反应为胃肠道反应,也可引起头晕、头痛、失眠、皮疹等,极为少见的严重不良反应为 QT 间期延长。室性心律失常、QT 间期延长、血钾过低者禁用。

4.胆酸螯合剂

胆酸螯合剂为碱性阴离子交换树脂,可阻断肠道内胆汁酸中胆固醇的重吸收。临床用法:考来烯胺每次 5 g,3 次/天;考来替泊每次 5 g,3 次/天;考来维仑每次 1.875 g,2 次/天。与他汀类联用,可明显提高调脂疗效。常见不良反应有胃肠道不适、便秘和影响某些药物的吸收。此类药物的绝对禁忌证为异常 β 脂蛋白血症和血清 TG 高于 4.5 mmol/L(400 mg/dL)。

5.其他调脂药

多廿烷醇是从甘蔗蜡中提纯的一种含有 8 种高级脂肪伯醇的混合物,常用剂量为 10～20 mg/d,调脂作用起效慢,不良反应少见。

(二)主要降低 TG 的药物

1.贝特类

贝特类通过激活过氧化物酶体增殖物激活受体 α(peroxisome proliferator activated receptor-α,PPARα)和激活脂蛋白脂酶(lipoproteinlipase,LPL)而降低血清 TG 水平和升高 HDL-C 水平。常用的贝特类药物有:非诺贝特片,每次 0.1 g,3 次/天;微粒化非诺贝特,每次 0.2 g,1 次/天;吉非贝齐,每次 0.6 g,2 次/天;苯扎贝特,每次 0.2 g,3 次/天。常见不良反应与他汀类药物类似,包括肝脏、肌肉和肾毒性等,血清肌酸激酶和丙氨酸氨基转移酶(ALT)水平升高的发生率均低于 1%。临床试验结果荟萃分析提示,贝特类药物能使高 TG 伴低 HDL-C 人群心血管事件危险降低 10%左右,以降低非致死性心肌梗死和冠状动脉血运重建术为主,对心血管死亡、致死性心肌梗死或卒中无明显影响。

---

① 参见齐欣、刘德平:《SHARP 研究的潜在临床意义及存在的不足》,《中国心血管杂志》2012 年第 1 期。

2.烟酸类

烟酸也称作"维生素 B₃",属人体必需维生素。大剂量使用烟酸时具有降低 TC、LDL-C 和 TG 以及升高 HDL-C 的作用。其调脂作用与抑制脂肪组织中激素敏感脂酶活性,减少游离脂肪酸进入肝脏和降低 VLDL 分泌有关。烟酸有普通和缓释 2 种剂型,以缓释剂型更为常用。缓释片常用量为每次 1~2 g,1 次/天。建议从小剂量开始,睡前服用;4 周后逐渐加量至最大常用剂量。最常见的不良反应是颜面潮红,其他有肝脏损害、高尿酸血症、高血糖、棘皮症和消化道不适等,慢性活动性肝病、活动性消化性溃疡和严重痛风者禁用。早期临床试验结果荟萃分析发现,烟酸无论是单用还是与其他调脂药物合用均可改善心血管预后,可使心血管事件减少 34%,冠状动脉事件减少 25%。由于在他汀基础上联合烟酸的临床研究提示与单用他汀相比无心血管保护作用,欧美多国已将烟酸类药物淡出调脂药物市场。

3.高纯度鱼油制剂

鱼油主要成分为 n-3 脂肪酸,即 ω-3 脂肪酸。常用剂量为每次 0.5~1.0 g,3 次/天,主要用于治疗高 TG 血症。不良反应少见,发生率为 2%~3%,包括消化道症状,少数病例出现转氨酶或肌酸激酶轻度升高,偶见出血倾向。早期有临床研究显示高纯度鱼油制剂可减少心血管事件,但未被随后的临床试验证实。

(三)新型调脂药物

近年来在国外已有 3 种新型调脂药被批准临床应用。

1.微粒体 TG 转移蛋白抑制剂

洛美他派(lomitapide,商品名为 Juxtapid)于 2012 年由美国食品药品监督管理局(food and drug administration,FDA)批准上市,主要用于治疗 HoFH,可使 LDL-C 降低约 40%。该药不良反应发生率较高,主要表现为转氨酶升高或脂肪肝。

2.载脂蛋白 B100 合成抑制剂

米泊美生(mipomersen)是第 2 代反义寡核苷酸,2013 年 FDA 批准可单独或与其他调脂药联用于治疗 HoFH。作用机制是针对 Apo B 信使核糖核酸(messenger ribonucleic acid,mRNA)转录的反义寡核苷酸,减少 VLDL 的生成和分泌,降低 LDL-C 水平,可使 LDL-C 降低 25%。该药最常见的不良反应为注射部位反应,包括局部红疹、肿胀、瘙痒、疼痛,绝大多数不良反应属于轻中度。

3.前蛋白转化酶枯草溶菌素 9/kexin9 型(PCSK9)抑制剂

PCSK9 是肝脏合成的分泌型丝氨酸蛋白酶,可与 LDL 受体结合并使其降解,从而减少 LDL 受体对血清 LDL-C 的清除。通过抑制 PCSK9,可阻止 LDL 受体降解,促进 LDL-C 的清除。PCSK9 抑制剂以 PCSK9 单克隆抗体发展最为迅速。研究结果显示,PCSK9 抑制剂无论单独应用或与他汀类药物联合应用,均明显降低血清 LDL-C 水平,同时可改善其他血脂指标,包括 HDL-C、Lp(a)等。欧盟医管局和美国 FDA 已批准两种注射型 PCSK9 抑制剂上市。初步临床研究结果表明,该药可使 LDL-C 降低 40%～70%,并可减少心血管事件。该药至今尚无严重或危及生命的不良反应报道。该药在国内尚处于临床试验阶段。

(四)调脂药物的联合应用

调脂药物联合应用可能是血脂异常干预措施的趋势,优势在于提高血脂控制达标率,同时降低不良反应发生率。由于他汀类药物作用肯定,不良反应少,可降低总死亡率,联合调脂方案多由他汀类与另一种作用机制不同的调脂药组成。针对调脂药物的不同作用机制,有不同的药物联合应用方案。

1. 他汀与依折麦布联合应用

两种药物分别影响胆固醇的合成和吸收,可产生良好的协同作用。联合治疗可使血清 LDL-C 在他汀治疗的基础上再下降 18% 左右,且不增加他汀类的不良反应。多项临床试验观察到依折麦布与不同种类他汀联用有良好的调脂效果。IMPROVE-IT 和 SHARP 研究分别显示 ASCVD 极高危患者及 CKD 患者采用他汀与依折麦布联用可减少心血管事件。对于中等强度他汀治疗胆固醇水平不达标或不耐受者,可考虑中/低强度他汀与依折麦布联合治疗。

2. 他汀与贝特联合应用

两者联用能更有效降低 LDL-C 和 TG 水平及升高 HDL-C 水平,降低小而密低密度脂蛋白胆固醇(sLDL-C)水平。贝特类药物包括非诺贝特、吉非贝齐、苯扎贝特等,以非诺贝特研究最多,证据最充分。既往研究提示,他汀与非诺贝特联用可使高 TG 伴低 HDL-C 水平患者心血管获益。[①] 非诺贝特适用于严重高 TG 血症伴或不伴低 HDL-C 水平的混合型高脂血症患者,尤其是糖尿病和代谢综合征时伴有的血脂异常,高危心血管疾病患者他汀类治疗后仍存在 TG 或 HDL-C 水平控制不佳者。由于他汀类和贝特类药物代谢途径相似,均有潜在损伤肝功能的可能,并有发生肌炎和肌病的危险,合用时发生不良反应的机会增多,因此,他汀类和贝特类药物联合用药的安全性应高度重视。吉非贝齐与他汀类药物合用发生肌病的危险性相对较多,开始合用时宜用小剂量,采取晨服贝特类药物、晚服他汀类药物的方式,避免血药浓度的显著升高,并密切监

---

① 参见任景怡等:《联合应用辛伐他汀和非诺贝特治疗混合性高脂血症的疗效及安全性观察》,《中华心血管病杂志》2005 年第 33 期。

测肌酶和肝酶,如无不良反应,可逐步增加他汀剂量。

3.他汀与 PCSK9 抑制剂联合应用

尽管 PCSK9 抑制剂尚未在中国上市,他汀与 PCSK9 抑制剂联合应用已成为欧美国家治疗严重血脂异常尤其是家族性高胆固醇血症(FH)患者的方式,可较任何单一的药物治疗带来更大程度的 LDL-C 水平下降,提高达标率。FH 尤其是 HoFH 患者,经生活方式加最大剂量调脂药物(如他汀+依折麦布)治疗,LDL-C 水平仍高于 2.6 mmol/L,可加用 PCSK9 抑制剂,组成不同作用机制调脂药物的三联合用。

4.他汀与 n-3 脂肪酸联合应用

他汀与鱼油制剂 n-3 脂肪酸联合应用可用于治疗混合型高脂血症,且不增加各自的不良反应。由于服用较大剂量 n-3 多不饱和脂肪酸有增加出血的危险,并增加糖尿病和肥胖患者热量摄入,故不宜长期应用。此种联合是否能够减少心血管事件尚在探索中。

六、治疗过程的监测

定期检查血脂是心血管病防治的重要措施。冠状动脉粥样硬化性心脏病患者应每 3~6 个月测定一次血脂。住院患者,应在入院时或入院 24 小时内检测血脂。首次服用调脂药者,应在用药 6 周内复查血脂及转氨酶和肌酸激酶。如血脂能达到目标值,且无药物不良反应,逐步改为每 6~12 个月复查一次;如血脂未达标且无药物不良反应者,每 3 个月监测一次。如治疗 3~6 个月后,血脂仍未达到目标值,则需调整调脂药剂量或种类,或联合应用不同作用机制的调脂药进行治疗。每当调整调脂药种类或剂量时,都应在治疗 6 周内复查。调脂药物治疗必须长期坚持,才能获得良好的临床益处。

第二节　冠心病调脂的中医治疗

高脂血症是指血浆或血清中一种或多种脂质浓度超过正常值高限的状态,是膏脂代谢失常的病证。中医学认为,膏脂由水谷精微所化,是血液的组成部分,正常情况下,其含量保持在一定的范围,可称为"清脂",有荣养机体作用;若超过了正常范围,则变成"浊脂",成为致病因素。古代文献中没有高脂血症这一病名,但根据其证候特点,许多医家将其归属于"痰浊""痰瘀""痰证""湿阻""痰湿""浊阻"等范畴。

一、病因病机

本病常因饮食失节，劳逸不当，情志失调，年迈体虚，导致脏腑功能失调，浊脂滞留于血脉所致。

（一）病因

1. 饮食失节

脾胃是吸收和运化饮食营养的主要器官，脾主运化水谷精微，胃主受纳腐熟水谷，脾升胃降，共同完成饮食物的消化、吸收与输布，为气血生化之源，后天之本。饮食失节主要表现为嗜食肥甘、嗜酒无度等。甘味之品，其性属缓，缓则脾气滞，嗜食肥甘可损伤脾气，助湿生痰；酒性大热有毒，嗜酒无度则可戕伐脾胃气阴而致脾胃气虚、运化失职。脾虚失运，痰湿内生，阻遏气机，中气不足，胸阳不宣。张从正《儒门事亲》曰："夫膏粱之人，起居闲逸，奉养过度，酒食所伤，以致中脘留饮胀闷，痞膈醋心。"膏，肉之肥者；粱，食之精者；富贵而过于安逸，为酒食所伤。痰浊留恋日久，致浊阴不化，脂液浸淫脉道，血行不利，则可成痰瘀交阻之证，日久形成胸痹心痛顽症。

2. 劳逸不当

积劳伤阳，心肾阳微，鼓动无力，劳倦伤脾，脾虚转输失能，水液代谢失常，聚湿生痰。《景岳全书·劳倦内伤》论："凡饥饱劳倦，皆能伤人……脾主四肢，而劳倦过度，则脾气伤矣……凡犯此者，岂惟贫贱者为然，而富贵者尤多有之，盖有势不容已，则未免劳心竭力，而邪得乘虚而入者，皆内伤不足之证也。"劳倦所伤者，不限于物质匮乏者，而富贵者殚精竭虑，易为所伤，对于现今人群更有指导意义。

3. 情志失调

《素问·举痛论》曰："余知百病生于气也。怒则气上，喜则气缓，悲则气消，恐则气下……惊则气乱……思则气结。"人有五脏化五气，发为喜怒悲忧恐，精神活动本是五脏正常生理状态的反应，情志失节则会伤及五脏。忧思伤脾，脾运失健，津液不布，遂聚为痰。郁怒伤肝，肝失疏泄，肝郁气滞，甚则气郁化火，耗伤阴精，或思虑过度，营谋强思等，致郁久化火，灼津成痰。痰气搏结，阻滞气机，血行失常，脉络不利，胸阳不运，心脉痹阻，不通则痛。

4. 年迈体虚

肾为先天之本，肾阴和肾阳为人体各脏腑阴阳的根本，肾的阴阳平衡是维持体内气血阴阳恒定的重要因素。《景岳全书》曰："五脏之阴气非此不能滋，五脏之阳非此不能发。"肾阳虚，脾失于温养，脾阳亦虚，脾虚失运，运化津液无权，则水液内停,聚湿成痰,痰浊阻络,胸阳不展。肾阴虚,无以荣肝,肝失涵养,导致肝气郁滞,甚则气郁化火,耗伤阴精,灼津成痰。

(二)病机

本病的病位在血脉,涉及脾、肝、肾、心等脏。病机有虚实两方面,本虚包括气虚、阴虚、阳虚等,以阳气为主;标实乃痰浊、血瘀、寒凝、气滞等,以痰浊为主。

《素问·阴阳应象大论》云:"饮入于胃,游溢精气,上输于脾,脾气散精,上归于肺,通调水道,下输膀胱,水精四布,五经并行。"脾为后天之本,气血生化之源,津液输布之枢纽,输布水谷精微于五脏和经脉。膏脂的化生、转运、输布亦与脾密切相关。膏脂靠脾胃运化,赖脾气转运、输布,和调于五脏,洒陈于六腑,充养于百骸。营出中焦,是水谷精微所化,泌入于脉,化而为血,其与"仓廪之官"关系密切。若饮食不节,过食肥甘厚味,伤及脾胃;或脾胃虚弱,失其健运;或思虑过度,劳倦伤脾;或肾阳亏虚,不能温养脾阳,均可致脾虚气弱。非但气血生化紊乱,膏脂转运、输布亦不利。脾不布津,津聚为湿,湿聚成痰,痰浊成脂;脾不散精,精微不布,津凝为浊,运化无权,膏脂不化,浊凝为痰,滞留于营中,而成高脂血症。情志失调则肝气郁滞,木郁则土壅,克伐脾土,使脾失健运。肝气郁滞,脾失健运,失其"游溢精气"和"散精"之职,膏脂转运、输布不利,滞留于营中,形成高脂血症。肝主疏泄,肝气郁结则血脉瘀阻;脾虚失运,精微浊化,聚而成痰,痰瘀互结,胶着脉道而发病。

疾病的发生与痰浊、瘀血密不可分。凡导致人体摄入膏脂过多,以及膏脂转输、利用、排泄失常的因素均可使血脂升高,如饮食失节,过食膏粱厚味之品;或好逸恶劳;或情志不畅,疏泄失职;或思虑过度,劳伤心脾;或脾胃本虚,失其健运,均可使水谷精微失其正常的运动变化状态,致生浊变,混于血脉之中,损伤脏腑,壅滞血脉,则痰浊与瘀血由生,发为本病。痰浊存在于血脉常使脉络壅滞不畅,故高脂血症每因痰浊而致血瘀,痰瘀互结,胶着脉络。痰浊、瘀血虽是不同的病理产物,但具有同源性,人体津血同源,痰瘀相关,痰滞则阻碍血行,可致血瘀,血瘀则水湿停滞,可聚为痰,故二者互为因果,相互转化。高脂血症多发于中老年人,中老年人肾、脾、肝多有失调,则津液代谢最易发生障碍,痰浊、瘀血停滞脉中。如过食膏粱厚味,长期精神紧张、体力活动减少而致脾胃负担过重;或素体阳盛,肝阳偏亢,疏泄太过,灼津炼津为痰;或虚火内炽,煎熬津液,津从浊化,日久阻络塞脉,均可致痰阻血瘀。

综上所述,因虚而成痰浊瘀血者,无疑以虚损为主;因邪实而蕴痰积瘀者,当责之于实。虚实可在一定条件下相互转化,即令因虚而生痰瘀,然当痰瘀较重时,亦转为实证,或虚实相兼,因而二者相互影响、相互促进,形成一个密切相关的病机链条。只有将两者结合起来,才能准确地反映本病的发病机制。

二、辨证论治

(一)辨证要点

1.辨标本虚实

本病多为标实本虚之候,本虚包括气虚、阴虚、阳虚等,以阳气为主;标实乃痰浊、血瘀、寒凝、气滞等,以痰浊为主。

2.辨脏腑病位

本病与脾关系最为密切,临床见纳呆食少,脘腹胀满,身体困重,形体肥胖,病变多在脾。病久累及肾,见倦怠懒言,腰膝酸软无力;或四肢不温,小便清长,夜尿频多;或眩晕耳鸣,五心烦热,健忘失眠。肝主疏泄,肝气郁滞,脾失健运,膏脂转运、输布不利,滞留于营中。

(二)证治分类

1.脾虚湿盛证

症状:胸闷或心胸隐痛,心悸气短,动则尤甚,倦怠懒言,头晕失眠或头重如裹,纳呆食少,脘腹胀满,身体困重,形体肥胖。舌质淡或淡红,体胖大有齿痕,苔白腻,脉细弱或濡缓。

证机分析:脾气亏虚,则运化失职,湿自内生,气机不畅,故纳呆食少,脘腹胀满;痰湿痹阻胸阳,阻滞气机,则胸闷或心胸隐痛;痰湿停滞,水液不能代谢,则形体肥胖。脾失健运,则气血生化不足,无以上荣于心,则心悸气短,动则尤甚,倦怠懒言;无以上荣头面,则头晕失眠或头重如裹;无以外养肢体,则身体困重。气虚行血无力,而痰浊痹阻脉道,气机不利,久病入络,血行瘀滞,或可并见血瘀,痰瘀互结于脉道,诸症尤甚。

治则:健运脾气,运化痰湿。

方药:参苓降脂方加减(自拟方)。方中人参味甘、微苦,性平,归心、脾、肺、肾经,治以健脾益气扶正,为君药。云苓味甘淡,性平,归心、肺、脾、肾经,健脾渗湿,使湿去脾旺而痰无以生,以"脾无留湿不生痰"故也,助人参以通阳气祛痰湿,故为臣药。泽泻、虎杖、决明子、芦荟、绞股蓝清利湿邪,化痰泄浊,银杏叶、制首乌、山楂、姜黄活血祛瘀,共为佐使药。

加减:纳少腹胀者,加白蔻仁、香附;清阳不升,纳少神疲,脱肛腹泻,可合用补中益气汤;卫表不固,时时自汗,易于感冒,加黄芪、防风、浮小麦。

2.肝郁脾虚证

症状:胸闷或胸胁胀满疼痛,心悸气短,倦怠懒言,自汗,头晕,身体困重,脘腹胀闷,便溏。或有情志抑郁,急躁易怒。舌淡,或舌体胖大,苔滑腻,脉沉缓或弦细。

证机分析:肝失疏泄,经气郁滞,则胸闷或胸胁胀满疼痛。肝气郁滞,情志不畅,则精神抑郁,气郁化火。肝失柔顺之性,则急躁易怒。肝气横逆犯脾,脾气虚弱,不能运化水谷,则食少腹胀;气滞湿阻,则肠鸣矢气,便溏不爽,或溏结不调。气虚无以上荣于心及头面,则心悸、气短、头晕;无以外养四肢百骸,则身体困重,倦怠乏力;气虚不能敛汗,则自汗。

治则:疏肝理气,健脾祛湿。

方药:柴术降脂方加减(自拟方)。以柴胡为君药,归肝胆经,辛行苦泄,性善条达肝气,疏肝解郁。苍术、茯苓为臣药,健脾祛湿以化浊。苍术,归脾、胃、肝经,苦温燥湿以祛湿浊,辛香健胃以和脾胃。茯苓,归心、肺、脾、肾经,善健脾渗湿,使湿去脾旺而痰无由生。佐使药有何首乌、茵陈、泽泻、芦荟化痰泄浊,山楂、姜黄、虎杖、郁金活血祛瘀。

加减:若两胁胀痛者,加川楝子、香附;心悸心烦者,加黄连、莲子心;胸闷口苦,苔黄腻者,加瓜蒌、胆南星;耳鸣,视物模糊者,加决明子、青葙子。

3.痰阻血瘀证

症状:胸闷痛如窒,或局部刺痛,或肢体麻木、痿废,多痰,舌紫暗或有瘀斑、瘀点,舌下脉络迂曲青紫,苔厚腻或白滑,脉弦涩。

证机分析:脾失健运,聚湿生痰,肝失疏泄,经气郁滞,气滞则血瘀,痰浊瘀血相互搏结,痹阻胸阳,则见胸闷痛如窒,或局部刺痛。痰瘀互结,血脉不通,四末不得充养,则肢体麻木、痿废。

治则:活血化痰,理气止痛。

方药:瓜蒌薤白半夏汤合桃红四物汤加减。瓜蒌涤痰散结,开胸通痹;薤白通阳散结,化痰散寒;桃仁、红花活血化瘀,共为君药。半夏燥湿化痰,宽胸散结;熟地、当归滋阴补肝,养血调经;芍药养血和营,以增补血之力;川芎活血行气,调畅气血,以助活血之功,共为辅药。

加减:痰浊郁而化热者,可合黄连温胆汤加减。若胸闷疼痛者,加元胡、全虫等。若失眠、健忘者,加地龙、远志、石菖蒲。

4.脾肾阳虚证

症状:胸闷,心胸隐痛,感寒痛甚,乏力自汗,倦怠懒言,腰膝酸软无力,面色苍白,四肢不温,小便清长,大便稀薄或下利清谷,舌质淡,苔白或白滑,脉沉迟或结代。

证机分析:年老体虚或久病耗气伤阳,脾肾阳虚,不能腐熟水谷而下利清谷。肾主二便,肾阳虚可见小便清长,大便稀薄。腰为肾之府,肾主骨,膝为骨之一部,肾虚则腰膝酸软无力。肾为先天之本,脾为后天之本,脾肾阳气虚衰则全身脏腑无以温养充实,气血无以滋生,故形寒肢冷,面色苍白。脾肾阳虚,不得温养胸阳,则胸闷,心胸隐痛,感寒痛甚。

治则:温补脾肾。

方药:补中益气汤合真武汤加减。重用黄芪补气固表,附子温肾助阳,化气行水,为君药。茯苓利水渗湿,白术健脾燥湿,人参、甘草补中,为臣。白术健脾,当归补血,陈皮理气,升麻、柴胡升举清阳,共为佐药。

加减:若水肿,小便少者,加泽泻、车前子;若大便排出困难者,加肉苁蓉、牛膝。

5.肝肾阴虚证

症状:心胸隐痛或闷痛,心悸,口咽干燥,眩晕耳鸣,腰酸膝软,五心烦热,健忘,失眠,盗汗,颧红,小便短黄,大便干结,舌质红或红绛,舌体偏瘦,少苔或无苔或剥苔或有裂纹,脉细数。

证机分析:肝肾阴亏,水不涵木,肝阳上扰,则头晕目眩;肝肾阴亏,不能上养清窍,濡养腰膝,则耳鸣,健忘,腰膝酸软;虚火上扰,心神不宁,故失眠多梦;阴虚失润,虚热内炽,则口燥咽干,五心烦热,盗汗颧红;肝肾阴虚,心阴亏损,心神失养,则心胸隐痛或闷痛,心悸。

治则:补益肝肾。

方药:一贯煎合杞菊地黄丸加减。方中重用生地黄滋阴养血,补益肝肾;熟地黄滋阴补肾,填精益髓,为君。当归身、枸杞养血滋阴柔肝;北沙参、麦冬滋养肺胃,养阴生津;山萸肉补养肝肾,并能涩精;山药补益脾阴,亦能固肾,共为臣药。佐以川楝子疏肝泄热,理气止痛,泽泻利湿泄浊,丹皮清泄相火,茯苓淡渗利湿。加入清泄肝肾虚火、明目之菊花。

加减:若真阴不足,虚火上炎,加女贞子、地骨皮以养阴清热;火烁肺金,干咳少痰,加百合以润肺止咳;兼气虚者,可加太子参、黄芪。

三、其他疗法

(一)中成药

1.血脂康胶囊

药物组成:红曲。

功效主治:适用于脾虚痰瘀阻滞证者。

用法用量:口服,每次2粒,每日2次。

2.脂必泰胶囊

药物组成:山楂、泽泻、白术、红曲。

功效主治:具有消痰化瘀,健脾和胃之功效。适用于痰瘀互阻证者。

用法用量:口服,每次 1 粒,每日 2 次。

3.参苓降脂片

药物组成:人参、茯苓、何首乌、山楂、银杏叶、泽泻、芦荟。

功效主治:适用于气虚血瘀,痰浊阻遏者。

用法用量:口服,每次 4 片,每日 3 次。

4.柴术降脂胶囊

药物组成:柴胡、苍术、茯苓、何首乌、茵陈、泽泻、芦荟、山楂、姜黄、虎杖、郁金等。

功效主治:适用于肝郁脾虚,血瘀痰阻者。

用法用量:口服,每次 3 粒,每日 3 次。

5.荷丹片/胶囊

药物组成:荷叶、丹参、山楂、番泻叶、盐补骨脂。

功效主治:化痰降浊,活血化瘀。适用于痰瘀互阻证者。

用法用量:口服,每次 2 片,每日 3 次。

(二)穴位贴敷

1.益气健脾方

取穴:双脾俞、双胃俞、关元、中脘、气海。细辛、肉桂、白芥子等份,研磨成粉,生姜汁、三花酒调和成糊状,制成药饼。

2.健运脾胃方

取穴:足三里、丰隆、三阴交、脾俞、中脘。麝香、沉香、冰片药量比 2∶6.5∶1.5,先把沉香粉碎后,再按配方将其他药材放入研钵中反复研磨,混合均匀后配置药粉。每穴 0.5 g,每周敷药 3 次,一般 21 天为一疗程。

(三)茶疗

(1)山楂玫瑰花茶:干山楂 6 g,玫瑰花 3 g 泡茶饮用。

(2)绞股蓝茶:绞股蓝叶 2～3 g,开水冲泡后饮用。

(3)普洱菊花茶:普洱茶、菊花各 2～3 g,开水冲泡后饮用。

(4)槐花莲子心茶:干槐花、莲心各 2～3 g,泡茶饮用。

(5)葛根茶:葛根 2～3 g,泡茶饮用。

第十一章 冠心病心律失常的治疗

心律失常是指心脏冲动的频率、节律、起搏部位、传导速度或激动次序出现异常。心律失常可分为快速性心律失常和缓慢性心律失常,常见心动过速、心动过缓、期前收缩、心房颤动或扑动、预激综合征等。心律失常的病因有冠心病、心肌梗死、心肌炎、电解质紊乱、甲状腺功能亢进、药物毒性等,其中以冠状动脉狭窄或阻塞引起的心律失常最为常见。冠心病合并心律失常临床表现轻重不一,轻者仅有心慌,重者可有心脏停搏感或伴有恐惧不安。

第一节 冠心病心律失常的西医治疗

冠心病与多种心律失常相关,特别是急性冠脉综合征(ACS)经常伴发各种类型的心律失常,如心房颤动、传导障碍和心动过缓,其中室性心律失常是心脏骤停和心脏性猝死的主要原因。

持续性室速和室颤患者应接受负荷测试或心肌灌注成像进行缺血评估。如果合适,应进行冠状动脉造影和血运重建。这些患者都应考虑植入 ICD。心衰、EF 小于等于 35% 的患者,可选择 ICD 或 CRT。临床更多应用的是药物治疗,以下重点介绍心律失常的药物治疗。

一、抗心律失常药物介绍

(一)抗心律失常药物分类

根据药物不同的电生理作用,抗心律失常药物分为四类。一种抗心律失常药物的作用可能不是单一的,如索他洛尔既有 β 受体阻滞(Ⅱ类)作用,又有延长 QT 间期(Ⅲ类)作用;胺碘酮同时表现Ⅰ、Ⅱ、Ⅲ、Ⅳ类的作用,还能阻滞 α、β 受体;普鲁卡因胺属Ⅰa类,但它的活性代谢产物 N-乙酰卡尼(NAPA)具Ⅲ类作用;奎尼丁同时兼具Ⅰ、Ⅲ类的作用,如表 11-1 所示。

表 11-1 抗心律失常药物分类

类别	作用通道和受体	APD 或 QT 间期	常用代表药物
Ⅰa	阻滞 ⅠNa ＋＋	延长 ＋	奎尼丁、丙吡胺、普鲁卡因胺
Ⅰb	阻滞 ⅠNa	缩短 ＋	利多卡因、苯妥英、美西律、妥卡尼
Ⅰc	阻滞 ⅠNa ＋＋＋	不变	氟卡尼、普罗帕酮、莫雷西嗪
Ⅱ	阻滞 β₁	不变	阿替洛尔、美托洛尔、艾司洛尔
	阻滞 β₁、β₂	不变	纳多洛尔、普萘洛尔、索他洛尔
Ⅲ	阻滞 ⅠKr	延长 ＋＋＋	多非利特、索他洛尔、(司美利特、阿莫兰特)
	阻滞 ⅠKr、Ⅰto	延长 ＋＋＋	替地沙米、(氨巴利特)
	阻滞 ⅠKr，激活 ⅠNaS	延长 ＋＋＋	伊布利特
	阻滞 ⅠKr、ⅠKs	延长 ＋＋＋	胺碘酮、阿齐利特
	阻滞 ⅠK、交感末梢	延长 ＋＋＋ 排空去甲肾上腺素	溴苄胺
Ⅳ	阻滞 ⅠCaL	不变	维拉帕米、地尔硫䓬
其他	开放 ⅠK	缩短 ＋＋	腺苷
	阻滞 M₂	缩短 ＋＋	阿托品
	阻滞 Na/K 泵	缩短 ＋＋	地高辛

注:离子流简称(正文同此)ⅠNa:快钠内流;ⅠNaS:慢钠内流;ⅠK:延迟整流性外向钾流;ⅠKr、ⅠKs 分别代表快速、缓慢延迟整流性钾流;Ⅰto:瞬间外向钾流;ⅠCaL:L 型钙电流;β、M₂ 分别代表肾上腺素能 β 受体和毒蕈碱受体。表中( )内为正在研制的新药。有人将莫雷西嗪列入Ⅰb 类。表内 ＋ 表示作用强度。APD 指心室肌细胞的整个动作电位持续时间。

(二)抗心律失常药物作用机制

1.Ⅰ类药物

阻滞快钠通道,降低 0 相上升速率,减慢心肌传导,有效地终止钠通道依赖的折返。Ⅰ类药物根据药物与通道作用动力学和阻滞强度的不同又可分为Ⅰa、Ⅰb 和Ⅰc 类。此类药物与钠通道的结合或解离动力学有很大差别,结合或解离时间常数小于 1 秒者为Ⅰb 类药物;大于等于 12 秒者为Ⅰc 类药物;介于二者之间者为Ⅰa 类药物。Ⅰ类药物与开放和失活状态的通道亲和力大,因此呈使用依赖。此类药物对病态心肌、重症心功能障碍和缺血心肌特别敏感，应用要谨慎，尤其Ⅰc类药物，易诱发致命性心律失常[心室颤动（室颤）、无休止室性心动过速（室速）]。

2.Ⅱ类药物

阻滞β肾上腺素能受体，降低交感神经效应，减轻由β受体介导的心律失常。此类药能降低ⅠCaL、起搏电流（Ⅰf），由此减慢窦律，抑制自律性，也能减慢房室结的传导，对病态窦房结综合征或房室传导障碍者作用特别明显。长期口服此类药物，病态心肌细胞的复极时间可能有所缩短，能降低缺血心肌的复极离散度，并能提高致颤阈值，由此降低冠心病的猝死率。

3.Ⅲ类药物

Ⅲ类药物基本为钾通道阻滞剂，延长心肌细胞动作电位时程，延长复极时间，延长有效不应期，有效地终止各种微折返，因此能有效地防颤、抗颤。此类药物以阻滞ⅠK为主，偶可增加ⅠNaS，也可使动作电位时间延长。钾通道种类很多，与复极有关的有ⅠKr、ⅠKs、超速延迟整流性钾流（ⅠKur）、Ⅰto等，它们各有相应的阻滞剂。选择性ⅠKr阻滞剂，即纯Ⅲ类药物，如右旋索他洛尔（D-sotalol）、多非利特（Dofetilide）及其他新开发的药物如司美利特（Sematilide）、阿莫兰特（Almokalant）等。ⅠKr是心动过缓时的主要复极电流，故此类药物在心率减慢时作用最大，表现为逆使用依赖（reverseusedependence），易诱发尖端扭转型室速。选择性ⅠKs阻滞剂，多为混合性或非选择性ⅠK阻滞剂，既阻滞ⅠKr，又阻滞ⅠKs或其他钾通道，如胺碘酮、阿齐利特等。心动过速时，ⅠKs复极电流加大，因此心率加快时此类药物作用加强，表现使用依赖，诱发扭转型室速的概率极小。胺碘酮是多通道阻滞剂，除阻滞ⅠKr、ⅠKs、ⅠKur、背景钾流（ⅠKl）外，也阻滞ⅠNa、ⅠCaL，因此目前它是一种较好的抗心律失常药物，不足之处是心外副作用较多，可能与其分子中含碘有关。开发中的决奈达隆（Dronedarone）从胺碘酮结构中除去碘，初步实验证明它保留了胺碘酮的电生理作用，但是否可替代胺碘酮，有待临床实践。伊波利特（Ibutilide）阻滞ⅠKr，激活ⅠNaS，对心房、心室都有作用，现用于近期心房颤动（房颤）的复律。Ⅰto为1相复极电流，目前没有选择性Ⅰto阻滞剂，替他沙米（Tedisamil）为ⅠKr和Ⅰto阻滞剂，也用于房颤的治疗。ⅠKur只分布于心房肌，对心室肌无影响，开发选择性ⅠKur阻滞剂用于治疗房性心律失常，是Ⅲ类药物开发方向之一。胺碘酮、氨巴利特（Ambasilide）对ⅠKur有阻滞作用。溴卞胺阻滞ⅠK，延长动作电位2相，因此心电图上不显示QT间期延长；静注后瞬间作用是因为交感神经末梢释放去甲肾上腺素，表现心率上升、传导加速、有效不应期缩短，但随后交感神经末梢排空去甲肾上腺素,有效不应期延长,缩短正常心肌与缺血心肌之间有效不应期的离散;该药曾用于防止室速、室颤电复律后复发,但由于复苏后表现低血压,加上目前药源不足,现已少用。目前已批准用于临床的Ⅲ类药有胺碘酮、索他洛尔、溴苄胺、多非利特、伊波利特。

4. Ⅳ类药物

Ⅳ类药物为钙通道阻滞剂,主要阻滞心肌细胞ⅠCaL。ⅠCaL介导的兴奋收缩偶联,减慢窦房结和房室结的传导,对早后除极和晚后除极电位及ⅠCaL参与的心律失常有治疗作用。常用的有维拉帕米和地尔硫䓬,它们延长房室结有效不应期,有效地终止房室结折返性心动过速,减慢房颤的心室率,也能终止维拉帕米敏感的室速。该类药物由于负性肌力作用较强,因此在心功能不全时不宜选用。

(三)抗心律失常药物的药物相互作用

抗心律失常药物及药物的相互作用分为药效学及药代动力学两方面,所以可能相加而增强药物效用,也可能相互抵消甚至相反的结果而发生促心律失常,如表 11-2 所示。

表 11-2　　　　抗心律失常药物常见的药物相互作用

心脏药物	相互作用药物	机理	后果	预防
奎尼丁	胺碘酮	延长 QT 作用协同	扭转型室速	监测 QT、血钾
	西咪替丁	抑制奎尼丁氧化代谢	提高奎尼丁浓度,出现中毒现象	监测奎尼丁浓度
	地高辛	减少地高辛清除	地高辛中毒	监测地高辛浓度
	地尔硫䓬	增加抑制窦房结	明显心动过缓	监测心率
	排钾利尿剂	低血钾,延长 QT	扭转型室速	监测 QT、血钾
	肝脏酶诱导剂(苯妥因、巴比妥、利福平)	增加肝脏对奎尼丁代谢	降低奎尼丁浓度	监测奎尼丁,调整剂量
	华法林	肝脏与奎尼丁相互作用	增加出血趋势	监测凝血酶原时间

续表

心脏药物	相互作用药物	机理	后果	预防
利多卡因	维拉帕米	负性肌力作用协同	低血压	避免静脉用药
	西咪替丁	降低肝代谢	提高利多卡因浓度	减少利多卡因剂量
	β受体阻滞剂	减少肝血流	提高利多卡因浓度	减少利多卡因剂量
美西律	肝脏酶诱导剂（奎尼丁、丙吡胺、酚噻嗪、三环抗抑郁药、噻嗪利尿剂、索他洛尔）	增加肝代谢	降低血浆美西律浓度	增加美西律剂量
普罗帕酮	地高辛	减少地高辛清除	提高地高辛浓度	减少地高辛剂量
	胺碘酮	延长QT药	扭转型室速	避免合用，避免低血钾
	β受体阻滞剂	共同抑制房室结	心动过缓，传导阻滞	慎用，必要时安装起搏器
	奎尼丁	抑制肝内代谢酶	提高奎尼丁浓度	监测奎尼丁浓度
	华法林	不详	增加对华法林的敏感性	调整华法林剂量
索他洛尔	排钾利尿剂	低血钾＋长QT作用	扭转型室速、低血钾	改用保钾利尿剂

（四）抗心律失常药物用法

1. Ⅰ类药物

（1）奎尼丁。奎尼丁是最早应用的抗心律失常药物，常用制剂为硫酸奎尼丁（0.2 g/片）。主要用于房颤与心房扑动（房扑）的复律、复律后窦律的维持和危及生命的室性心律失常。因其不良反应明显,且有研究报道本药在维持窦律时死亡率增加,近年已少用。应用奎尼丁转复房颤或房扑,首先给 0.1 g 试服剂量,观察 2 小时如无不良反应,可以两种方式进行复律:①0.2 g,每 8 小时一次,连服 3 天左右,其中有 30% 左右的患者可恢复窦律;②首日 0.2 g,每 2 小时一次,共 5 次;次日 0.3 g,每 2 小时一次,共 5 次;第三日 0.4 g,每 2 小时一次,共 5 次。每次给药前测血压和 QT 间期,一旦复律成功,以有效单剂量作为维持量,每 6~8 小时给药一次。在奎尼丁复律前,先用地高辛或 β 受体阻滞剂减缓房室结传导,给了奎尼丁后应停用地高辛,不宜同用。对新近发生的房颤,奎尼丁复律的成功率为 70%~80%。上述方法无效时,改用电复律。复律前应纠正心力衰竭(心衰)、低血钾和低血镁,且不得存在 QT 间期延长。奎尼丁晕厥或诱发扭转型室速多发生在服药的最初 3 天内,因此复律宜在医院内进行。

(2)普鲁卡因胺。有片剂和注射剂,用于室上性和室性心律失常的治疗,也用于预激综合征房颤合并快速心率的治疗,或鉴别不清室性或室上性来源的宽 QRS 心动过速的治疗。它至今还是常用药物,但在我国无药供应。治疗室速可先给负荷量 15 mg/kg,静脉注射(静注)速度不超过 50 mg/分,然后以 2~4 mg/分静脉滴注(静滴)维持。为了避免普鲁卡因胺产生的低血压反应,用药时应有另外一个静脉通路,可随时滴入多巴胺,保持在推注普鲁卡因胺过程中血压不降。用药时应有心电图监测。应用普鲁卡因胺负荷量时可产生 QRS 增宽,如超过用药前 50% 则提示已达最大的耐受量,不可继续使用。静注普鲁卡因胺应取平卧位。口服曾用于治疗室性或房性期前收缩,或预防室上速或室速复发,用药为 0.25~0.5 g,每 6 小时一次,但长期使用可出现狼疮样反应,已很少应用。

(3)利多卡因。对短动作电位时程的心房肌无效,因此仅用于室性心律失常。给药方法:负荷量 1.0 mg/kg,3~5 分钟内静注,继以 1~2 mg/分静滴维持。如无效,5~10 分钟后可重复负荷量,但 1 小时内最大用量不超过 200~300 mg(4.5 mg/kg)。连续应用 24~48 小时后半衰期延长,应减少维持量。在低心排血量状态,70 岁以上高龄和肝功能障碍者,可接受正常的负荷量,但维持量为正常的 1/2。毒性反应表现为语言不清、意识改变、肌肉搐动、眩晕和心动过缓。应用药物过程中随时观察疗效和毒性反应。

(4)美西律。利多卡因有效者口服美西律亦可有效,起始剂量 100~150 mg,每 8 小时一次,如需要,2~3 天后可增减 50 mg。宜与食物同服,以减少消化道反应。神经系统不良反应也常见,如眩晕、震颤、运动失调、语音不清、视力模糊等。该药物有效血浓度与毒性血浓度接近,因此剂量不宜过大。

(5)莫雷西嗪。房性和室性心律失常都有效,剂量 150 mg,每 8 小时一次。如需要,2～3 天后可增量 50 mg/次,但不宜超过 250 mg,每 8 小时一次。不良反应包括恶心、呕吐、眩晕、焦虑、口干、头痛、视力模糊等。

(6)普罗帕酮。适用于室上性和室性心律失常的治疗。口服初始剂量 150 mg,每 8 小时一次,如需要,3～4 天后加量到 200 mg,每 8 小时一次。最大剂量为 200 mg,每 6 小时一次。如原有 QRS 波增宽者,剂量不得超过 150 mg,每 8 小时一次。静注可用 1～2 mg/kg,以 10 mg/分静注,单次最大剂量不超过 140 mg。副作用为室内传导障碍加重,QRS 波增宽,出现负性肌力作用,诱发或使原有心衰加重,造成低心排血量状态,进而室速恶化。因此,心肌缺血、心功能不全和室内传导障碍者相对禁忌或慎用。

2. Ⅱ类药物

(1)艾司洛尔。为静脉注射剂,250 mg/mL,系 25% 乙醇溶液,注意药物不能漏出静脉外。主要用于房颤或房扑紧急控制心室率,常用于麻醉时。用法:负荷量 0.5 mg/kg,1 分钟内静注,继之以 0.05 mg/(kg·min) 静滴 4 分钟,在 5 分钟末未获得有效反应,重复上述负荷量后继以 0.1 mg/(kg·min) 滴注 4 分钟。每重复一次,维持量增加 0.05 mg。一般不超过 0.2 mg/(kg·min),连续静滴不超过 48 小时。用药的终点为达到预定心率,并监测血压不能过于降低。

(2)其他 β 受体阻滞剂。用于控制房颤和房扑的心室率,也可减少房性和室性期前收缩,减少室速的复发。口服起始剂量如美托洛尔 25 mg,每天 2 次,普萘洛尔 10 mg,每天 3 次,或阿替洛尔 12.5～25 mg,每天 3 次,根据治疗反应和心率增减剂量。

3. Ⅲ类药物

(1)胺碘酮。适用于室上性和室性心律失常的治疗,可用于器质性心脏病、心功能不全者,促心律失常反应少。静注负荷量 150 mg(3～5 mg/kg),10 分钟注入,10～15 分钟后可重复,随后 1～1.5 mg/分静滴 6 小时,以后根据病情逐渐减量至 0.5 mg/分。24 小时总量一般不超过 1.2 g,最大可达 2.2 g。主要副作用为低血压(往往与注射过快有关)和心动过缓,尤其用于心功能明显障碍或心脏明显扩大者,更要注意注射速度,监测血压。口服胺碘酮负荷量 0.2 g,每天 3 次,共 5～7 天,0.2 g,每天 2 次,共 5～7 天,以后 0.2(0.1～0.3)g,每天 1 次维持,但要注意根据病情进行个体化治疗。此药含碘量高,长期应用的主要副作用为甲状腺功能改变,应定期检查甲状腺功能。在常用的维持剂量下很少发生肺纤维化,但仍应注意询问病史和体检,定期摄胸片,以早期发现此并发症。服药期间 QT 间期均有不同程度的延长,一般不是停药的指征。对老年人或窦房结功能低下者,胺碘酮进一步抑制窦房结,窦性心率低于 50 次/分者,宜减量或暂停用药。副作用还有日光敏感性皮炎、角膜色素沉着,但不影响视力。

(2)索他洛尔。口服剂,用于室上性和室性心律失常治疗。常用剂量 80～160 mg,每天 2 次。其半衰期较长,由肾脏排出。副作用与剂量有关,随剂量增加,扭转型室速发生率上升。电解质紊乱如低钾、低镁可加重索他洛尔的毒性作用。用药期间应监测心电图变化,当 QTc 大于等于 0.55 秒时应考虑减量或暂时停药。窦性心动过缓、心衰者不宜选用。

(3)伊布利特。用于转复近期发生的房颤。成人体重大于等于 60 kg 者用 1 mg 溶于 5% 葡萄糖 50 mL 内静注。如需要,10 分钟后可重复。成人低于 60 kg 者,以 0.01 mg/kg 按上法应用。房颤终止则立即停用。肝肾功能不全者无需调整剂量,用药中应监测 QTc 变化。

(4)多非利特。用于房颤复律及维持窦律。口服 250～500 μg,每天 2 次,肾清除率降低者减为 250 μg,每天 1 次。该药可以有效转复房颤并保持窦律,不增加心衰患者死亡率,所以可用于左室功能重度障碍者。该药延长 QT 间期,并导致扭转型室速,发生率为 1%～3%。

(5)溴苄胺。常用 5～10 mg/kg,10 分钟以上静注。用于其他药物无效的严重室性心律失常。因疗效无特殊,且可发生血压波动,该药现不常用。

4. IV 类药物

(1)维拉帕米。用于控制房颤和房扑的心室率,减慢窦速。口服 80～120 mg,每 8 小时一次,可增加到 160 mg,每 8 小时一次,最大剂量 480 mg/d,老年人酌情减量。静注用于终止阵发性室上性心动过速(室上速)和某些特殊类型的室速。剂量 5～10 mg,5～10 分钟静注;如无反应,15 分钟后可重复 5 mg,5 分钟静注。

(2)地尔硫䓬。用于控制房颤和房扑的心室率,减慢窦速。静注负荷量 15～25 mg(0.25 mg/kg),随后 5～15 mg/h 静滴。如首剂负荷量心室率控制不满意,15 分钟内再给负荷量。静注地尔硫䓬应监测血压。

5. 其他

(1)腺苷。用于终止室上速,3～6 mg,2 秒内静注,2 分钟内不终止,可再以 6～12 mg,2 秒内推注。三磷腺苷适应证与腺苷相同,10 mg,2 秒内静注;2 分钟内无反应,15 mg,2 秒再次推注。此药半衰期极短,1～2 分钟内效果消失。常有颜面潮红、头痛、恶心、呕吐、咳嗽、胸闷、胸痛等不良反应,但均在数分钟内消失。由于作用时间短,可以反复用药。严重的不良反应有窦性停搏、房室传导阻滞等,故对有窦房结或房室传导功能障碍的患者不适用。三磷腺苷一次静注剂量超过 15 mg,不良反应发生率增高。此药的优势是起效快,无负性肌力作用,可用于器质性心脏病的患者。

(2)洋地黄类。用于终止室上速或控制快速房颤的心室率。毛花苷 C 0.4～0.8 mg 稀释后静注,可以再追加 0.2～0.4 mg,24 小时内不应超过 1.2 mg;或地高辛 0.125～0.25 mg,每天 1 次口服,用于控制房颤的心室率。洋地黄类适用于心功能不全患者,不足之处为起效慢,对体力活动等交感神经兴奋时的心室率控制不满意。必要时与 β 受体阻滞剂或钙拮抗剂同用,但要注意调整地高辛剂量,避免过量中毒。

二、心律失常的药物治疗

(一)室上性快速心律失常

1.窦性心动过速(窦速)

窦速指成人的窦性心率超过 100 次/分。窦房结本身结构或电活动异常所致的窦速有:①不适当窦速;②窦房结折返性心动过速。

治疗:①寻找并去除引起窦速的原因。②首选 β 受体阻滞剂。若需迅速控制心率,可选用静脉制剂。③不能使用 β 受体阻滞剂时,可选用维拉帕米或地尔硫䓬。

2.房性期前收缩

房性期前收缩见于器质性心脏病和无器质性心脏病者。对于无器质性心脏病且单纯房性期前收缩者,去除诱发因素外一般不需治疗。症状十分明显者,可考虑使用 β 受体阻滞剂。伴有缺血或心衰的房性期前收缩,随着原发因素的控制往往能够好转,而不主张长期用抗心律失常药物治疗。对于可诱发诸如室上速、房颤的房性期前收缩,应给予治疗。

3.房性心动过速(房速)

特发性房速少见,多发生于儿童和青少年,药物疗效差,大多患者有器质性心脏病基础。

治疗:①治疗基础疾病,去除诱因。②发作时治疗的目的在于终止心动过速或控制心室率。可选用毛花苷 C、β 受体阻滞剂、胺碘酮、普罗帕酮、维拉帕米或地尔硫䓬静脉注射。对血流动力学不稳定者,可采用直流电复律。刺激迷走神经的方法通常无效。③对反复发作的房速,长期药物治疗的目的是减少发作或使发作时心室率不致过快,以减轻症状。可选用不良反应少的 β 受体阻滞剂、维拉帕米或地尔硫䓬。洋地黄可与 β 受体阻滞剂或钙拮抗剂合用。如果心功能正常,且无心肌缺血,也可选用Ⅰc类或Ⅰa类药物。对冠心病患者,选用β受体阻滞剂、胺碘酮或索他洛尔。对心衰患者,可考虑首选胺碘酮。④对合并病态窦房结综合征或房室传导功能障碍者,若必须长期用药,需安置心脏起搏器。⑤对特发性房速,应首选射频消融治疗。无效者可用胺碘酮口服。

4.室上速

(1)急性发作的处理。阵发性室上速绝大多数为旁路参与的房室折返性心动过速及慢快型房室交界区折返性心动过速,有些患者一般不伴有器质性心脏病,射频消融已成为有效的根治办法。

终止发作除可用刺激迷走神经的手法、经食管快速心房起搏法及同步电复律法外,药物治疗可选用:①维拉帕米静脉注入。②普罗帕酮缓慢静脉推注,如室上速终止则立即停止给药。以上两种药物都有负性肌力作用,也都有抑制传导系统功能的副作用,故对有器质性心脏病、心功能不全、基本心律有缓慢型心律失常的患者应慎用。③腺苷或三磷腺苷静脉快速推注,往往在10~40秒内能终止心动过速。④毛花苷C静注,因起效慢,目前已少用。⑤静注地尔硫䓬或胺碘酮也可考虑使用,但终止阵发性室上速有效率不高。在用药过程中,要进行心电监护,当室上速终止或出现明显的心动过缓或传导阻滞时,应立即停止给药。

(2)防止发作。发作频繁者,应首选经导管射频消融术以根除治疗。药物有口服普罗帕酮或莫雷西嗪,必要时伴以阿替洛尔或美托洛尔。发作不频繁者不必长年服药。

5.加速性交界区自主心律

异位节律点位于房室交界区,频率多为70~130次/分,见于心肌炎、下壁心肌梗死、心脏手术后、洋地黄过量,也可见于正常人。积极治疗基础疾病后心动过速仍反复发作并伴有明显症状者,可选用β受体阻滞剂。如系洋地黄过量所致,应停用洋地黄,并给予钾盐、利多卡因、苯妥英或β受体阻滞剂。

6.房颤及房扑

(1)房颤。房颤是最常见的心律失常之一,发生于器质性心脏病或无器质性心脏病的患者,后者称为"特发性房颤"。按其发作特点和对治疗的反应,一般将房颤分为三种类型:①能够自行终止者为阵发性房颤;②不能自行终止但经过治疗可以终止者为持续性房颤;③经治疗也不能终止的房颤为永久性房颤。

治疗原则:①控制心室率:永久性房颤一般需用药物控制心室率,以避免心率过快,减轻症状,保护心功能。地高辛和β受体阻滞剂是常用药物。必要时二药可以合用,剂量根据心率控制情况而定。使用上述药物控制不满意者,可以换用地尔硫䓬或维拉帕米。个别难治者也可选用胺碘酮或行射频消融改良房室结。慢快综合征患者需安置起搏器后用药。②心律转复及窦性心律维持:房颤持续时间越长,越容易导致心房电重构而不易转复,因此复律治疗宜尽早开始。阵发性房颤多能自行转复,如果心室率不快,血流动力学稳定,患者能够耐受,可以观察 24 小时。如 24 小时后仍不能恢复,则需进行心律转复。超过 1 年的持续性房颤者,心律转复成功率不高,即使转复也难以维持。复律治疗前应查明并处理可能存在的诱发或影响因素,如高血压、缺氧、急性心肌缺血或炎症、饮酒、甲状腺功能亢进、胆囊疾病等。上述因素去除后,房颤可能消失。无上述因素或去除上述因素后房颤仍然存在者,则需复律治疗。对器质性心脏病(如冠心病、风湿性心脏病、心肌病等),本身的治疗不能代替复律治疗。

房颤心律转复有药物和电复律两种方法。电复律见效快,成功率高。电复律后需用药物维持窦律者在复律前要进行药物准备,用胺碘酮者最好能在用完负荷量后行电复律,也可使用奎尼丁准备。拟用胺碘酮转复者,用完负荷量而未复律时,也可试用电复律。

药物转复常用Ⅰa、Ⅰc 及Ⅲ类抗心律失常药,包括胺碘酮、普罗帕酮、莫雷西嗪、普鲁卡因胺、奎尼丁、丙吡胺、索他洛尔等,一般用分次口服的方法。静脉给普罗帕酮、依布利特、多非利特、胺碘酮终止房颤也有效。有器质性心脏病、心功能不全的患者首选胺碘酮,没有器质性心脏病者可首选Ⅰ类药。

房颤心律转复后要用药维持窦律,此时可继续使用各有效药物的维持量。偶发的房颤不需维持用药。较频繁的阵发性房颤可以在发作时开始治疗,也可以在发作间歇期开始用药。判断疗效要看是否有效地预防了房颤的发作。

阵发性房颤发作时,往往心室率过快,还可能引起血压降低甚至晕厥(如合并预激综合征经旁路快速前传及肥厚梗阻型心肌病),应该紧急处理。对于预激综合征经旁路前传的房颤或任何引起血压下降的房颤,立即施行电复律。无电复律条件者可静脉应用胺碘酮。无预激综合征的患者也可以静注毛花苷 C,效果不佳者可以使用静脉地尔硫䓬。

(2)房扑。房扑相对少见,一般分为两型。Ⅰ型房扑心房率为 240~340 次/分,Ⅱ、Ⅲ、aVF 导联 F 波倒置,V₁导联直立,电生理检查时可以诱发和终止,折返环位于右心房。Ⅱ型房扑心房率为 340~430 次/分,Ⅱ、Ⅲ、aVF 导联 F 波向上,F 波不典型,电生理检查不能诱发和终止。Ⅱ型房扑有时介于房颤与房扑之间,称为"不纯房扑"。房扑可表现为阵发性,亦可表现为持续性。Ⅰ型房扑射频消融是首选方法,成功率达到 83%~96%。房扑的药物治疗原则与房颤相同。

（二）室性心律失常

1. 室性期前收缩

其预后意义因不同情况有很大差异，应进行危险分层而施治。经详细检查和随访明确不伴有器质性心脏病的室性期前收缩，即使在 24 小时动态心电图监测中属于频发室性期前收缩或少数多形、成对、成串室性期前收缩，预后一般良好，从危险效益比的角度不支持常规抗心律失常药物治疗。应去除患者诱发因素，对有精神紧张和焦虑者可使用镇静剂或小剂量 β 受体阻滞剂，其治疗终点是缓解症状，而非室性期前收缩数目的明显减少。对某些室性期前收缩多、心理压力大且暂时无法解决者，可考虑短时间使用 I b 或 I c 类抗心律失常药（如美西律或普罗帕酮）。伴有器质性心脏病的室性期前收缩，特别是复杂（多形、成对、成串）室性期前收缩伴有心功能不全者，预后较差，应该根据病史、室性期前收缩的复杂程度、左室射血分数，并参考信号平均心电图和心率变异性分析进行危险分层。

越是高危的患者，越要加强治疗。应治疗原发疾病，控制促发因素。在此基础上用 β 受体阻滞剂作为起始治疗，一般考虑使用具有心脏选择性但无内源性拟交感作用的品种。在心肌梗死后有室性期前收缩的患者，用抗心律失常药抑制室性期前收缩并不一定能改善预后，特别是不应使用 I 类抗心律失常药。在非心肌梗死的器质性心脏病患者中，普罗帕酮、美西律和莫雷西嗪是有效且比较安全的。Ⅲ类抗心律失常药可用于复杂室性期前收缩的患者（胺碘酮或索他洛尔）。胺碘酮可使总死亡率明显下降，特别适用于有心功能不全的患者。索他洛尔的长期疗效还有待证实。治疗的终点现在还有争论，至少目前已不强调以 24 小时动态心电图室性期前收缩总数的减少为治疗目标。但对于高危患者，减少复杂室性期前收缩数目仍是可接受的指标。应用抗心律失常药物时，要特别注意促心律失常作用。

在下列情况下的室性期前收缩应给予急性治疗：急性心肌梗死、急性心肌缺血、再灌注性心律失常、严重心衰、心肺复苏后存在的室性期前收缩、正处于持续室速频繁发作时期的室性期前收缩、各种原因造成的 QT 间期延长产生的室性期前收缩、其他急性情况（如严重呼吸衰竭伴低氧血症、严重酸碱平衡紊乱等）。

2. 有器质性心脏病基础的室速

（1）非持续性室速。发生于器质性心脏病患者的非持续室速很可能是恶性室性心律失常的先兆，应该认真评价预后并积极寻找可能存在的诱因。心腔内电生理检查是评价预后的方法之一。如果电生理检查不能诱发持续性室速，治疗主要针对病因和诱因,即治疗器质性心脏病和纠正如心衰、电解质紊乱、洋地黄中毒等诱因,在此基础上,应用β受体阻滞剂有助于改善症状和预后。对于上述治疗措施效果不佳且室速发作频繁、症状明显者,可以按持续性室速用抗心律失常药预防或减少发作。对于电生理检查能诱发持续性室速者,应按持续室速处理。如果患者左心功能不全或诱发出有血流动力学障碍的持续性室速或室颤,应该首选埋藏式心脏复律除颤器(ICD)。无条件置入ICD者按持续性室速进行药物治疗。

(2)持续性室速。发生于器质性心脏病患者的持续性室速多预后不良,容易引起心脏性猝死。除了治疗基础心脏病、认真寻找可能存在的诱发因素外,必须及时治疗室速本身。常见的诱发因素包括心功能不全、电解质紊乱、洋地黄中毒等。对室速的治疗包括终止发作和预防复发。

①终止室速:有血流动力学障碍者立即同步电复律,情况紧急(如发生晕厥、多形性室速或恶化为室颤)也可非同步转复。药物复律需静脉给药。利多卡因常用,但效果欠佳,剂量大时易出现消化道和神经系统不良反应,也会加重心功能不全;其优点是半衰期短,数分钟药物作用即可消失,便于继续使用其他药物。胺碘酮静脉用药安全有效。心功能正常者也可以使用普鲁卡因胺或普罗帕酮。多形室速而QT正常者,先静脉给予β受体阻滞剂,常用美托洛尔5~10 mg稀释后在心电监护下缓慢静注,室速终止立即停止给药。β受体阻滞剂无效者,再使用利多卡因或胺碘酮。药物治疗无效应予电复律。心率在200次/分以下的血流动力学稳定的单形室速可以置右心室临时起搏电极,抗心动过速起搏终止。

②预防复发:可以排除急性心肌梗死、电解质紊乱或药物等可逆性或一过性因素所致的持续性室速是ICD的明确适应证。ICD可显著降低这类患者的总死亡率和心律失常猝死率,效果明显优于包括胺碘酮在内的抗心律失常药。无条件安置ICD的患者可给予胺碘酮治疗,单用胺碘酮无效或疗效不满意者可以合用β受体阻滞剂,β受体阻滞剂从小剂量开始,注意避免心动过缓。心功能正常的患者也可选用索他洛尔或普罗帕酮。注意索他洛尔有引起扭转型室速的可能,应在住院条件下开始用药,如用药前使用过胺碘酮,需待QT间期恢复正常后再使用。索他洛尔的β受体阻滞剂作用明显,需时刻警惕其减慢心率和负性肌力作用。普罗帕酮也可引起心功能不全,用药过程中要注意。

(三)宽 QRS 心动过速的处理

宽QRS心动过速指发作时QRS间期不少于0.12秒的心动过速,以室速最为常见,也可见于下列室上性心律失常:伴有室内差异性传导或窦律时存在束支或室内传导阻滞的室上性快速心律失常，部分或全部经房室旁路前传（房室传导）的快速室上性心律失常（如预激综合征伴有房颤或房扑、逆向折返性心动过速）。血流动力学不稳定的宽 QRS 心动过速，即使不能立即明确心动过速的类型，也应尽早行电复律。血流动力学稳定者，应进行鉴别诊断，可根据病史、既往心电图、发作心电图特点和食管心电图区别室上性快速心律失常或是室速。有冠心病或其他器质性心脏病往往提示室速。既往心电图有差异性传导、束支传导阻滞（或频率依赖性束支阻滞）、房室旁路，发作时心电图 QRS 图形与以往相符者，提示室上性来源。尽管已有许多用发作时 12 导联心电图 QRS 的图形来鉴别的方法，但这些方法比较复杂，且容易受急性心肌梗死的干扰。因此，发作时 12 导联心电图主要是寻找有无室房分离的证据。此点用食管心电图能提供更可靠的信息。在能够明确诊断的情况下，可按照各自的治疗对策处理。如经过上述方法仍不能明确心动过速的类型，可考虑电转复，或静脉应用普鲁卡因胺或胺碘酮。有器质性心脏病或心功能不全的患者，不宜使用利多卡因，也不应使用索他洛尔、普罗帕酮、维拉帕米或地尔硫䓬。

（四）特殊临床情况下快速心律失常的处理

急性心肌梗死由于缺血性心电不稳定可出现室性期前收缩、室速、室颤或加速性室性自主心律；由于泵衰竭或过度交感兴奋可引起窦速、房性期前收缩、房颤、房扑或室上速；由于缺血或自主神经反射可引起缓慢性心律失常（如窦性心动过缓）、房室或室内传导阻滞。下面介绍常见伴发快速心律失常的处理。

1.急性心肌梗死伴室上性快速心律失常的治疗

（1）房性期前收缩与交感神经兴奋或心功能不全有关，无须特殊治疗。

（2）阵发性室上速的快速心室率增加心肌耗氧量，必须积极处理。可静脉用维拉帕米、地尔硫䓬或美托洛尔。合并心衰、低血压者可用电转复或食管心房起搏治疗。洋地黄制剂有效，但起效较慢。

（3）急性心肌梗死合并房扑少见且多为暂时性。

（4）合并房颤常见且与预后有关。如血流动力学不稳定，需迅速电转复治疗。血流动力学稳定的患者，以减慢心室率为首要。无心功能不全者，可用美托洛尔、维拉帕米、地尔硫䓬静注，然后口服治疗；心功能不全者，首选洋地黄制剂。胺碘酮对终止房颤、减慢心室率及复律后维持窦律均有价值，可静脉用药并随后口服治疗。

（5）通常情况下，不建议使用Ⅰc类药物治疗。

2.急性心肌梗死伴室性快速心律失常的治疗

急性心肌梗死中出现的所谓"警告性心律失常"（如频发、多形、成对、R 在

T 上室性期前收缩),多项研究的报告均未能证明其在预示严重室性心律失常中的价值。关于急性心肌梗死 14 项共 9063 例利多卡因应用的随机对照试验证明,利多卡因可降低室颤的发生,但总死亡率并不降低,相反较对照组为高。鉴于急性心肌梗死住院治疗室颤发生率已显著降低,且无证据说明利多卡因预防应用可降低其死亡率,因此不主张常规预防性应用利多卡因。

治疗建议如下:①室颤、血流动力学不稳定的持续性多形室速应迅速非同步电转复。②持续性单形室速,伴心绞痛、肺水肿、低血压(低于 90 mmHg),应尽早同步电转复。③持续性单形室速不伴上述情况,可选用静脉利多卡因、胺碘酮、普鲁卡因胺和索他洛尔治疗。④频发室性期前收缩、室性期前收缩成对、非持续性室速,可严密观察或应用利多卡因治疗。⑤加速性室性自主心律、偶发室性期前收缩可予观察。⑥溶栓、β受体阻滞剂、主动脉内气囊反搏、急诊经皮冠状动脉腔内成形术或旁路移植术、纠正电解质紊乱均能预防或减少心律失常的发生。

3. 梗死后室性心律失常的治疗

几项大型临床试验说明,Ⅰ类药物(钠通道阻滞剂)具有很好的心律失常抑制作用,但最终死亡率却较安慰剂组明显增高,显示了心律失常抑制与生存率的矛盾现象。其原因可能是这些药物的负性肌力及促心律失常等不利作用抵消并超过了心律失常抑制的有利作用本身,因此不宜把心律失常的抑制作为治疗的最终目标。[①] 在整体治疗的基础上,可适当选用抗心律失常药。Ⅲ类药物中,胺碘酮可降低心律失常死亡率,促心律失常作用低,宜低剂量维持,以减少不良反应的发生。Ⅱ类药物降低死亡率,其有利作用并不主要与心律失常抑制有关。

第二节　冠心病心律失常的中医治疗

各种心律失常均属中医学"惊悸""怔忡"范畴,为患者自觉心中悸动,惊惕不安,不能自主的一种病证。临床一般多呈发作性,每因情志波动或劳累过度而发作,且常伴胸闷、气短、失眠、健忘、眩晕、耳鸣等症。一般分为惊悸和怔忡两种。心悸是指心跳不宁,时作时休。怔忡则为心跳无有宁时,不能自主。如

---

① 参见钱秋玉等:《循证医学对抗心律失常及降压药物的治疗启示》,《中西医结合心脑血管病杂志》2009 年第 11 期。

由惊恐而发者,称为"惊悸"。心悸与怔忡在病因及程度上有差别,前者多因惊恐、恼怒所诱发,全身情况较好,发作时间短,病情较轻;后者则外无所惊,而自觉心悸不安,稍劳即发,全身情况较差,病情较重。《医学正传》曰:"夫所谓怔忡者,心中惕惕然动摇而不得安静,无时而作者是也。惊悸者,蓦然而跳跃惊动而有欲厥之状,有时而作者是也。"

一、病因病机

心悸的发生多因体质虚弱、饮食劳倦、七情所伤、感受外邪及药食不当等,以致气血阴阳亏损,心神失养,心主不安,或痰、饮、火、瘀阻滞心脉,扰乱心神而发病。

(一)病因

1.感受外邪

风、寒、湿三气杂至,合而为痹。痹证日久,复感外邪,内舍于心,痹阻心脉,心血运行受阻,发为心悸。或风寒湿热之邪,由血脉内侵于心,耗伤心气心阴,亦可引起心悸。如《素问·痹论》指出:"脉痹不已,复感于邪,内舍于心。"温病、疫毒均可灼伤营阴,心失所养,或邪毒内扰心神,如春温、风温、暑温、白喉、梅毒等病,往往伴见心悸。

2.七情所伤

平素心虚胆怯,突遇惊恐,忤犯心神,心神动摇,不能自主而心悸。如《素问·举痛论》所说:"惊则心无所倚,神无所归,虑无所定,故气乱矣。"《济生方·惊悸论治》指出:"惊悸者,心虚胆怯之所致也。"长期忧思不解,心气郁结,阴血暗耗,不能养心而心悸;或化火生痰,痰火扰心,心神失宁而心悸。此外,大怒伤肝,大恐伤肾,怒则气逆,恐则精却,阴虚于下,火逆于上,动撼心神,亦可发为惊悸。

3.饮食失节

嗜食膏粱厚味,煎炸油腻,蕴热化火生痰,或伤脾而滋生痰浊,痰火扰心而致心悸。如唐容川《血证论》指出:"痰入心中,阻其心气,是以心跳动不安。"《医学正传》曰:"肥人因痰火而心惕然跳动惊起。"

4.体虚劳倦

禀赋不足,素体虚弱,或久病失养,劳欲过度,而致脏腑虚损,气血阴阳不足,心失所养,心神不藏,发为心悸。《伤寒明理论》曰:"其气虚者,由阳气内弱,心下空虚。正气内动而悸也。"《丹溪心法》指出:"人之所主者心,心之所养者血,心血一虚,神气不守,此惊悸之所肇端。"阳气亏虚,气化失利,水液运化失调,停聚为饮,饮邪上犯,心阳被抑,亦可引发心悸。

(二)病机

心悸的病因不同,然病机不外乎气血阴阳亏虚,心失所养,或外邪扰心,心神不宁。心悸的病位主要在心,由于心神失养或不宁,引起心神动摇从而悸动不安。但其发病与肝、肾、脾、肺四脏的功能失调亦密切相关。如肝气郁滞,气滞血瘀,或气郁化火,火邪伤阴,阴虚阳亢,致使心脉不畅,或心神受扰,引起心悸。肺气亏虚,不能助心治节以"朝百脉",心脉运行不畅则心中悸动不安。脾不生血,心血不足,心神失养则动悸;或脾失健运,痰湿内生,扰动心神。肾阴不足,不能上济心火,肾阳亏虚,心阳失于温煦,均可发为心悸。肺、脾、肾三脏功能失调,水湿运化失常而致水饮内停,饮邪上犯亦可致悸。心悸的病理性质主要有虚实两方面。虚者为气、血、阴、阳亏虚,使心失滋养,而致心悸;实者多由邪实扰心,如痰火扰心、水饮上凌或心血瘀阻,气血运行不畅所致。虚实之间可以相互夹杂或转化。实证日久,病邪伤正,可分别兼见气、血、阴、阳之亏损,而虚证也可因虚致实,兼见实证表现。临床上,阴虚者常兼火盛或痰热,阳虚者易夹水饮、痰湿,气血不足者易兼气血瘀滞。

本病为本虚标实之证,其本为气血不足、阴阳亏损,其标为气滞、血瘀、痰饮。其中快速型心律失常与缓慢型心律失常辨证略有不同。前者特点多为本虚标实,本虚多脏腑气血不足,尤以气阴不足最为多见,标实则以痰火、血瘀、气郁等为主,治疗须标本兼顾;后者辨证多为"本虚为主",兼有血脉瘀阻的标证,其病机多为阳气虚衰,心阳不足,气虚无力载血而血脉阻滞,瘀血内停,脉道不畅,痹阻心阳,阳虚阴盛,血液运行缓慢。

二、辨证论治

(一)辨证要点

心悸的辨证首先应分清虚实,虚者系指脏腑气血阴阳亏虚,实者多指痰饮、瘀血、火邪上扰。本病多表现为虚实相兼,应分清虚实之偏重。其次需辨惊悸、怔忡之不同。惊悸常由外因引起,如情绪激动、惊恐、恼怒或劳累均可发病,时发时止,不发时如常人,病来虽速,但全身情况较好,病情较轻;怔忡则每因内因而引起,并无外惊,终日自觉心中惕惕,稍劳尤甚,病来虽渐,但全身情况较差,病情较重。但两者亦有密切的联系,惊悸日久不愈可发展为怔忡,而怔忡患者又易受外惊所扰,使动悸加重。最后需辨气血阴阳之亏虚。

本病以虚为主,主要表现为气血阴阳的亏虚。除心悸的主症外,气虚者,兼见气短、乏力,自汗,每遇劳累则病情加重,舌淡红,苔薄白,脉弱;血虚者,兼见面色白,疲乏倦怠,头晕失眠,舌淡苔白,脉细;阴虚者,兼见口干口渴,五心烦热,大便秘结,舌红少苔,脉细数;阳虚者,兼见畏寒肢冷,胸闷胸痛,舌淡苔薄白,脉迟。有时患者临床表现较为复杂,病情亦较为严重,多表现为气血两虚、气阴两虚、阴阳两虚或气血阴阳俱虚。

(二)治疗原则

治疗以温阳散寒,扶助心阳,化瘀行滞为主,同时须兼顾温补脾肾,顾护阴液。总之,治疗本病应本着调整脏腑气血阴阳、"补其不足""损其有余"的原则。

(三)证治分类

1. 心虚胆怯证

症状:心悸,善惊易恐,坐卧不安,少寐多梦,恶闻声响,舌苔薄白,脉象动数或结代。

证机分析:本证乃气血亏损,心虚胆怯,心神失养,神摇不安所为。心虚则神摇不安,胆怯则善惊易恐;惊则气乱,心神不能自主,故坐卧不安;心虚不能藏神,则心中惕惕,少寐多梦,恶闻声响;脉象动数或结代为心神不安,气血逆乱之象。

治则:益气养心,镇惊安神。

方药:安神定志丸加减。方中茯苓、人参、茯神补养心气,远志、石菖蒲开心气,交心肾,龙齿、朱砂镇心安神,合用有养心安神之效。

加减:若见气短乏力,头晕目眩,动则为甚,静则悸缓,则重用人参,加黄芪以加强益气之功;兼见心阳不振,用肉桂易桂枝,加附子,以温通心阳;兼心血不足,加阿胶、何首乌、龙眼肉以滋养心血;兼心气郁结,心悸烦闷,精神抑郁,加柴胡、郁金、合欢皮以疏肝解郁;气虚夹湿,加泽泻,重用白术、茯苓益气化湿;气虚夹瘀,加丹参、川芎、红花、郁金活血化瘀。

2. 心血不足证

症状:心悸头晕,面色无华,倦怠无力,少寐多梦,舌质淡红,舌苔薄白,脉沉细或结代。

证机分析:本证因心血亏耗,心失所养,心神不宁而致。心主血脉,其华在面,心血亏虚,故面色无华;心血不足,不能养心,故心悸;血虚不能上荣于脑,脑失所养而头晕;心血虚不能藏神,故少寐多梦;"血为气之母",血亏气虚,故倦怠乏力;舌为心之苗,心血不足,故舌质淡红;心主血脉,心血亏虚,血脉不能充盈,故脉沉细或结代。

治则:补血益气,养心安神。

方药:归脾汤加减。方中以黄芪补脾益气,龙眼肉既补脾气,又养心血,二者共为君药。人参、白术皆为补脾益气之要药,与黄芪相伍,补脾益气之功更强;当归补血养心,酸枣仁宁心安神,二药与龙眼肉相配,补心安神之功更显,共为臣药。茯苓(茯神)、远志宁心安神,木香理气醒脾,甘草补益心脾之气,为佐使药。

加减:兼阳虚而肢冷,加附子、桂枝温补心阳;兼阴虚,重用麦冬、地黄、阿胶,加沙参、玉竹、石斛滋养心阴;纳呆腹胀,加陈皮、麦芽、神曲、山楂、鸡内金、枳壳健脾助运;失眠多梦,加合欢皮、夜交藤、五味子、柏子仁、莲子心等养心安神;若热病后期损及心阴而心悸者,以生脉散加减,有益气养阴补心之功;血虚有热者,加黄连、黄柏清热泻火。

3. 阴虚火旺证

症状:心悸失眠,五心烦热,口干口渴,盗汗,伴腰膝酸软,头晕耳鸣,舌红少苔,脉细数。

证机分析:肝肾阴亏,水不济火,以致心火内动,扰动心神,心神不安,故心悸失眠,五心烦热;虚火耗津而口干口渴;阴虚内热迫津外泄则盗汗;阴亏于下,故见腰膝酸软;阳亢于上,则见头晕耳鸣;舌质红少苔,脉细数为肝肾阴虚之象。

治则:滋阴清火,清心安神。

方药:天王补心丹加减。酸枣仁、柏子仁、五味子养心安神,远志既可养心安神,又可交通心肾,四药直指主症;生地黄、天冬、麦冬滋阴清热,玄参滋阴降火,人参补气,当归补血,丹参清心活血,朱砂清心火,镇心安神,桔梗载药上行,茯苓利湿。

加减:肾阴亏虚,虚火妄动,遗精腰酸者,加熟地、黄柏滋阴清热;阴虚兼有瘀热者,加赤芍、丹皮、桃仁、红花、郁金等清热凉血,活血化瘀。

4. 心阳不振证

症状:心悸不安,胸闷气短,或胸痛,面色苍白,形寒肢冷,舌质淡,苔薄白,脉沉迟或结代。

证机分析:本证为心阳虚衰,无以温养心神。久病体虚,损伤心阳,心失温养,故心悸不安;胸中阳气不足,阴寒之邪侵犯阳位,或阳虚血滞,故见胸闷气短或胸痛;心阳虚衰,血运迟缓,故面色苍白;肢体失于温煦,故形寒肢冷;舌质淡,苔薄白,脉沉迟或结代,均为心阳不足,鼓动无力,阳虚内寒之象。

治则:温补心阳,安神定悸。

方药:参附汤合桂枝甘草龙骨牡蛎汤加减。方中人参甘温,大补元气;附子大辛大热,温壮元阳,为君药。龙骨、牡蛎固涩潜阳,收敛浮越之心阳,安神止烦,为臣药。桂枝辛温,甘草甘温,二者法取桂枝甘草汤之意,辛甘养阳,以温复心阳,共为佐药。甘草调药和中,兼用为使。

加减:形寒肢冷者,重用人参、黄芪、附子、肉桂温阳散寒;大汗者,重用人参、黄芪、煅龙骨、煅牡蛎、山萸肉益气敛汗,或用独参汤煎服;兼见水饮内停者,加葶苈子、五加皮、车前子、泽泻等化水利饮;夹瘀血者,加丹参、赤芍、川芎、桃仁、红花;兼见阴伤者,加麦冬、枸杞子、玉竹、五味子;若心阳不振,以致心动过缓者,酌加炙麻黄、补骨脂,重用桂枝以温通心阳。若病情严重,汗出肢冷,面青唇紫,喘不得卧者,急用参附龙牡汤,加服黑锡丹以回阳救逆。

5.心气不足证

症状:心悸怔忡,因事烦扰即易触发,神疲无力,自汗懒言,面色无华,头昏头晕,舌质淡,舌苔白,脉细弱或迟缓。

证机分析:本证因心气不足,运血无力,心失所养而致。心气虚,心神无依,故心悸怔忡,因事烦扰即易触发;心气不足,气血失调,血不上荣,故神疲无力,自汗懒言,面色无华,头昏头晕;舌淡苔白,脉细弱或迟缓,俱为心气不足,气血亏虚之象。

治则:养心益气,安神定悸。

方药:四君子汤加减。补气的人参(党参)为君药,臣药为白术益气健脾,参术相配,则健脾化湿之功尤著;佐以茯苓健脾渗湿;使以甘草益气和中,调和诸药。

加减:若合并心血不足者,加熟地、阿胶补血养心;兼心气郁结,见心悸烦闷,精神抑郁,胸胁时痛者,加柴胡、郁金、合欢皮疏肝解郁。

6.水饮凌心证

症状:心悸眩晕,胸脘痞满,形寒肢冷,小便短少,或下肢水肿,渴不欲饮,恶心吐涎,舌胖,苔白滑,脉弦滑或促。

证机分析:水为阴邪,赖阳气化之,若阳虚不能化水,水饮内停,上凌于心,故见心悸;阳气亏虚,不能温养四肢肌肤,故形寒肢冷;水饮内阻,清阳不升,则见眩晕;水饮内停,气机不利,故胸脘痞满;水液内停,气化不利,故渴不欲饮,小便短少,或下肢水肿;饮邪上逆,则恶心吐涎;舌胖,苔白滑,脉弦滑或促,均为水饮内停,阳气亏虚之象。

治则:温化水饮,宁心定悸。

方药:苓桂术甘汤加减。茯苓淡渗利水,桂枝辛温通阳,二药相协,可通阳利水。白术健脾燥湿,甘草和中益气。

加减:兼见恶心呕吐,加半夏、陈皮、生姜以和胃降逆;兼见憋喘、胸闷者,加杏仁、前胡、桔梗以宣肺,葶苈子、五加皮、防己以泻肺利水;兼见瘀血者,加当归、川芎、益母草活血化瘀；尿少肢肿，加车前子、冬瓜皮利水消肿。

7.痰火扰心证

症状：心悸烦躁，胸闷痰多，恶心腹胀，口苦不寐，舌红，舌苔黄腻，脉滑数或结代。

证机分析：痰浊内阻，郁而化火，火邪扰心，故心悸烦躁；痰浊阻滞，上焦之气机不得宣畅，故胸闷；中焦气机不畅则腹胀；痰浊中阻，胃失和降，故恶心痰多；心火亢盛则口苦不寐；舌红，苔黄腻，脉滑数或结代，为痰火扰心之候。

治则：清热化痰，宁心安神。

方药：黄连温胆汤加减。黄连为君药，苦寒能清胃而降逆。半夏和胃化痰，用姜炮制更增其和胃化痰之功，与川连配伍寓辛开苦降之意，用为臣药。竹茹清中除烦，降逆止呕；枳实下气行滞，更助黄连之苦降；茯苓健脾和胃化痰；陈皮和胃燥湿，以上俱为佐药。甘草调中，兼调和诸药，为佐使之用。

加减：痰热互结，大便秘结者，加生大黄清热通腑；心悸重者，加珍珠母、石决明、磁石重镇安神；火郁伤阴，加麦冬、玉竹、天冬、生地养阴清热；兼见脾虚者，加党参、白术、谷麦芽、砂仁益气醒脾；若胸闷痰多，加瓜蒌、贝母宽胸化痰。

8.气滞血瘀证

症状：心悸怔忡，胸闷胁胀，心痛时作，急躁易怒，或脘腹胀满，舌质紫暗或有瘀斑，脉涩或结代。

证机分析：心主血脉，肝主疏泄，心血的正常运行需依赖肝的疏泄功能的维持，肝气郁滞，气滞则血瘀。心血瘀心失所养，故心悸怔忡；肝气犯胃，故见脘腹胀满、嗳气；肝气不舒则急躁易怒，胸闷胁胀；心血瘀阻，则心痛时作；舌质紫暗或有瘀斑，脉涩或结代，均为气滞血瘀之象。

治则：理气活血，通脉定悸。

方药：血府逐瘀汤加减。桃仁破血行滞而润燥，红花活血祛瘀以止痛，共为君药。赤芍、川芎助君药以增强活血祛瘀；牛膝活血通经，祛瘀止痛，引血下行，共为臣药。生地黄、当归养血益阴，清热活血；桔梗、枳壳一升一降，宽胸行气；柴胡疏肝解郁，升达清阳；甘草调和诸药。

加减：兼心烦口苦者，加栀子、黄连、莲子心清心除烦；腹胀嗳气、食欲缺乏者，加佛手、砂仁、生山楂、炒麦芽理气助运；胸痛甚者，加延胡索、三七粉、乳香、没药活血止痛；心悸、失眠重者，加酸枣仁、柏子仁、生龙骨、生牡蛎安神宁心。因虚致瘀者，气虚加黄芪、党参；血虚加何首乌、熟地、枸杞子；阴虚者加麦冬、玉竹、沙参；阳虚加附子、桂枝；夹痰浊者，加瓜蒌、薤白、半夏。

9.心肾阳虚证

症状:心悸怔忡,畏寒肢冷,小便频,舌淡苔白,脉沉缓而无力。

证机分析:肾为先天之本,生命之根,为水火之脏,主一身之阴阳,五脏之阴非此不能滋,五脏之阳非此不能发。心阳源于肾阳,赖肾阳以温煦,命火充足则心阳振奋。心肾阳虚,阳气失于散布,则全身失于气血温养。肾阳不足,命门火衰,心君失于温阳,则心阳不振,心神失守。心肾阳虚而导致阴寒凝滞,瘀血阻于心脉,则出现惊悸怔忡,畏寒肢冷,小便频,舌淡苔白,脉沉缓而无力。

治则:温肾助阳,活血通络。

方药:内服强心复脉饮(自拟方)。方中附子专于补火助阳,为君药。人参大补元气,助附子回阳救逆;川芎为血中气药,以活血化瘀之功著长,与人参共为臣药。麻黄助附子发越阳气,调血脉,为佐药。细辛辛温,可散少阴寒邪,温阳解郁,为佐使药。

外用复律膏(自拟方)。附子、麻黄、细辛、血竭,研磨制膏。选穴心俞、乳根、膻中、内关,每次贴敷两个穴位,上述穴位交替使用。隔日换药一次。方中附子大辛大热,振奋心阳,温补肾阳;麻黄、细辛温经散寒,宣通气血;血竭活血化瘀通心脉。

加减:兼恶心呕吐者,加半夏、陈皮、生姜,以和胃降逆;心悸咳喘,不能平卧,小便不利,水肿较甚者,加茯苓、白芍、白术。

三、其他疗法

(一)中成药

1.心宝丸

药物组成:洋金花、附子、肉桂、人参、田三七、麝香、鹿茸、蟾酥。

功效主治:温补心肾,益气助阳,适用于缓慢型心律失常。

用法用量:口服,每次3~10粒,每日3次。

2.宁心宝胶囊

药物组成:真菌虫草头孢粉。

功效主治:补虚损,益精气,多用于缓慢型心律失常。

用法用量:口服,每次2粒,每日3次。

3.参松养心胶囊

药物组成:人参、麦冬、山茱萸、丹参、炒酸枣仁、桑寄生、赤芍。

功效主治:益气养阴,活血通络,适用于冠心病室性期前收缩。

用法用量:口服,每次4粒,每日3次。

4.稳心颗粒

药物组成:党参、黄精。

功效主治:益气养血,活血化瘀,适用于气阴两虚、心脉痹阻所致的心悸不宁,气短乏力,胸闷胸痛以及冠心病室性或房性期前收缩。

用法用量:冲服,每次1包,每日3次。

5.通脉养心丸

药物组成:地黄、鸡血藤、麦冬、甘草、制何首乌、阿胶、五味子、党参、龟甲(醋制)、大枣、桂枝。

功效主治:益气养阴,通脉止痛,用于冠心病心绞痛及心律不齐之气阴两虚证。

用法用量:口服,每次40丸,每日1~2次。

(二)外治法

1.激光针法

取穴心俞、内关、通里。用氦-氖激光交替照射上述穴位,每日1次,每次15分钟。10~12次为1个疗程,疗程间隔3~5日。

2.温和灸法

取穴百会、气海、关元、足三里。用艾条温和灸,每日1次,10次为1个疗程。

第十二章　冠心病合并高血压的治疗

高血压是指以体循环动脉血压[收缩压(SBP)和(或)舒张压(DBP)]增高为主要特征,可伴有心、脑、肾等器官的功能或器质性损害的临床综合征。高血压是促进动脉粥样硬化发生、发展的重要危险因子,而肾动脉因粥样硬化所致狭窄又可引起继发性高血压,因此高血压和动脉粥样硬化的关系是互为影响、互相促进的关系。对血压进行有效控制,不仅可以减少高血压的直接危害,更重要的是可以预防和减少慢性高血压所致的心、脑、肾、血管等靶器官的损害。冠心病合并高血压病是临床工作中最为常见的情况。此章节从中西医结合角度,阐述高血压(特别是冠心病合并高血压)的治疗。

第一节　冠心病合并高血压的西医治疗

高血压的诊断:在未使用降压药物的情况下,非同日 3 次测量诊室血压,SBP 大于等于 140 mmHg 和(或)DBP 大于等于 90 mmHg。SBP 大于等于 140 mmHg且 DBP 小于 90 mmHg 为单纯收缩期高血压。患者既往有高血压史,目前正在使用降压药物,血压虽然低于 140/90 mmHg,仍应诊断为高血压。血压水平的分类和定义如表 12-1 所示。

表 12-1　　　　　　　　　血压水平分类和定义

分类	SBP/mmHg	DBP/mmHg
正常血压	<120	<80
正常高值	120~139 和(或)	80~89
高血压	≥140 和(或)	≥90
1级高血压(轻度)	140~159 和(或)	90~99

续表

分类	SBP/mmHg	DBP/mmHg
2 级高血压(中度)	160～179 和(或)	100～109
3 级高血压(重度)	≥180 和(或)	≥110
单纯收缩期高血压	≥140	<90

注:当 SBP 和 DBP 分属于不同级别时,以较高的分级为准。

高血压治疗的根本目标是降低高血压的心、脑、肾与血管并发症发生和死亡的总危险。鉴于高血压是一种心血管综合征,即往往合并有其他心血管危险因素、靶器官损害和临床疾病,应根据高血压患者的血压水平和总体风险水平,决定给予改善生活方式和降压药物的时机与强度,同时干预检出的其他危险因素、靶器官损害和并存的临床疾病。

一、生活方式干预

生活方式干预可以降低血压,预防或延迟高血压的发生,降低心血管病风险。生活方式干预包括提倡健康生活方式,消除不利于身体和心理健康的行为和习惯。生活方式干预应该连续贯穿高血压治疗全过程,必要时联合药物治疗。具体内容如下:

1.减少钠盐摄入,增加钾摄入

钠盐可显著升高血压以及高血压的发病风险,适度减少钠盐摄入可有效降低血压。钠盐摄入过多和(或)钾摄入不足以及钾钠摄入比值较低是我国高血压发病的重要危险因素。我国居民的膳食中,75.8%的钠来自于家庭烹饪用盐,其次为高盐调味品。随着饮食模式的改变,加工食品中的钠盐也将成为重要的钠盐摄入途径。为了预防高血压和降低高血压患者的血压,钠的摄入量应减少至 2400 mg/d(6 g 氯化钠),所有高血压患者均应采取各种措施,限制钠盐摄入量。主要措施包括减少烹调用盐及含钠高的调味品(包括味精、酱油);避免或减少含钠盐量较高的加工食品,如咸菜、火腿、各类炒货和腌制品;建议在烹调时尽可能使用定量盐勺,以起到警示的作用。

增加膳食中钾摄入量可降低血压。主要措施包括增加富钾食物(新鲜蔬菜、水果和豆类)的摄入量;肾功能良好者可选择低钠富钾替代盐。不建议服用钾补充剂(包括药物)来降低血压,肾功能不全者补钾前应咨询医生。

2.合理膳食

合理膳食模式可降低人群高血压、心血管疾病的发病风险。建议高血压患者和有进展为高血压风险的正常血压者,饮食以水果、蔬菜、低脂奶制品、富含食用纤维的全谷物、植物来源的蛋白质为主,减少饱和脂肪和胆固醇的摄入。

3. 控制体重

推荐将体重维持在健康范围内(BMI: $18.5\sim23.9\ \mathrm{kg/m^2}$,男性腰围低于90 cm,女性腰围低于 85 cm)。建议所有超重和肥胖患者减重、控制体重,包括控制能量摄入,增加体力活动和行为干预,在膳食平衡基础上减少每日总热量摄入,控制高热量食物(高脂肪食物、含糖饮料和酒类等)的摄入,适当控制糖类的摄入;提倡进行规律的中等强度的有氧运动,减少久坐时间。此外,行为疗法,如建立节食意识,制订用餐计划,记录摄入食物的种类和重量,计算热量等,对减轻体重有一定帮助。对于综合生活方式干预减重效果不理想者,推荐使用药物治疗或手术治疗。减重计划应长期坚持,速度因人而异,不可急于求成。建议将目标定为一年内体重减少初始体重的 $5\%\sim10\%$。

4. 不吸烟

吸烟是一种不健康行为,是心血管病和癌症的主要危险因素之一。被动吸烟显著增加心血管疾病风险。戒烟虽不能降低血压,但可降低心血管疾病风险。戒烟的益处十分肯定。因此,医师应强烈建议并督促高血压患者戒烟。询问每位患者每日吸烟数量及吸烟习惯等,并应用清晰、强烈、个性化的方式建议其戒烟;评估吸烟者的戒烟意愿后,帮助吸烟者在 $1\sim2$ 周的准备期后采用"突然停止法"开始戒烟;指导患者应用戒烟药物对抗戒断症状,如尼古丁贴片、尼古丁咀嚼胶(非处方药)、盐酸安非他酮缓释片和伐尼克兰;对戒烟成功者进行随访和监督,避免复吸。

5. 限制饮酒

过量饮酒显著增加高血压的发病风险,且其风险随着饮酒量的增加而增加,限制饮酒可使血压降低,建议高血压患者不饮酒。如饮酒,则应少量并选择低度酒,避免饮用高度烈性酒。每日酒精摄入量男性不超过 25 g,女性不超过15 g;每周酒精摄入量男性不超过 140 g,女性不超过 80 g。

6. 增加运动

运动可以改善血压水平,高血压患者定期锻炼可降低心血管死亡和全因死亡风险。因此,建议非高血压人群(为降低高血压发生风险)或高血压患者为了降低血压,除日常生活的活动外,每周 $4\sim7$ 天,每天累计做 $30\sim60$ 分钟的中等强度运动(如步行、慢跑、骑自行车、游泳等)。运动形式可采取有氧、阻抗和伸展等。以有氧运动为主,无氧运动作为补充。运动强度须因人而异,常用运动时最大心率来评估运动强度,中等强度运动为能达到最大心率[最大心率(次/

分钟)＝220－年龄]的60%～70%的运动。高危患者运动前需进行评估。

7.减轻精神压力,保持心理平衡

精神紧张可激活交感神经,从而使血压升高。精神压力增加的主要原因包括过度的工作和生活压力以及病态心理,包括抑郁症、焦虑症、A型性格、社会孤立和缺乏社会支持等。医生应该对高血压患者进行压力管理,指导患者进行个体化认知行为干预。必要情况下采取心理治疗联合药物治疗缓解焦虑和精神压力,主要适用于焦虑障碍的药物包括苯二氮䓬类(阿普唑仑、劳拉西泮)和选择性5-羟色胺1A受体激动剂(丁螺环酮、坦度螺酮),也可建议患者到专业医疗机构就诊,避免由于精神压力导致的血压波动。

二、药物治疗

(一)降压药应用基本原则

1.起始剂量

一般患者采用常规剂量;老年人及高龄老年人初始治疗时通常应采用较小的有效治疗剂量。根据需要,可考虑逐渐增加至足剂量。

2.长效降压药物

优先使用长效降压药物,以有效控制24小时血压,并有效预防心脑血管并发症的发生。如使用中、短效制剂,则需每天2～3次给药,以达到平稳控制血压。

3.联合治疗

对高危患者或单药治疗未达标的高血压患者,应进行联合降压治疗,包括自由联合或单片复方制剂。对血压140/90 mmHg的患者,也可起始小剂量联合治疗。

4.个体化治疗

根据患者合并症的不同和药物的疗效及耐受性,以及患者个人意愿或长期承受能力,选择适合患者个体的降压药物。

5.药物经济学

高血压是终生治疗,需要考虑成本和效益。

(二)常用降压药物的种类和作用特点

常用降压药物包括:钙通道阻滞剂(CCB)、血管紧张素转化酶抑制剂(ACEI)、血管紧张素受体拮抗剂(ARB)、利尿剂和β受体阻滞剂五类,以及由上述药物组成的固定配比复方制剂。五大类降压药物均可作为初始和维持用药的选择,应根据患者的危险因素、亚临床靶器官损害以及合并临床疾病情况,合理使用药物,优先选择某类降压药物。常用降压药如表12-2、表12-3所示。

1. CCB

CCB 主要通过阻断血管平滑肌细胞上的钙离子通道发挥扩张血管降低血压的作用。该类药物包括二氢吡啶类 CCB 和非二氢吡啶类 CCB，以二氢吡啶类 CCB 为基础的降压治疗方案可显著降低高血压患者的脑卒中风险。二氢吡啶类 CCB 可与其他 4 类药联合应用，尤其适用于老年高血压、单纯收缩期高血压、伴稳定性心绞痛、冠状动脉或颈动脉粥样硬化及周围血管病患者。常见不良反应包括反射性交感神经激活导致心跳加快、面部潮红、脚踝部水肿、牙龈增生等。二氢吡啶类 CCB 没有绝对禁忌证，但心动过速与心力衰竭患者应慎用。急性冠状动脉综合征患者一般不推荐使用短效硝苯地平。临床上常用的非二氢吡啶类 CCB 也可用于降压治疗，常见不良反应包括抑制心脏收缩功能和传导功能，二度至三度房室阻滞；心力衰竭患者禁忌使用，有时也会出现牙龈增生。因此，在使用非二氢吡啶类 CCB 前应详细询问病史，进行心电图检查，并在用药 2～6 周内复查。

2. ACEI

ACEI 的作用机制是抑制血管紧张素转换酶，阻断肾素血管紧张素的生成，抑制激肽酶的降解而发挥降压作用。此类药物对于高血压患者具有良好的靶器官保护和心血管终点事件预防作用。ACEI 降压作用明确，对糖脂代谢无不良影响。限盐或加用利尿剂可增加 ACEI 的降压效应。ACEI 尤其适用于伴慢性心力衰竭、心肌梗死后心功能不全、心房颤动预防、糖尿病肾病、非糖尿病肾病、代谢综合征蛋白尿或微量白蛋白尿患者。最常见不良反应为干咳，多见于用药初期，症状较轻者可坚持服药，不能耐受者可改用 ARB。其他不良反应有低血压、皮疹，偶见血管神经性水肿及味觉障碍。长期应用有可能导致血钾升高，应定期监测血钾和血肌酐水平。禁忌证为双侧肾动脉狭窄、高钾血症及妊娠。

3. ARB

ARB 的作用机制是阻断血管紧张素 I 型受体而发挥降压作用，可降低有心血管病史（冠心病、脑卒中、外周动脉病）的患者心血管并发症的发生率和高血压患者心血管事件风险，降低糖尿病或肾病患者的蛋白尿及微量白蛋白尿。ARB 尤其适用于伴左心室肥厚、心力衰竭、糖尿病肾病、冠心病、代谢综合征、微量白蛋白尿或蛋白尿的患者以及不能耐受 ACEI 的患者，并可预防心房颤动。不良反应少见，偶有腹泻，长期应用可升高血钾，应注意监测血钾及肌酐水平变化。双侧肾动脉狭窄、妊娠、高钾血症者禁用。

4. 利尿剂

利尿剂主要通过利钠排尿、降低容量负荷而发挥降压作用。用于控制血压的利尿剂主要是噻嗪类利尿剂,分为噻嗪型利尿剂和噻嗪样利尿剂两种,前者包括氢氯噻嗪和苄氟噻嗪等,后者包括氯噻酮和吲达帕胺等。在我国,常用的噻嗪类利尿剂主要是氢氯噻嗪和吲哒帕胺。吲哒帕胺治疗可明显减少脑卒中再发风险。小剂量噻嗪类利尿剂(如氢氯噻嗪 6.25～25 mg) 对代谢影响很小,与其他降压药(尤其 ACEI 或 ARB)合用可显著增加后者的降压作用。此类药物尤其适用于老年高血压、单纯收缩期高血压或伴心力衰竭患者,也是难治性高血压的基础药物之一。其不良反应与剂量密切相关,故通常应采用小剂量。噻嗪类利尿剂可引起低血钾,长期应用者应定期监测血钾,并适量补钾。痛风者禁用,对高尿酸血症以及明显肾功能不全者慎用,后者如需使用利尿剂,应使用袢利尿剂,如呋塞米等。保钾利尿剂如阿米洛利、醛固酮受体拮抗剂如螺内酯等,也可用于控制难治性高血压,在利钠排尿的同时不增加钾的排出,与其他具有保钾作用的降压药如 ACEI 或 ARB 合用时需注意发生高钾血症的危险。螺内酯长期应用有可能导致男性乳房发育等不良反应。

5.β 受体阻滞剂

β 受体阻滞剂主要通过抑制过度激活的交感神经活性、抑制心肌收缩力、减慢心率发挥降压作用。高选择性 $β_1$ 受体阻滞剂对 $β_1$ 受体有较高选择性,因阻断 $β_2$ 受体而产生的不良反应较少,既可降低血压,也可保护靶器官,降低心血管事件风险。β 受体阻滞剂尤其适用于伴快速性心律失常、冠心病、慢性心力衰竭、交感神经活性增高以及高动力状态的高血压患者。常见的不良反应有疲乏、肢体冷感、激动不安、胃肠不适等,还可能影响糖、脂代谢。哮喘患者禁用,慢性阻塞型肺病患者、运动员、周围血管病患者或糖耐量异常者慎用。糖脂代谢异常时一般不首选 β 受体阻滞剂,必要时也可慎重选用高选择性 β 受体阻滞剂。长期应用者突然停药可发生反跳现象,即原有的症状加重或出现新的表现,较常见有血压反跳性升高,伴头痛、焦虑等,称之为"撤药综合征"。

表 12-2 常用的各种降压药

口服降压药物	每天剂量/mg (起始剂量～足量)	每天服药次数	主要不良反应
二氢吡啶类 CCB			踝部水肿、头痛、潮红
硝苯地平	10～30	2～3	
硝苯地平缓释片	10～80	2	
硝苯地平控释片	30～60	1	

续表

口服降压药物	每天剂量/mg（起始剂量～足量）	每天服药次数	主要不良反应
氨氯地平	2.5～10	1	
左旋氨氯地平	2.5～5	1	
非洛地平	2.5～10	2	
非洛地平缓释片	2.5～10	1	
拉西地平	4～8	1	
尼卡地平	40～80	2	
尼群地平	20～60	2～3	
贝尼地平	4～8	1	
乐卡地平	10～20	1	
马尼地平	5～20	1	
西尼地平	5～10	1	
巴尼地平	10～15	1	
非二氢吡啶类CCB			房室传导阻滞、心功能抑制
维拉帕米	80～480	2～3	
维拉帕米缓释片	120～480	1～2	
地尔硫䓬胶囊	90～369	1～2	
噻嗪类利尿剂			血钾降低,血钠降低,血尿酸升高
氢氯噻嗪	6.25～25	1	
氯噻酮	12.5～25	1	
吲哒帕胺	0.625～2.5	1	
吲哒帕胺缓释片	1.5	1	
袢利尿剂			血钾降低
呋塞米	20～80	1～2	
托拉塞米	5～10	1	

续表

口服降压药物	每天剂量/mg （起始剂量～足量）	每天服 药次数	主要不良反应
保钾利尿剂			血钾升高
阿米洛利	5～10	1～2	
氨苯蝶啶	25～100	1～2	
醛固酮受体拮抗剂			
螺内酯	20～60	1～3	血钾升高,男性乳房发育
依普利酮	50～100	1～2	血钾升高
β受体阻滞剂			支气管痉挛、心功能抑制
比索洛尔	2.5～10	1	
美托洛尔	50～100	2	
美托洛尔缓释片	47.5～190	1	
阿替洛尔	12.5～50	1～2	
普萘洛尔	20～90	2～3	
倍他洛尔	5～20	1	
ACEI			咳嗽、血钾升高、血管神经性水肿
卡托普利	25～300	2～3	
依那普利	2.5～40	2	
贝那普利	5～40	1～2	
赖诺普利	2.5～40	1	
雷米普利	1.25～20	1	
福辛普利	10～40	1	
西拉普利	1.25～5	1	
培哚普利	4～8	1	
咪哒普利	2.5～10	1	
ARB			血钾升高,血管性神经水肿(罕见)
氯沙坦	25～100	1	
缬沙坦	80～160	1	

续表

口服降压药物	每天剂量/mg（起始剂量～足量）	每天服药次数	主要不良反应
厄贝沙坦	150～300	1	
替米沙坦	20～80	1	
坎地沙坦	4～32	1	
奥美沙坦	20～40	1	
阿利沙坦酯	240	1	
中枢作用药物			
利舍平	0.05～0.25	1	鼻充血、抑郁、心动过缓、消化性溃疡
可乐定	0.1～0.8	2～3	低血压、口干、嗜睡
可乐定贴片	0.25	每周1次	皮肤过敏
甲基多巴	250～1000	2～3	肝功能损害、免疫失调
直接血管扩张药			
米诺地尔	5～100	1	多毛症
肼屈嗪	25～100	2	狼疮综合征

表 12-3   单片复方制剂

主要组分与每片剂量	每天服药片数	每天服药次数	主要不良反应
氯沙坦钾/氢氯噻嗪			偶见血管神经性水肿、血钾异常
氯沙坦钾 50 mg/氢氯噻嗪 12.5 mg	1	1	
氯沙坦钾 100 mg/氢氯噻嗪 12.5 mg	1	1	
氯沙坦钾 100 mg/氢氯噻嗪 25 mg	1	1	
缬沙坦/氢氯噻嗪			偶见血管神经性水肿、血钾异常
缬沙坦 80 mg/氢氯噻嗪 12.5 mg	1～2	1	

续表

主要组分与每片剂量	每天服药片数	每天服药次数	主要不良反应
厄贝沙坦/氢氯噻嗪			偶见血管神经性水肿、血钾异常
厄贝沙坦 150 mg/氢氯噻嗪 12.5 mg	1	1	
替米沙坦/氢氯噻嗪			偶见血管神经性水肿、血钾异常
替米沙坦 40 mg/氢氯噻嗪 12.5 mg	1	1	
替米沙坦 80 mg/氢氯噻嗪 12.5 mg	1	1	
奥美沙坦/氢氯噻嗪			偶见血管神经性水肿、血钾异常
奥美沙坦 20 mg/氢氯噻嗪 12.5 mg	1	1	
卡托普利/氢氯噻嗪			咳嗽,偶见血管神经性水肿、血钾异常
卡托普利 10 mg/氢氯噻嗪 6 mg	1~2	1~2	
赖诺普利/氢氯噻嗪片			咳嗽,偶见血管神经性水肿、血钾异常
赖诺普利 10 mg/氢氯噻嗪 12.5 mg	1	1	
复方依那普利片			咳嗽,偶见血管神经性水肿、血钾异常
依那普利 5 mg/氢氯噻嗪 12.5 mg	1	1	
贝那普利/氢氯噻嗪			咳嗽,偶见血管神经性水肿、血钾异常
贝那普利 10 mg/氢氯噻嗪 12.5 mg	1		
培哚普利/吲达帕胺			咳嗽,偶见血管神经性水肿、血钾异常
培哚普利 4 mg/吲达帕胺 1.25 mg	1	1	
培哚普利/氨氯地平			头晕、头痛、咳嗽
精氨酸培哚普利 10 mg/苯磺酸氨氯地平 5 mg	1	1	
氨氯地平/缬沙坦			头痛、踝部水肿,偶见血管神经性水肿
氨氯地平 5 mg/缬沙坦 80 mg	1	1	

269

续表

主要组分与每片剂量	每天服药片数	每天服药次数	主要不良反应
氨氯地平/替米沙坦			头痛、踝部水肿,偶见血管神经性水肿
氨氯地平 5 mg/替米沙坦 80 mg	1	1	
氨氯地平/贝那普利			头痛、踝部水肿,偶见血管神经性水肿
氨氯地平 5 mg/贝那普利 10 mg	1	1	
氨氯地平 2.5 mg/贝那普利 10 mg	1	1	
复方阿米洛利			血钾异常,尿酸升高
阿米洛利 2.5 mg/氢氯噻嗪 25 mg	1	1	
尼群地平/阿替洛尔			头痛、踝部水肿、支气管痉挛、心动过缓
尼群地平 10 mg/阿替洛尔 20 mg	1	1～2	
尼群地平 5 mg/阿替洛尔 10 mg	1～2	1～2	
复方利血平片			消化性溃疡、困倦
利血平 0.032 mg/氢氯噻嗪3.1 mg/双肼屈嗪 4.2 mg/异丙嗪2.1 mg	1～3	2～3	
复方利血平氨苯喋啶片			消化性溃疡、头痛
利血平 0.1 mg/氨苯蝶啶12.5 mg/氢氯噻嗪 12.5 mg/双肼屈嗪 12.5 mg	1～2	1	
珍菊降压片			低血压、血钾异常
可乐定 0.03 mg/氢氯噻嗪 5 mg	1～3	2～3	
依那普利/叶酸片			咳嗽、恶心,偶见血管神经性水肿、头痛、踝部水肿、肌肉疼痛
依那普利 10 mg/叶酸 0.8 mg	1～2	1～2	
氨氯地平/阿托伐他汀			转氨酶升高
氨氯地平 5 mg/阿托伐他汀 10 mg	1	1	

续表

主要组分与每片剂量	每天服药片数	每天服药次数	主要不良反应
坎地沙坦酯/氢氯噻嗪			上呼吸道感染、背痛、血钾异常
坎地沙坦酯 16 mg/氢氯噻嗪12.5 mg	1	1	

注:降压药使用方法详见国家药品监督管理局批准的有关药物的说明书。

(三)降压治疗的目标水平

推荐低于 140/90 mmHg 作为合并冠心病的高血压患者的降压目标,如能耐受,可降至低于 130/80 mmHg,应注意 DBP 不宜降至 60 mmHg 以下,高龄、存在冠状动脉严重狭窄病变的患者,血压不宜过低。冠心病合并高血压患者降压药物的选择需根据个体病情决定。

(四)稳定型心绞痛的降压药物选择

β 受体阻滞剂、CCB 可以降低心肌氧耗量,减少心绞痛发作,应作为首选。血压控制不理想时,可以联合使用 ACEI/ARB 以及利尿剂。

(五)非 ST 段抬高急性冠脉综合征的降压药物选择

恶化劳力型心绞痛患者仍以 β 受体阻滞剂、CCB 作为首选,血压控制不理想时,可联合使用肾素-血管紧张素系统(RAS)抑制剂以及利尿剂。另外,当考虑血管痉挛因素存在时,应该注意避免使用大剂量的 β 受体阻滞剂,因有可能诱发冠状动脉痉挛。

(六)急性 ST 段抬高心肌梗死的降压药物选择

β 受体阻滞剂和 RAS 抑制剂在心梗后长期服用作为二级预防可以明显改善患者的远期预后,没有禁忌证者应早期使用。血压控制不理想时,可以联合使用 CCB 及利尿剂。

第二节 冠心病合并高血压的中医治疗

高血压属于祖国医学"眩晕"范畴。眩晕即头晕目眩的总称。目眩是指眼花或眼前发黑,视物模糊;头晕是感觉自身或周围景物旋转,站立不稳。两者常同时并见,故统称为"眩晕"。眩晕多属肝的病变,可由风、火、痰、虚等多种原因引起。在历代文献中,本病还有"眩运""目眩""晕眩""眩冒""眩仆"等不同称谓。

一、病因病机

对于该病的病因病机,历代医家及现代学者大多强调"诸风掉眩,皆属于肝",倡导从肝风、肝阳论治。亦有医家归纳为"风""火""痰""虚"四端。然而,由于该病具有病机复杂、缠绵难愈、终生服药的特点,在其疾病进展过程中,病机不可能一成不变。

(一)病因

1.情志失调

情志与发病的关系密切,人的情志变化过于激烈,超过人体脏腑的调节能力时即可发病。长期忧思恼怒,肝失条达,气机不畅,气血瘀滞,甚而气郁化火,肝火上扰,肝火耗伤阴津,肝阳偏亢,上扰清空等,均可导致眩晕。如《类证治裁·眩晕》言:"肝胆乃风木之脏,相火内寄,其性主动主升;或由身心过动,或由情志郁勃……以致目昏耳鸣,震眩不定。"

2.饮食不节

平素嗜食肥甘,或者饮食不节,饥饱失常,均可损伤脾胃,以致健运失司,水湿内停,久聚成爽;痰浊上蒙清窍,或蕴阻中焦,清阳不升,因而发为眩晕。正如《症因脉治》所说:"饮食不节,水谷过多,胃强能纳,脾弱不能运化,停滞中脘,有火者则锻炼成痰,无火者则凝结为饮;中州积聚,清明之气窒塞不伸,而为恶心眩晕之症矣。"

3.素体体虚

久病不愈,气血渐耗;或失血之后,虚而未复,致使气血两虚,清窍失养,发为眩晕。如《证治汇补》所言:"血为气配,气之所丽,以血为荣。凡吐衄、崩漏、产后,阴血消亡,肝虚不能收摄营气,使诸血失道妄行,而为眩晕者,此生于血虚也。"或因先天不足,后天失养,或因年老体衰,用脑伤精等,致肾精不足,不能生髓充脑,形成上下俱虚之势,发为眩晕。

4.劳倦失宜

过度劳作损伤人体正气,尤其是脾、肝、肾之气血阴阳失调。思虑劳倦过度,伤及脾胃,以致脾胃虚弱,健运失司,气血生化无源,脑海失养,发为眩晕。心脾阴血暗耗,致肝脏阴血亏虚,又"乙癸同源",肾阴不足,精不化血,肝失滋养,失于制阳之功,致肝火旺盛,而见血虚肝旺;或劳欲过度,损伤肾精,肾亏不能生髓,髓海不充;或水不涵木,风阳上扰,发生眩晕。

5.跌仆外感

跌仆坠损,头脑外伤,瘀血停留,阻滞经脉,致使气血不能上荣于头目;或者瘀血停滞胸中,迷闭心窍,心神飘摇不定;或妇人产时感寒,恶露不下,血瘀气逆,扰乱心神,干扰清空,均可引发眩晕。

(二)病机

眩晕的基本病理变化,不外乎虚实两端,虚者为气血不足,或气血亏虚,清窍失养;实者为风、火、痰、瘀扰乱清空。本病的病位在头,其病变与肝、脾、肾三脏相关。肝乃风木之脏,其性主动主升,若肝肾阴亏,水不涵木,阴不维阳,阳亢于上,或气火暴升,上扰头目,则发为眩晕。肝经在本病的病理变化中居主要的地位。《黄帝内经·至真要大论》说:"诸风掉眩,皆属于肝。"肝之性,喜条达疏泄,若郁结过久便可动风,也可化火肝阳,临床上便出现头痛、头晕、耳鸣、目赤、易怒等症状。脾为后天之本,气血生化之源,若脾胃虚弱,气血亏虚,或脾失健运,痰浊中阻,或风阳夹痰,上扰清空,均可发为眩晕。肾主生髓,脑肾精亏虚,髓海失充,肾经在本病病理变化中亦居重要地位。按照脏腑之间相互关系的理论,肾和肝两脏的关系密切。肝有赖于肾脏阴精的濡养。肾阴不足时,肝阴也不足,肝肾阴亏,水不涵木,阴不维阳,阳亢于上,亦可发为眩晕。

眩晕的病性以虚者居多,气虚血亏、髓海空虚、肝肾不足所导致的眩晕多属虚证;因痰浊中阻或痰火上蒙、瘀血阻络、肝阳上亢所导致的眩晕属实证。风、火、痰、瘀是眩晕的常见病理因素。在眩晕的病变过程中,各证之间可相互兼夹或转化。

二、辨证论治

(一)辨证要点

本病辨证,先辨别虚实。病程较长,反复发作,偶劳即发,伴有体倦乏力、腰膝酸软,或面色苍白、神疲乏力者,多属虚证;病程短,或突然发作,病情急重,伴呕恶痰涎、头痛面赤、形体壮实者,多属实证。然后根据证候特点,分析相关病变脏腑。眩晕兼见头胀头痛、面色潮红、急躁易怒、口苦脉弦者,病在肝,属于肝阳上亢;眩晕兼有食欲缺乏、乏力、面色苍白者,病在脾,属于脾胃虚弱,气血不足;眩晕兼见纳呆呕恶、头重且痛、舌苔厚腻者,病在脾,属于脾失健运,痰湿中阻;眩晕兼有腰酸腿软、耳鸣如蝉者,病在肾,属于肾精不足。

(二)证治分类

1.肝火上炎证

症状:头痛眩晕,头胀耳鸣,烦躁易怒,胸胁胀痛,口干口苦烦热,面红目赤,尿赤便干,寐少多梦,舌质红,苔黄,脉弦数有力。

证机分析:肝胆实火,肝经湿热,循经上扰下注。上扰则头痛耳目作痛,或听力减退;旁及两胁则胁痛、口苦;下注则循厥阴肝经致尿赤便干。肝火扰心,则见寐少多梦。

治法:清肝泻火,清热利湿。

方药:龙胆泻肝汤加减。方中龙胆草善泻肝胆之实火,并能清下焦之湿热,为君药;黄芩、栀子、柴胡苦寒泻火,车前子、木通、泽泻清利湿热,使湿热从小便而解,均为臣药;肝为藏血之脏,肝经有热则易伤阴血,故佐以生地、当归养血益阴;甘草调和诸药,为使药。

加减:头痛头昏甚者,加石决明、珍珠母;若两胁胀痛,嗳气腹胀者,加川楝子、香附、郁金;大便秘结,苔黄腻,脉弦数有力者,加大黄、芒硝;心悸心烦者,加黄连、莲子心;口臭,食欲亢进者,加生石膏、知母;兼湿热见大便不爽,苔黄腻者,加车前子、木通;兼痰火见胸闷口苦,苔黄腻者,加瓜蒌、胆南星;气短乏力,下肢水肿,脉虚大者,加生黄芪、汉防己;昏旋欲仆,舌尖发麻,欲发卒中者,加生大黄、天竺黄。

2.肝阳上亢证

症状:眩晕头痛,头胀耳鸣,容易发怒,失眠多梦,脉弦。或兼有面红,目赤,口苦,便秘,尿赤,舌红苔黄,脉弦数;或兼有腰膝酸软,健忘,遗精,舌红少苔,脉弦数;甚或眩晕欲仆,泛泛欲呕,头痛如掣,肢麻震颤,语言不利,步履不正。

证机分析:肝阳风火,上冒巅顶,故而眩晕,耳鸣头痛且胀;肝阳升发太过,则见易怒;风火扰动心神,故失眠多梦;若肝火偏盛,循经上炎,则见面红,目赤,口苦,脉弦且数;火热灼津,则便秘尿赤,舌红苔黄;若肝肾阴亏,水不涵木,肝阳上亢,则见腰膝酸软,健忘遗精,舌红少苔,脉弦细数;若肝阳亢极化风,则出现眩晕欲仆,泛泛欲呕,头痛如掣,肢麻震颤,语言不利,步履不正等风动之象。

治法:平肝潜阳,滋养肝肾。

方药:天麻钩藤饮加减。方中天麻、钩藤平肝息风,共为君药。石决明平肝潜阳,清热明目;川牛膝引血下行,兼能活血利水,共为臣药。栀子、黄芩清肝降火,杜仲、桑寄生补益肝肾,夜交藤、茯神宁心安神,益母草活血利水,共为佐药。

加减:若胸闷疼痛者,加丹参、瓜蒌皮;若眩晕,呕吐,手足麻木震颤者,加珍珠母、羚羊角、磁石;口干咽燥,额红盗汗,五心烦热者,加知母、石斛、牡丹皮;心烦,心悸失眠者,加黄连、酸枣仁、莲子心;耳鸣,视物模糊者,加决明子、青葙子;站立不稳,筋惕肉瞤者,加地龙;舌謇语涩,口眼歪斜者,加石菖蒲、郁金、竹沥;大便干燥者,加何首乌、女贞子;月经不调者,加菟丝子、女贞子。

3.痰浊上蒙证

症状:眩晕,倦怠,头重如蒙,胸闷,时吐痰涎,少食多寐,舌胖,苔浊腻或白厚而润,脉滑或弦滑;或兼头目胀痛,心烦而悸,口苦尿赤,舌苔黄腻,脉弦滑而数。

证机分析:痰浊上蒙,清阳不升,故眩晕;痰为湿聚,性质重浊,阻遏清阳,故倦怠,头重如蒙;痰浊中阻,气机不利,故胸闷;胃气上逆,故时吐痰涎;痰浊阻遏,脾阳不振,故少食多寐;舌胖,苔浊腻或白厚而润,脉滑或弦滑,均为痰浊内壅之象。若阳虚不化水,寒饮内停,上逆凌心,则兼心下逆满,心悸怔忡;若痰浊久郁化火,痰火上扰,则头目胀痛,口苦;痰火扰心,则心烦而悸;痰火劫津,则尿赤;痰浊夹肝阳上扰,则头痛耳鸣,面赤易怒,胁痛,脉弦滑。

治法:燥湿化痰,健脾和胃。

方药:半夏白术天麻汤加减。方中君以半夏燥湿化痰,降逆止呕,天麻平肝息风,而止头眩,两者合用,为治风痰眩晕头痛之要药。以白术、茯苓健脾祛湿为臣。佐以橘红理气化痰,气顺则痰消。使以甘草和中调药。

加减:痰热者,加黄芩、天竺黄;胸痹心痛者,加丹参、元胡;眩晕呕吐者,加旋覆花、代赭石;恶心甚者,加代赭石;纳少腹胀者,加砂仁、白蔻仁、香附;气短乏力,舌边齿痕,脉滑无力者,加党参、黄芪;口苦尿黄,舌红苔黄腻,脉滑数者,加黄连;痰火蒙闭心窍,神昏,躁烦者,加天南星、半夏、礞石,合用安宫牛黄丸;心悸怔忡者,加黄连、酸枣仁、朱砂;血脂高者,加泽泻、决明子;肢体麻木,言语不利者,加丝瓜络。

4.气血亏虚证

症状:眩晕,动则加剧,劳累即发,伴有神疲懒言,面色少华、萎黄,或面色污垢,心悸失眠,纳少体倦,舌色淡,质胖嫩,边有齿印,苔少或厚,脉细或虚大;或兼食后腹胀,大便稀溏;或兼畏寒肢冷,唇甲淡白;或兼诸失血症状。

证机分析:气血亏虚,脑失所养,故头晕目眩;活动后耗伤气血,因而眩晕加剧,或劳累即发;气血不足,则神疲懒言,面色少华或萎黄;脾肺气虚,故气短声低;营血不足,心神失养,故见心悸失眠;脾失健运,故纳减体倦;舌色淡,质胖嫩,边有齿印,苔少或厚,脉细或虚大,均是气虚血少之象。若偏于脾虚气陷,则见大便稀薄;若脾阳虚衰,气血生化不足,则兼见畏寒肢冷,唇甲淡白等症。

治法:益气补血,健运脾胃。

方药:八珍汤加减。人参、熟地益气补血,白术益气补脾,当归补益阴血,白芍养血敛阴,川芎活血行气,茯苓健脾渗湿,甘草益气补中。

加减:中气亏虚,清阳不升,气短乏力,纳少神疲,脱肛腹泻,可合用补中益气汤;气虚卫表不固,时时自汗,易于感冒,当重用黄芪,加防风、浮小麦益气固表敛汗;脾虚湿盛,腹泻便溏,腹胀纳呆,加薏苡仁、白扁豆、泽泻健脾化湿;气虚及阳,形寒肢冷,腹中隐痛,加桂枝、炮姜温中助阳;血虚明显,面色苍白,唇舌色淡,加阿胶、紫河车粉。

5.肝肾阴虚证

症状:头晕目眩,耳鸣耳痒,健忘,两目干涩,视力减退,耳鸣,神疲乏力,腰膝酸软,四肢麻木,手足心热,口干心烦失眠,舌红少苔,脉弦细。

证机分析:肾藏精,主骨生髓,肾阴亏损,精髓不充,封藏失职,故头晕目眩,腰膝酸软,遗精滑泄;阴虚则阳亢,迫津外泄,故自汗;阴虚则津液不上承,则见口干舌燥,舌红少苔。

治法:滋阴补肾,平肝熄风。

方药:左归丸加减。方中熟地黄、山药、山茱萸补肝肾阴血;龟甲、鹿角二胶均为血肉有情之品,二药合用以峻补精血,调和阴阳;菟丝子、枸杞子、牛膝补肝肾,强腰膝,健筋骨。

加减:若真阴不足,虚火上炎,去枸杞子、鹿角胶,加女贞子、麦门冬以养阴清热;火烁肺金,干咳少痰,加百合以润肺止咳;夜热骨蒸,加地骨皮以清热除蒸;小便不利、不清,加茯苓以利水渗湿;大便燥结,去菟丝子,加肉苁蓉以润肠通便;兼气虚者可加人参以补气。

6.瘀血阻窍证

症状:眩晕,头痛,头痛如刺,痛有定处,固定不移,刺痛,或兼见健忘,失眠,心悸,双目胀痛,肢体麻木,精神不振,面或唇色紫暗,舌紫斑或瘀点,脉弦涩或细涩。多有脑外伤史,或有脑动脉供血不足、脑动脉硬化等疾病。

病机分析:瘀血阻窍,气血不得正常流布,脑失所养,故眩晕时作;瘀血内阻,脑络不通,则头痛,面唇紫暗,舌有紫斑瘀点,脉弦涩或细涩;瘀血不去,新血不生,心神失养,则见健忘,失眠,心悸,精神不振。

治法:活血化瘀,活血通窍。

方药:通窍活血汤加减。方中麝香为君,芳香走窜,通行十二经,开通诸窍,和血通络。桃仁、红花、赤芍、川芎为臣,活血消瘀。姜、枣为佐,调和营卫,通利血脉。老葱为使,通阳入络。

加减:头痛甚者,加全蝎、地龙、白芷;尿少,水肿者,加桂枝、泽泻、车前子;胸痛、心悸者,加三七粉;气短乏力,半身麻木者,加黄芪、党参、茯苓;两胁胀痛,腹胀嗳气者,加川楝子、香附;呕吐痰涎,苔白厚腻者,加半夏、茯苓、石菖蒲。兼气虚而神倦乏力,少气自汗,重加黄芪以补气行血;兼寒凝而畏寒肢冷,加附子、桂枝温经活血;骨蒸劳热,肌肤甲错,加牡丹皮、黄柏、知母,重用干地黄祛瘀生新;若为产后血瘀血晕,可用清魂散益气活血,祛瘀止晕,加当归、延胡索、血竭。

7.肾精不足证

症状:眩晕,精神萎靡,腰膝酸软,或伴遗精、滑泄,耳鸣,发落,齿摇,舌瘦嫩或嫩红,少苔或无苔,脉弦细弱或细数;或兼见头痛颧红,咽干,形瘦,五心烦热,舌嫩红,苔少或光剥,脉细数;或兼见面色黧黑,形寒肢冷,舌淡嫩苔白或根部有浊苔,脉弱。

证机分析:肾精亏虚,无以生髓,脑髓失充,故眩晕而精神萎靡;肾主骨,腰为肾之府,齿为骨之余,肾失所养,故见腰膝酸软,牙齿动摇;肾虚封藏固摄失职,故遗精滑泄;肾开窍于耳,肾精虚少,故时时耳鸣;肾其华在发,肾精亏虚,故发易脱落;肾精不足,阴不维阳,虚热内生,故颧红,咽干,形瘦,五心烦热,舌嫩红,苔少或光剥,脉细数;肾虚无以化气,肾气不足,日久真阳亦衰,故面色㿠白或黧黑,形寒肢冷,舌淡嫩,苔白或根部有浊苔,脉弱尺微。

治法:补益肾精,充养脑髓。

方药:河车大造丸加减。用熟地黄滋阴补肾,填精益髓,为君药。山萸肉补养肝肾;山药益气养阴;麦冬养阴润肺津,共为臣药。佐以牡丹皮清泻肝火,并制山萸肉之温涩;茯苓淡渗,并助山药补脾助运;泽泻利湿泄浊;五味子益气生津,敛肺止汗。

加减:遗精频频,加莲须、芡实、桑螵蛸、沙苑子、覆盆子固肾涩精;偏于阴虚者,宜补肾滋阴清热,可用左归丸加知母、黄柏、丹参;偏于阳虚者,宜补肾助阳,可用右归丸加巴戟天、仙灵脾、仙茅、肉苁蓉。病情改善后,可辨证选用六味地黄丸或金匮肾气丸,较长时间服用,以巩固根本。

三、其他治疗

(一)中成药

1.珍菊降压片

药物组成:珍珠层粉、野菊花膏粉、芦丁、氢氯噻嗪、盐可乐定。

功能主治:平肝潜阳。用于阴虚阳亢型高血压病,症见头晕眩晕、耳鸣健忘、腰膝酸软、五心烦热、心慌失眠。

用法用量:口服,每次2片,每天2～3次,4周为1个疗程。

2.山菊降压片

药物组成:山楂、菊花、泽泻(盐制)、夏枯草、小蓟、决明子(炒)。

功效主治:平肝潜阳。用于阴虚阳亢型高血压病,症见眩晕、耳鸣健忘、腰膝酸软、五心烦热、心慌失眠。

用法用量：口服，每次 5 片，每天 2 次。

3.杜仲降压片

药物组成：杜仲、益母草、黄芩、夏枯草、钩藤。

功效主治：补肾，平肝，清热。用于肾虚肝旺之高血压。

用法用量：口服，每次 5 片，每天 3 次。

4.清肝降压胶囊

药物组成：夏枯草、制何首乌、桑寄生、槐花（炒）、川牛膝、葛根、远志（去心）、丹参、小蓟、泽泻（盐炒）。

功效主治：清热平肝，补益肝肾。用于肝火上炎、肝肾阴虚所致的眩晕头痛、面红目赤、急躁易怒、口干口苦、腰膝酸软、心慌不寐、耳鸣健忘、便秘、尿黄。

用法用量：口服，每次 3 粒，每天 3 次。

5.牛黄降压丸

药物组成：牛黄、羚羊角、水牛角、珍珠、黄芩、决明子、郁金、黄芪、党参、白芍、川芎、薄荷、甘松、冰片。

功效主治：清心化痰，镇静降压。

用法用量：口服。小蜜丸：每次 20～40 丸，每天 2 次。大蜜丸：每次 1～2 丸，每天 1 次。片剂：每次 1～2 片，每天 1 次。

（二）成方验方

（1）二仙汤：仙茅 12 g，仙灵脾 10 g，巴戟天 12 g，当归 10 g，知母 12 g，黄柏 10 g。适用于气血两虚证者。

（2）镇肝熄风汤：牛膝 18 g，生赭石 12 g，生龙骨 30 g，生牡蛎 30 g，生龟甲 10 g，白芍 12 g，玄参 10 g，天冬 12 g，川楝子 10 g，生麦芽 12 g，茵陈 10 g，甘草 6 g。适用于肝阳上亢证者。

（3）建瓴汤：山药 12 g，牛膝 15 g，代赭石 15 g，生龙骨 30 g，生牡蛎 30 g，地黄 12 g，白芍 12 g，柏子仁 10 g。适用于肝肾阴虚，肝阳上亢证者。

（4）黄精四草汤：黄精 20 g，夏枯草 15 g，益母草 15 g，车前草 15 g，豨莶草 15 g。适用于阴虚阳亢证者。

（5）苓桂茜红汤：茯苓 30 g，桂枝 10 g，茜草 10 g，红花 10 g。适用于阳气衰微，水气上冲，兼挟瘀滞证者。

（6）长生降压液：杜仲、牛膝、枸杞子、生地黄、五加皮、白芍、菊花、肉苁蓉、红花。适用于肾精亏虚证者。

（7）益寿降压饮：夏枯草 20 g，野菊花 15 g，天麻 10 g，石决明 20 g，杜仲

15 g,牛膝 10 g,柏子仁 20 g,葛根 20 g,枸杞子 15 g,丹参 15 g,何首乌 15 g,山楂 15 g,泽泻 10 g。适用于肝阳上亢证者。

(8)二石平眩汤:生赭石 15 g,磁石 15 g,生石决明 15 g,白芍 12 g,生地黄 24 g,车前子 12 g,白蒺藜 12 g,菊花 9 g,生龙骨 24 g,生牡蛎 24 g,丹参 30 g,牛膝 24 g。配合花椒茺蔚浴足汤:牛膝 30 g,桑枝 30 g,茺蔚子 30 g,花椒 60 g,睡前热水泡脚。适用于肝肾阴虚证者。

(9)清脑降压汤:天麻、地龙、菊花、天南星、黄芩、生地黄各 15 g,钩藤、水牛角各 20 g,龙胆草、甘草各 10 g。适用于肝火亢盛证者。

(三)中医适宜技术

1.穴位贴敷

方法:将已制好的药物直接贴压于穴位,然后外裹胶布粘贴;或先将药物置于胶布粘面正中,再对准腧穴进行粘贴;或者将已制备好的药物直接敷在穴位上,外覆塑料薄膜,并以纱布、医用胶布固定即可。每次贴 4~8 小时,可每日或隔日贴治一次。常用穴位为神阙、涌泉。配穴有太阳、太冲、太溪等,随症加减。其中最为常用的足心疗法,将吴茱萸研末,以醋调和敷贴涌泉穴,可适用于各证型高血压患者。

注意事项:①选择的药物刺激性不宜太大,以免刺激皮肤引起过敏。一旦出现皮肤过敏现象,应即除去。如需再贴敷,应待局部皮肤基本恢复正常后再敷药,或改用其他有效腧穴交替贴敷。②孕妇以及皮肤破损、开放性伤口者禁用,过敏体质者慎用或禁用。

2.艾灸疗法

灸法是借火的热力给人体以温热性刺激,通过经络腧穴的作用,以达到治病防病目的的方法。施灸的原料很多,但以艾叶为主。其气味芳香,辛温味苦,容易燃烧,火力温和,具有温通经络、行气活血、祛湿逐寒、消肿散结、回阳救逆的作用。

常有以下灸法:①艾炷灸,用干燥的艾叶捣制后去除杂质,即可成纯净细软的艾绒。将艾绒制成形状和大小不等的艾炷。艾炷有圆锥状、麦粒状、莲子状等大小。灸时每燃完 1 个艾炷,叫作 1 壮。②艾卷灸,即艾条灸,是将艾绒掺入温阳散寒、活血通络的药物粉末,以细草纸卷成直径 1.5 cm 的圆柱形艾卷后,点燃施灸的方法。

施灸时应注意以下几点:一般是先灸阳部,后灸阴部,即先上后下、先外后内、先背后腹等;壮数先少后多,艾炷先小后大;对艾灸的补泻,可结合患者的具体情况,根据腧穴性能酌情运用。疾吹艾火为泻;毋吹其火,待火自灭为补。以下情况不宜进行灸治：对实热证、阴虚发热者，不宜灸疗；对颜面、五官和有大血管的部位，不宜采用瘢痕灸。施灸部位的常规护理也要注意。

3.拔罐疗法

取穴多取位于膝关节以下或者膝横纹上的合穴。拔罐时要选择适当体位和肌肉丰满的部位。若体位不当、移动、骨骼凸凹不平、毛发较多的部位，拔罐容易脱落，均不适用。拔罐时要根据所拔部位的面积大小而选择大小适宜的罐。

注意事项：用火罐时应注意勿灼伤或烫伤皮肤。若烫伤或留罐时间太长而皮肤起水疱时，小的无须处理，仅敷以消毒纱布，防止擦破即可；水疱较大时，用消毒针将水放出，涂以紫药水，或用消毒纱布包敷，以防感染。皮肤有过敏、溃疡、水肿的部位以及心脏、大血管分布部位不宜拔罐。高热抽搐者以及孕妇的腹部、腰骶部位亦不宜拔罐。

第十三章　冠心病合并糖尿病的治疗

糖尿病和冠心病均属于代谢性疾病,二者互相影响,互为危险因素,而且共患人群数量日趋增加。充分认识冠心病合并糖尿病的风险,早期预防及优化药物治疗,对于降低心血管病发病率、死亡率具有重要意义。

冠心病合并糖尿病常表现为大血管病变合并微血管病变。因病变具有复杂性,所以在降糖、降脂治疗的选择方面也具有综合性和特殊性。

第一节　冠心病合并糖尿病的西医治疗

一、冠心病合并糖尿病的降糖治疗

(一)冠心病患者的血糖目标

2 型糖尿病患者将 HbA1c 水平控制在低于 6.5％并不会进一步降低心血管风险,美国糖尿病协会(ADA)建议的目标值是低于 7％,对于有严重低血糖史、预期寿命有限、有严重微血管或大血管并发症、存在多种合并症或病程比较长的患者,目标值为低于 8％或低于 8.5％可能是合理的。

(二)降糖药物及其对 CAD 结局的影响

1.二甲双胍

二甲双胍类药物的主要药理作用是通过减少肝脏葡萄糖的输出和改善外周胰岛素抵抗而降低血糖,不增加心衰患者乳酸酸中毒的发生,可减少死亡率和住院率。该药物是多个指南推荐的作为 2 型糖尿病的一线、全程和基础治疗药物。

2.磺脲类药物和胰岛素

磺脲类药物和胰岛素虽降低血糖水平,但对于死亡率无改善作用。由二甲双胍更换为磺脲类药物会增加其心肌梗死以及全因死亡等不良事件的风险。

尽管在回顾性观察性研究中，磺脲类药物与心血管死亡率增加相关，但大多数 RCT 显示该类药物（尤其是第二代药物）是安全的，对心血管的影响是中性的。[①] 观察性研究引起了人们对胰岛素的心血管安全性的关注，随机试验显示胰岛素与微血管并发症风险降低相关。在心血管方面，胰岛素似乎是安全的，但它并不能减少不良心血管事件。[②] 因此，在稳定型 CAD 患者中，应谨慎使用这两类药物，并特别注意避免血糖过低和体重增加过多。对于已经有 CAD 的患者，胰岛素和磺脲类药物不应作为一线治疗药物。

3. 噻唑烷二酮和胰岛素增敏剂

噻唑烷二酮可能有动脉粥样硬化获益，能改善心肌对葡萄糖的摄取和心脏收缩功能，但该类药物因水钠潴留，会增加心衰的发生率，增加了心力衰竭风险（除外吡格列酮），当使用剂量较大或者与胰岛素同时使用时，这种风险会增加。因此，在确诊心力衰竭的患者中，应该禁用这类药物，在冠心病患者中，应该谨慎使用，用药时应关注液体超负荷的征象，以降低心衰风险。

4. 钠-葡萄糖协同转运蛋白 2（SGLT2）抑制剂

这是一类新型抗糖尿病药物，通过抑制肾脏肾小管中负责从尿液中重吸收葡萄糖的 SGLT2 降低肾糖阈，可以抑制肾脏对葡萄糖的重吸收，促进尿葡萄糖排泄，使过量的葡萄糖从尿液中排出，从而降低血糖。

该类药物可减少 2 型糖尿病患者 14％的心血管一级终点事件、38％的心血管死亡以及 35％的心衰住院率，对心血管结局有明显益处，但可能增加泌尿生殖系统的感染。美国更新的恩格列净和卡格列净药物说明书已包括心血管适应证。

5. 胰高血糖素样肽-1（GLP-1）受体激动剂

肠促胰素是一种经食物刺激后由肠道细胞分泌入血、能够刺激胰岛素分泌的激素，其引起的胰岛素分泌量占全部胰岛素分泌量的 50％～70％，且刺激胰岛素分泌的作用具有葡萄糖浓度依赖的特点。GLP-1 受体激动剂通过激动 GLP-1 受体而发挥降低血糖的作用，可以单独或与其他降糖药联合使用。该药物在伴有心血管病史的 2 型糖尿病患者中应用，具有有益的作用及安全性。

ADA、欧洲糖尿病研究协会（EASD）和美国心脏病学会（ACC）共识指出，

---

① 参见杨菊红等：《口服降糖药物对 2 型糖尿病患者心血管结局的影响》，《国际内分泌代谢杂志》2017 年第 5 期。

② 参见纪立农、周翔海：《失望但不意外：ORIGIN 试验结果解读》，《中国糖尿病杂志》2012 年第 7 期。

对于高心血管风险的患者,无论 HbA1c 如何,建议使用 GLP-1 受体激动剂或 SGLT2 抑制剂来改善心血管预后。如果患者有心衰或者慢性肾脏病,则首选 SGLT2 抑制剂。

6.二肽基肽酶 4(DPP4)抑制剂

该类药物能够抑制 GLP-1 和葡萄糖依赖性促胰岛素分泌多肽(GIP)的灭活,提高内源性 GLP-1 和 GIP 的水平,促进胰岛 β 细胞释放胰岛素,同时抑制胰岛 α 细胞分泌胰高血糖素,从而提高胰岛素水平,降低血糖,且不易诱发低血糖和增加体重。

此外,生活方式和健康行为管理,包括戒烟、心脏健康的饮食、减重、睡眠和压力管理以及运动是 2 型糖尿病合并 CAD 患者的临床管理基础。

二、2 型糖尿病患者中稳定型冠心病的临床管理

美国心脏协会(AHA)2020 年发布科学声明,讨论了 2 型糖尿病患者中稳定型 CAD 的临床管理,包括二级预防策略和心绞痛的治疗。

(一)抗血小板治疗

凝血和血小板功能改变引起的全身性血栓前状态是导致 2 型糖尿病患者心血管风险升高的因素之一。抗血小板治疗是 2 型糖尿病患者二级预防的重点。

2 型糖尿病可能会削弱双联抗血小板治疗的反应性,治疗反应性在伴有慢性肾脏病的患者中会进一步下降。由于 2 型糖尿病患者的血小板更新增加,通过更频繁和更高剂量的治疗方案可以一定程度改善对抗栓药物的反应性下降,但这种替代方案的安全性尚未得到证实。

建议高风险患者长期双抗治疗,包括既往心梗、年龄较小和吸烟的患者。对于合并 2 型糖尿病的稳定型 CAD 患者,单用氯吡格雷可能是一个合理的选择,在抗血小板治疗中加入小剂量抗凝药物也可以作为一种选择(见表 13-1)。

表 13-1   **2 型糖尿病合并 CAD 血小板药物比较**

治疗方法	特点
抗栓治疗	潜在问题:2 型糖尿病可引起凝血和血小板功能的改变,导致血栓前状态
阿司匹林单药	出血风险最低,但残留的血小板高反应性会增加心血管风险

续表

治疗方法	特点
氯吡格雷单药	与单独使用阿司匹林相比,可降低心血管风险,而不显著增加出血风险
阿司匹林＋氯吡格雷/替格瑞洛	降低心血管风险,增加出血风险;可用于有额外风险因素和低出血风险的患者(使用风险评分)
阿司匹林＋小剂量利伐沙班	降低心血管风险,增加出血风险;可用于凝血异常的 2 型糖尿病患者

(二)血压控制

70%～80%的 2 型糖尿病患者伴有高血压。流行病学观察表明,随着收缩压从 115 mmHg 开始升高,大血管和微血管风险也逐渐增加。[①]

1.血压目标

该患者人群的最佳血压目标仍然存在争议。尽管所有的 2 型糖尿病合并 CAD 的患者明确受益于血压低于 140/90 mmHg,但较低的血压目标(低于 130/80 mmHg)可能适合许多患者,尤其是卒中风险较高的患者(例如亚裔、脑血管疾病患者)和其他微血管并发症患者(例如慢性肾脏病患者)。

2.降压药物的选择

在没有其他因素影响的情况下,应将 ACEI 和 ARB 视为 2 型糖尿病合并 CAD 患者的一线降压药物。在特定的冠心病患者中,例如心肌梗死后射血分数降低,ACEI 和 ARB 甚至更为重要。

多数高血压合并 2 型糖尿病患者需要超过一种降压药物来控制血压。AHA 指南建议使用噻嗪类利尿剂(最好选择长效药物,如氯噻酮或吲达帕胺)或二氢吡啶类钙通道阻滞剂。盐皮质激素受体拮抗剂(螺内酯、依普利酮)也可以作为有效的降压药,特别是血钾水平低或处于临界值的患者。

心肌梗死、慢性心绞痛、左心功能不全或心律失常患者均可受益于 β 受体阻滞剂。应将 β 受体阻滞剂作为有明确适应证(如心绞痛)患者的选择,并且选择伴有血管舒张作用的药物,例如卡维地洛、拉贝洛尔。

---

① 参见孙宁宁:《老年高血压患者糖代谢状况分析及其合并糖尿病患者血压管理观察》,广州中医药大学硕士学位论文,2017 年。

（三）血脂管理

2 型糖尿病合并 CAD 的患者属于高危人群,他汀类药物可带来显著获益,尽管血糖可能会轻度升高,但获益远远大于风险。

1. 他汀类降脂药物

各国血脂指南均推荐他汀类降脂药物是防治冠心病合并糖尿病患者的基石药物,且降脂治疗需要强化。高强度的他汀类药物治疗虽增加新发糖尿病的风险,但他汀类药物治疗的益处远远大于实际风险。不能耐受他汀或者最大耐受他汀治疗后 LDL-C 仍未达标(>70 mg/dL)者,可以选择其他药物,例如依折麦布和 PCSK9 抑制剂。

2. 依折麦布

依折麦布作为胆固醇吸收抑制剂,可使小肠吸收胆固醇量降低 50％以上。依折麦布与他汀合用可优势互补,对中等剂量他汀治疗后 LDL-C 水平仍不能达标的患者,他汀与依折麦布联合应用是更为合理的选择。

3. PCSK9 抑制剂

依洛尤单抗是阻断 PCSK9 与低密度脂蛋白受体结合的新型降脂药物,是首个在中国获批用于降低心血管事件风险的 PCSK9 抑制剂。对于最大剂量他汀类药物治疗不满意的患者,可联合依洛尤单抗降脂治疗。最新便捷给药方式包括皮下缓释注射,可减少肝损害,同时增加患者的依从性。

此外,当三酰甘油水平很高时,应使用贝特类或鱼油降低胰腺炎风险。

综上,冠心病合并糖尿病除降糖、降脂治疗外,抗血小板、控制血压、减少炎症反应、改善微循环障碍等综合治疗措施应同时进行。但由于该疾病的复杂性,临床治疗应个体化,最大限度减少并发症,改善患者预后。

三、ADA 有关糖尿病合并冠心病管理建议

《2019 年美国糖尿病协会糖尿病诊疗标准》对于糖尿病合并冠心病提出以下管理建议。

（一）筛查

(1)对于无症状的患者,不推荐常规筛查冠状动脉疾病,因为只对动脉粥样硬化性心血管疾病危险因素给予治疗,常规筛查并不能改善结局。（A）

(2)以下患者考虑筛查冠状动脉疾病:非典型心脏症状(如不能解释的呼吸困难、胸部不适);血管疾病相关的症状和体征,包括颈动脉杂音、短暂性脑缺血发作、卒中、跛行或周围动脉疾病;心电图异常(如 Q 波)。（E）

（二）治疗

（1）在已知动脉粥样硬化性心血管疾病的患者中，考虑 ACEI 或 ARB 治疗以降低心血管事件的风险。（B）

（2）有既往心肌梗死的患者，应该在心梗后持续使用 β 受体阻滞剂至少 2 年。（B）

（3）病情稳定的充血性心力衰竭（CHF）患者，如果 eGFR 大于 30 mL/min，可以应用二甲双胍。CHF 病情不稳定或因 CHF 住院的患者，应避免使用二甲双胍。（B）

（4）对 2 型糖尿病伴动脉粥样硬化性心血管疾病的患者，推荐使用已证实具有心血管疾病益处的 SGLT 2 抑制剂或 GLP-1 受体激动剂作为抗高血糖方案的一部分。（A）

（5）对动脉粥样硬化性心血管疾病合并心力衰竭的高危患者，首选 SGLT 2 抑制剂。（C）

第二节　冠心病合并糖尿病的中医治疗

根据临床表现，中医学的消渴病与现代医学的糖尿病基本一致。消渴病是中医学的病名，是指以多饮、多尿、多食、消瘦、疲乏、尿甜为主要特征的一种综合病证，是一种发病率高、病程长、并发症多，严重危害人类健康的病证，近年来发病率更有增高的趋势。中医药在改善症状、防治并发症等方面均有较好的疗效。中医学对本病的认识最早，且论述甚详。消渴之名，首见于《素问·奇病论》，根据病机及症状的不同，《黄帝内经》还有"消瘅""膈消""肺消""消中"等名称的记载。《黄帝内经》认为五脏虚弱，过食肥甘，情志失调是引起消渴的原因，而内热是其主要病机。《金匮要略》立专篇讨论，最早提出治疗方药。《证治准绳·消瘅》在前人论述的基础上，对三消的临床分类作了规范：渴而多饮为上消（经谓膈消），消谷善饥为中消（经谓消中），渴而便数有膏为下消（经谓肾消）。明清及其之后，医家们对消渴的治疗原则及方药有了更为广泛而深入的研究。

一、病因病机

（一）病因

禀赋异常、五脏柔弱、素体阴虚、过食肥甘、情志失调、久坐少动、运动量减少等为消渴病发生的原因。禀赋异常为内因，饮食情志等为外因，内外因相合而致消渴病。

1.素体阴虚,五脏虚弱

素体阴液亏虚及阴液中某些成分缺乏,特别是脾肾两虚在消渴证的发病中起着决定作用。

2.饮食因素

过食肥甘厚味及饮食结构或质量改变为主要病因。多食肥甘,滞胃碍脾,中焦壅滞,升降受阻,运化失司,聚湿变浊生痰,日久化热伤津,导致消渴病。

3.久坐少动

久坐少动,活动减少,脾气呆滞,运化失常;脾气既耗,胃气亦伤,脾胃虚弱;脾不散精,精微物质不归正化,则为湿为痰、为浊为膏,日久化热,导致消渴病。

4.情志失调

精神刺激,情志失调,长期过度的精神刺激,情志不舒;或郁怒伤肝,肝失疏泄,气郁化火,上灼肺胃阴津,下灼肾阴;或思虑过度,心气郁结,郁而化火,心火亢盛,损耗心脾精血,灼伤胃肾阴液,均可导致消渴病的发生。

5.长期饮酒,房劳过度

长期嗜酒,损伤脾胃,积热内蕴,化燥伤津;或房事不节,劳伤过度,肾精亏损,虚火内生,灼伤阴津,均可发生消渴病。

(二)病机

消渴病为食、郁、痰、湿、热、瘀交织为患。其病机演变基本按郁、热、虚、损四个阶段发展。发病初期以六郁为主,病位多在肝,在脾(胃);继则郁久化热,以肝热、胃热为主,亦可兼肺热、肠热;燥热既久,壮火食气,燥热伤阴,阴损及阳,终至气血阴阳俱虚;脏腑受损,病邪入络,络脉亏损,变证百出。病位在五脏,以脾(胃)、肝、肾为主,涉及心肺;阴虚或气虚为本,痰浊血瘀为标,多虚实夹杂。初期为情志失调,痰浊化热伤阴,以标实为主;继之为气阴两虚;最后阴阳两虚,兼夹痰浊瘀血,以本虚为主。阴虚血脉运行涩滞、气虚无力、痰浊阻滞、血脉不利等都可形成瘀血,痰浊是瘀血形成的病理基础,且二者相互影响,瘀血贯穿消渴病始终,是并发症发生和发展的病理基础;痰浊瘀血又可损伤脏腑,耗伤气血,使病变错综复杂。

二、辨证论治

(一)辨证要点

消渴病多因禀赋异常、过食肥甘、多坐少动以及精神因素而成,病因复杂,变证多端。辨证当明确郁、热、虚、损等不同病程特点。本病初始多六郁相兼为病,宜辛开苦降,行气化痰。郁久化热,肝胃郁热者,宜开郁清胃;热盛者,宜苦酸制甜,其肺热、肠热、胃热诸证宜辨证治之。燥热伤阴,壮火食气,终致气血阴阳俱虚,则需益气养血,滋阴补阳润燥。脉损诸证应根据不同病情选用辛香疏络、辛润通络、活血通络诸法,有利于提高临床疗效。

(二)证治分类

消渴病多由糖尿病前期发展而来,气滞痰阻、脾虚痰湿或气滞阴虚者皆可化热,因热盛伤津,久之伤气,形成气阴两虚,甚至阴阳两虚。由于损伤脏腑不同,兼夹痰浊血瘀性质有别,可出现各种表现形式。

1. 痰(湿)热互结证

症状:形体肥胖,腹部胀大,口干口渴,喜冷饮,饮水量多,脘腹胀满,易饥多食,心烦口苦,大便干结,小便色黄,舌质淡红,苔黄腻,脉弦滑。

证机分析:形盛体胖,胖人多痰湿,湿浊内盛,气机壅塞,则腹部胀满;痰热内灼津液,故口干口渴、喜冷饮;胃热消灼,痰热扰心,则易饥多食,心烦口苦;湿热内盛,津液煎灼,故大便干结、小便色黄;舌质淡红,苔黄腻,脉弦滑均为痰(湿)热互结之象。

治法:清热化痰(祛湿)。

方药:小陷胸汤(《伤寒论》)加减。瓜蒌清热涤痰,宽胸散结,通胸膈之痹,为君药。臣以黄连苦寒泄热除痞,与瓜蒌实相配则清热化痰之力更强。半夏化痰散结,为佐药。

加减:口渴喜饮加生石膏、知母;腹部胀满加炒莱菔子、焦槟榔。偏湿热困脾者,治以健脾和胃,清热祛湿,用六君子汤加减。

2. 热盛伤津证

症状:口干咽燥,渴喜冷饮,易饥多食,尿频量多,心烦易怒,口苦,溲赤便秘,舌红,苔黄燥,脉细数。

证机分析:饮食不节,积热于胃,胃热熏灼于肺,肺热伤津,故口干咽燥,渴喜冷饮;胃主腐熟水谷,胃热内盛,腐熟力强,则易饥多食;热盛扰心,故心烦;肾关不固,则尿频;津液耗损,不能输布于全身,则溲赤便秘;舌红,苔黄燥,脉细数均为热盛伤津之象。

治法:清热生津止渴。

方药:白虎加人参汤(《伤寒论》)加减。石膏辛寒,清凉解热;知母苦寒,生津解热泻火;人参益气生津;甘草、粳米和胃补中。

加减:肝胃郁热,大柴胡汤(《伤寒论》)加减;胃热,三黄汤(《备急千金要方》)加减;肠热,增液承气汤(《温病条辨》)加减;热盛津伤甚,连梅饮(《温病条辨》)加减。

3.气阴两虚证

症状:咽干口燥,口渴多饮,神疲乏力,气短懒言,形体消瘦,腰膝酸软,自汗盗汗,五心烦热,心悸失眠,舌红少津,苔薄白干或少苔,脉弦细数。

证机分析:消渴日久,阴精亏虚,阴液不能上承则咽干口燥,口渴多饮;脾气亏虚,故神疲乏力,气短懒言;胃热腐熟力强,津液亏耗,则形体消瘦;肾虚无以益其府,故腰膝酸软;气虚不固,阴精蒸灼,则自汗盗汗;虚热内扰,心气不足,心神不宁,则五心烦热,心悸失眠;舌红少津,苔薄白干或少苔,脉弦细数均为气阴两虚之象。

治法:益气养阴。

方药:玉液汤加减。生山药、生黄芪用量较重,为君,补脾固肾,益气生津;知母、天花粉滋阴清热,润燥止渴,为臣药;佐以葛根升发脾胃清阳,鸡内金助脾健运,五味子补肾固精。

加减:倦怠乏力甚,重用黄芪;口干咽燥甚,重加麦冬、石斛。

(三)并发症辨治

肥胖型与非肥胖型糖尿病日久均可导致肝肾阴虚或肾阴阳两虚,出现各种慢性并发症,严重者发生死亡。

1.肝肾阴虚证

症状:小便频数,浑浊如膏,视物模糊,腰膝酸软,眩晕耳鸣,五心烦热,低热颧红,口干咽燥,多梦遗精,皮肤干燥,雀目,或蚊蝇飞舞,或失明,皮肤瘙痒,舌红少苔,脉细数。

证机分析:阴精亏虚,五脏失于精微物质濡养,肝肾不足,肾气不固,故小便频数,浑浊如膏,视物模糊,腰膝酸软,眩晕耳鸣;虚热上亢,内扰于心,故五心烦热,低热颧红,口干咽燥;肝肾精亏,则皮肤干燥,雀目,皮肤瘙痒;舌红少苔,脉细数均为肝肾阴虚之象。

治法:滋补肝肾。

方药:杞菊地黄丸加减。方中重用熟地黄滋阴补肾,填精益髓,为君药。山萸肉补养肝肾,并能涩精;山药补益脾阴,亦能固肾,共为臣药。佐以泽泻利湿泄浊,丹皮清泄相火,茯苓淡渗利湿,并加入清泄肝肾虚火且明目之枸杞、菊花。

加减:视物模糊加茺蔚子、桑葚子;头晕加桑叶、天麻。阴虚火旺五心烦热,骨蒸潮热,遗精失眠盗汗者,可加知母、黄柏;尿多而混浊者,可酌加益智仁、桑螵蛸、五味子;遗精者可加芡实、金樱子;失眠者可加首乌藤(夜交藤)、酸枣仁;盗汗者可加糯稻根、麻黄根。

2.阴阳两虚证

症状:小便频数,夜尿增多,浑浊如脂如膏,甚至饮一溲一,五心烦热,口干咽燥,神疲,耳轮干枯,面色黧黑,腰膝酸软无力,畏寒肢凉,四肢欠温,阳痿,下肢水肿,甚则全身皆肿,舌质淡,苔白而干,脉沉细无力。

证机分析:阴阳互根互用,病程日久,阴损及阳,造成阴阳两虚。肾之固摄失司,大量水谷精微下泄,则小便频数,夜尿增多,浑浊如脂如膏,甚至饮一溲一;肾开窍于耳,五色主黑,肾阴阳两亏,可见神疲,耳轮干枯,面色黧黑,腰膝酸软无力;肾损及脾,运化失司,水湿内泛,则下肢水肿,甚则全身皆肿;舌质淡,苔白而干,脉沉细无力均为阴阳两虚之象。

治法:滋阴补阳。

方药:金匮肾气丸加减。地黄、山药、山茱萸滋肾填精,桂枝、附子温助肾阳,于水中生火之义,泽泻泄相火,茯苓助脾运,丹皮清肝热,则所补之阳气得于潜藏。

加减:偏肾阳虚,选右归饮加减;偏肾阴虚,选左归饮加减。五更泄泻者,可合用四神丸温阳除湿;阳事不举者,酌加巴戟天、淫羊藿、肉苁蓉;早泄者,可加金樱子、桑螵蛸、覆盆子。

3.兼血瘀

症状:肢体麻木或疼痛,下肢紫暗,胸闷刺痛,中风偏瘫,语言謇涩,眼底出血,唇舌紫暗,舌有瘀斑或舌下青筋显露,苔薄白,脉弦涩。

证机分析:消渴日久入络,气阴两虚,气虚无力推动血行,阴虚则血失化源,致瘀血阻络,痹阻于心脉、肢体,则胸闷刺痛,肢体麻木或疼痛,下肢紫暗;瘀血阻于清窍,故中风偏瘫,语言謇涩,眼底出血,唇舌紫暗;舌有瘀斑或舌下青筋显露,苔薄白,脉弦涩均为血瘀之象。

治法:活血化瘀。

方药:一般瘀血选用桃红四物汤加减。桃仁、红花为主,力主活血化瘀;以甘温之熟地、当归滋阴补肝,养血调经;芍药养血和营,以增补血之力;川芎活血行气,调畅气血,以助活血之功。也可根据瘀血的部位选用王清任五个逐瘀汤(《医林改错》)加减。

加减:瘀阻经络加地龙、全蝎;瘀阻血脉加水蛭。血瘀重者,可酌加丹参、蒲黄、三七;气虚者,可加生黄芪等;津伤燥热者,可加栀子、黄芩;阴精不足,气阴两虚者,可加用人参、麦冬等。

三、其他疗法

(一)饮食控制

坚持做到总量控制、结构调整,每餐只吃七八分饱,以素食为主,其他为辅,营养均衡,进餐时先喝汤、吃青菜,快饱时再吃些主食、肉类。针对糖尿病不同并发症常需要不同的饮食调摄,如糖尿病神经源性膀胱患者晚餐后减少水分摄入量,睡前排空膀胱;合并皮肤瘙痒症、手足癣者应控制烟酒、浓茶以及辛辣、海鲜发物等刺激性饮食;合并脂代谢紊乱者可用菊花、决明子、枸杞子、山楂等药物泡水代茶饮。

(二)运动

坚持做适合自己的运动,应循序渐进、量力而行、动中有静、劳逸结合,将其纳入日常生活的规划中。青壮年患者或体质较好者可以选用比较剧烈的运动项目;中老年患者或体质较弱者可选用比较温和的运动项目,不适合户外锻炼者可练吐纳呼吸或打坐功;八段锦、太极拳、五禽戏等养身调心的传统锻炼方式适宜大部分患者;有并发症的患者原则上避免剧烈运动。

(三)心理调节

正确认识和对待疾病,修身养性,陶冶性情,保持心情舒畅,调畅气机,树立战胜疾病的信心和乐观主义精神,配合医生进行合理的治疗和监测。

(四)中成药

中成药的选用必须适合该品种的证型,切忌盲目使用。中成药建议选用无糖颗粒剂、胶囊剂、浓缩丸或片剂。

1.消渴丸

药物组成:每10粒含格列苯脲(优降糖)2.5 mg。

功效主治:具有滋肾养阴、益气生津的作用;具有改善多饮、多食、多尿等临床症状及较好的降低血糖作用。主治2型糖尿病。

用法用量:饭前30分钟服用,每次5～10粒,每日2～3次。由于本药内含格列苯脲,所以需注意用法用量,以免发生严重的低血糖。严重的肝肾疾病患者慎用,1型糖尿病患者不宜服用。

2.降糖消脂胶囊

药物组成:黄芪、地黄、昆布、水蛭等。

功效主治:益气养阴,祛痰化瘀。用于治疗2型糖尿病属气阴两虚、痰瘀互阻者。

用法用量:口服,每次4粒,每日3次,连续服用8周为一疗程。

3.渴乐宁胶囊

药物组成:黄芪、黄精、地黄、太子参、天花粉等。

功效主治:益气养阴生津。适用于气阴两虚型消渴病(非胰岛素依赖型糖尿病)患者,症见口渴多饮、五心烦热、乏力多汗、心慌气短等。

用法用量:口服,每次 4 粒,每日 3 次,3 个月为一疗程。

4.石斛夜光丸

药物组成:石斛、人参、山药、茯苓、枸杞、菟丝子、决明子等。

功效主治:滋补肝肾,养肝平肝明目。对糖尿病视网膜病变及糖尿病性白内障早期有一定疗效。

用法用量:口服,每次 1 丸,每日 2 次。

5.明目地黄丸

药物组成:熟地黄、山茱萸、山药、泽泻、菊花、当归等。

功效主治:滋补肝肾,平肝明目。对糖尿病性视网膜病变及白内障早期有一定疗效。

用法用量:口服,每次 1 丸,每日 2 次。

(五)验方

(1)人参 60 g,玉竹 90 g,玄参 90 g,苍术 30 g,麦冬 60 g,杜仲 60 g,茯苓 60 g,生黄芪 12 g,枸杞子 9 g,五味子 30 g,葛根 30 g,龟鹿二仙胶 60 g,熟地黄 6 g,怀山药 120 g,山茱萸 60 g,牡丹皮 30 g,冬青子 30 g。研为细末,另用黑大豆 1000 g,煎成浓汁去渣,共和为小丸,每次 6 g,每日 3 次。适用于成年人糖尿病,血糖、尿糖控制不理想者。

(2)西洋参 30 g,葛根 30 g,天花粉 9 g,石斛 60 g,玄参 90 g,生地黄 9 g,天冬、麦冬各 3 g,莲须 30 g,人参 30 g,银杏 60 g,五味子 30 g,桑螵蛸 60 g,菟丝子 60 g,补骨脂 60 g,山茱萸 60 g,生黄芪 120 g,怀山药 90 g,女贞子 60 g。研为细末,用金樱子膏 1000 g 合为小丸,每次 6 g,每日 3 次。适用于糖尿病中医辨证为上消、下消者。[1]

(3)西瓜皮 15 g,冬瓜皮 15 g,天花粉 12 g。水煎,每日 2 次,每次半杯。适用于糖尿病口渴、尿浊者。[2]

(4)红薯叶 30 g,水煎服。适用于糖尿病有瘀热者。[3]

---

[1] 参见施今墨:《施今墨论临证》,上海中医药大学出版社 2009 年版,第 121 页。
[2] 参见郭爱廷、江景芝:《单方验方》,北京科学技术出版社 2007 年版,第 82 页。
[3] 同[2]。

(5)生白茅根 60～90 g,水煎,代茶饮。每日 1 剂,连服 10 日。适用于糖尿病有肾病者。[1]

(6)山药、天花粉等量,水煎,每日 30 g。适用于糖尿病口渴、尿浊者。[2]

(六)中医适宜技术

1.穴位贴敷

主穴:胰俞、脾俞、三阴交、足三里。配穴:肺俞、肾俞、胃俞、膈俞。清洁皮肤,穴位贴敷,24 小时后更换一次,10～15 次为一疗程,或遵医嘱,用于各证型。

2.针灸

近年国内外有关针刺治疗糖尿病的报道日渐增多,关于针刺对糖尿病的作用可归纳为以下几个方面。①针刺可使胰岛素水平升高,胰岛素靶细胞受体功能增强,加强胰岛素对糖原的合成代谢及氧化酵解和组织利用的功能,从而起到降低血糖的作用。②针刺后糖尿病患者三碘甲状腺原氨酸(T_3)、甲状腺激素(T_4)含量下降,表明血液中甲状腺素含量降低,从而减少了对糖代谢的影响,有利于降低血糖。③针刺可使糖尿病患者全血黏度、血浆黏度等血液流变异常指标下降,这对改善微循环、防止血栓形成、减少糖尿病慢性并发症有重要意义。④针刺能够调节中枢神经系统,从而影响胰岛素、甲状腺素、肾上腺素等激素的分泌,有利于糖代谢紊乱的纠正。

(1)体针:糖尿病患者进行针法治疗时要严格消毒,一般慎用灸法,以免引起烧灼伤。针法调节血糖的常用处方有:①上消(肺热津伤)处方:肺俞、脾俞、胰俞、尺泽、曲池、廉泉、承浆、足三里、三阴交;配穴为烦渴、口干加金津、玉液。②中消(胃热炽盛)处方:脾俞、胃俞、胰俞、足三里、三阴交、内庭、中脘、阴陵泉、曲池、合谷;配穴为大便秘结加天枢、支沟。③下消(肾阴亏虚)处方:肾俞、关元、三阴交、太溪;配穴为视物模糊加太冲、光明。④阴阳两虚处方:气海、关元、肾俞、命门、三阴交、太溪、复溜。

(2)耳针:耳针治疗糖尿病常选用的穴位如下:①胰、内分泌、肾、三焦、耳迷根、神门、心、肝。针法为轻刺激。每次取 3～5 穴,留针 20 分钟,隔日一次,10 次为一疗程。②主穴为胰、胆、肝、肾、缘中、屏间、交感、下屏尖,配穴为三焦、渴点、饥点。偏上消者加肺、渴点;偏中消者加脾、胃;偏下消者加膀胱。根据症状及辨证分型,每次选穴 5～6 个。针法:捻转法运针 1 分钟,留针 1～2 小时,留针期间每 30 分钟行针一次。隔日一次,两耳交替,10 次为一疗程。

---

[1] 参见郭爱廷、江景芝:《单方验方》,北京科学技术出版社 2007 年版,第 82 页。

[2] 同[1]。

（3）灸法：治疗糖尿病常用穴位如下：①承浆、意舍、关冲、然谷（《普济方》）。②水沟、承浆、金津、玉液、曲池、劳宫、太冲、行间、商丘、然谷、隐白（《神应经》）。③承浆、太溪、支正、阳池、照海、肾俞、小肠俞、手足小指尖（《神灸经论》）。

（七）预防

做好四季养生，内养正气，外慎邪气。糖尿病高危人群和糖尿病前期患者应定期随访血糖变化情况，建议每年至少 1 次空腹血糖和（或）口服葡萄糖耐量检查。重视糖尿病前期及糖尿病防治知识的学习，保持心情舒畅，树立起战胜疾病的信心。饮食清淡，平衡膳食，戒烟限酒。适当规律运动，循序渐进，舒适为度，以疏通经络，调节气血。定期测体重。

第十四章 冠心病围术期的处理

第一节 冠心病非心脏手术围术期的西医处理

随着外科手术技术的发展,临床上冠心病患者非心脏手术的适应证愈来愈广,手术种类以腹部、泌尿、骨科手术居多,而急症、失血多、高龄伴多系统疾病患者的麻醉风险更高,使围术期心血管事件的风险增加,如心肌梗死、心力衰竭和死亡。据《中国心血管健康与疾病报告 2019》报道,中国心血管病患病率处于持续上升阶段;推算心血管病现患人数 3.30 亿,其中冠心病患者 1100 万,高血压病患者 2.45 亿;2017 年心血管病死亡率仍居首位,农村和城市心血管病分别占死因的 45.91% 和 43.56%。

冠心病患者需要行非心脏手术的也在逐年增加,近期患有心肌梗死或不稳定型心绞痛的患者如果需要行紧急或急诊手术,风险则更高。认识并理解围术期心血管风险因素,在麻醉前进行全面评估,对降低患者施行非心脏手术的并发症的发生率和病死率具有重要意义。

2017 年,我国发布了《冠心病患者非心脏手术麻醉及围术期管理专家共识》,阐述了择期、紧急或急诊非心脏手术的缺血性心脏病患者的麻醉前评估、麻醉治疗和术后即刻管理。

一、术前评估

(一)心血管事件风险评估总则

所有接受择期非心脏手术的缺血性心脏病患者,应进行围术期心血管事件风险评估。围术期心血管事件风险与外科手术类型(见表 14-1)和患者体能状态(见表 14-2)有关。

表 14-1　　　　　　ACC/AHA 指南非心脏手术的心脏风险分级

高风险 （MACE 通常＞5％）	中度风险 （MACE 一般为 1％～5％）	低风险 （MACE 一般＜1％）*
（1）主动脉及主要大血管手术 （2）外周血管手术	（1）颈动脉内膜剥离术 （2）头颈外科手术 （3）腹腔内和胸腔内手术 （4）矫形外科 （5）前列腺手术	（1）门诊手术** （2）内镜手术 （3）浅表手术 （4）白内障手术 （5）乳腺手术

注：主要心血管不良事件（major adverse cardiovascular events，MACE）包括三个终点事件：心血管死亡、心肌梗死和卒中。＊术前一般不需要进一步的心脏检测。＊＊门诊手术是指在手术当天入院并在同一天返回家的手术。

表 14-2　　　　　　各种活动能量需要的估测值

1MET ↓ 4MET	能否照顾自己 能否吃饭、穿衣或使用卫生间 能否室内散步 能否在平路上以 3.2～4 km/h 的速度行走 1～2 个街区 能否在家里干轻活，如吸尘、洗碟 能否上一段楼梯或爬上小山坡
4MET ↓ ＞10MET	能否以 6.4 km/h 的速度在平路行走 能否短距离跑步 能否在家里干轻活，如擦地板、提重物或搬重家具 能否进行适当的娱乐活动，如高尔夫球、保龄球、跳舞、网球双打、棒球 能否参加剧烈运动，如游泳、网球单打、足球、篮球、滑雪

注：摘自欧洲心脏病学会（ESC）与欧洲麻醉学会（ESA）指南摘要中的患者体能状态（functional capacity，FC）评估，其明确提出评估患者的 FC 是围术期心血管事件风险评估的重要一步，常借助代谢当量（metabolic equivalent，MET）进行 FC 的评估。

（二）心脏评估及处理流程

步骤 1：对于有冠心病或冠心病危险因素并拟行手术的患者，首先评估手术的紧急性。如果情况紧急，需先明确有可能影响围术期管理的临床危险因素，然后在合理的监测和治疗下进行手术。

步骤 2：如果手术较紧急或为择期手术，首先需明确患者是否有急性冠脉综合征，如果有，则根据不稳定型心绞痛/非 ST 段抬高型心肌梗死和 ST 段抬高型心肌梗死的临床实践指南进行指南导向的药物治疗（guideline-directed medical therapy，GDMT）。

步骤3：如果患者有冠心病的危险因素，但病情稳定，则需结合非心脏手术的心脏风险分级评估围术期主要心血管不良事件（MACE）（见表14-1）。比如，对于低风险的手术（眼科手术），即使合并多种危险因素，患者的MACE风险仍然较低；而对行大血管手术的患者，即使合并较少的危险因素，也可能使MACE的风险升高。

步骤4：如果患者出现MACE的风险较低（<1%）（见表14-1），则无需进一步检测，患者就可以开始手术。

步骤5：如果患者出现MACE的风险较高（见表14-1），则需要评估患者体能状态（FC）（见表14-2）。如果患者具有中度、较好或优秀的FC(≥4MET)，则无需进一步评估即可进行手术。

步骤6：如果患者FC较差（<4MET）或未知，临床医师应咨询患者和围术期团队，以明确进一步的检测是否会影响患者手术决策和围术期管理[如选择原来的手术或术前需要接受冠脉搭桥手术（CAGB）或经皮冠脉介入手术（PCI）的治疗]。如果有影响，可行药物负荷试验。对于FC未知的患者，也可行运动负荷试验。如果负荷试验结果异常，可根据结果的异常程度，考虑冠状动脉造影和血运重建手术；之后患者可在GDMT下进行手术，也可考虑替代治疗，如无创治疗（如癌症的射频治疗）或对症治疗。如果负荷试验结果正常，可根据GDMT进行手术。

步骤7：如果检测不影响患者手术决策和围术期管理，可按GDMT进行手术或考虑替代治疗，如无创治疗（如癌症的射频治疗）或对症治疗。

（三）高心脏风险

当患者处于围术期心血管事件的高风险状态时，建议请心脏病专家在术前和术后的医疗管理中紧急会诊。

（四）紧急或急诊手术

无论冠状动脉疾病的严重程度如何，需要行紧急或急诊手术的缺血性心脏病患者与进行择期手术的患者相比，心血管不良事件的风险更高。

（五）近期心肌梗死或不稳定型心绞痛

近期心肌梗死（过去4周）以及不稳定或严重心绞痛患者围术期心血管事件风险极高。如果手术不可避免（例如紧急或急诊手术），以预防、监测和治疗心肌缺血作为麻醉目标尤为重要（见后面的"手术麻醉目标"相关内容）。尽管尚无随机试验支持这项建议，ACC/AHA指南建议新发心肌梗死的患者需等待

4～6 周后行择期非心脏手术。对于某些不稳定或严重心绞痛的患者,心脏病专家推荐在非心脏手术之前完成冠脉血运重建。

（六）近期做过经皮冠状动脉介入治疗

有近期经皮冠状动脉支架植入治疗(PCI)史的患者,如果在 6 周内进行非心脏手术,心血管不良事件风险增加(如心肌梗死、死亡、支架内血栓形成以及需要再次紧急血运重建手术)。这一风险主要与在手术诱发的高凝状态下过早停止双重抗血小板治疗有关(阿司匹林加上 P2Y12 受体阻断剂,如氯吡格雷、普拉格雷或替卡格雷)。择期非心脏手术建议延迟至 PCI 术后至少 6 个月进行,最好一年,以便不间断双重抗血小板治疗(尤其是药物洗脱支架)。

既往 PCI 患者行择期非心脏手术的时机:

(1)对球囊扩张及植入裸金属支架(BMS)的患者,择期非心脏手术应分别延迟 14 天和 30 天;对植入药物洗脱支架(DES)的患者,择期非心脏手术最好延迟至 1 年后。

(2)对需要行非心脏手术的患者,临床医师需要共同决定及权衡停止或继续抗血小板治疗和手术的相对风险。如果药物涂层支架植入后手术延迟的风险大于预期缺血或支架内血栓形成的风险,择期非心脏手术可考虑延迟 180 天。

(3)对于围术期需要停止双联抗血小板的患者,裸金属支架植入 30 天内、药物洗脱支架植入 12 个月之内不推荐行择期非心脏手术;对于围术期需要停止阿司匹林的患者,不推荐球囊扩张后 14 天内择期非心脏手术。

(4)近期服用抗血小板药物的患者,如需要非常紧急或急诊手术,而在手术中或手术后发生大量出血,则可能需要输注血小板。但是,不建议基于预防目的而提前输注血小板。

(5)其他关于近期接受过 PCI 治疗的患者麻醉管理与稳定型缺血性心脏病患者的管理相似(见后面的"手术麻醉目标"相关内容)。

（七）非心脏手术前冠脉血运重建

如果根据现有的临床实践指南有血运重建的适应证,非心脏手术前可行血运重建;如果仅为减少围术期心脏事件,不推荐非心脏手术前常规冠脉血运重建。

二、术前用药管理

（一）β 受体阻滞剂

术前已经服用 β 受体阻滞剂的缺血性心脏病患者应继续服用常规剂量,包括手术日和整个围术期,以尽量减少心动过速或局部缺血。不建议预防性使用β受体阻滞剂,除非心脏病专家会诊后认为有非常明显的指征。

(二)他汀类药物

术前已服用他汀类药物的患者应在整个围术期内继续服用。需要他汀类治疗但未开始服用的患者,建议其术前开始他汀类药物治疗。

(三)阿司匹林

对于大多数服用阿司匹林进行一级或二级心血管疾病预防的患者,剂量将维持到非心脏手术术前5～7天。在围术期大出血风险过去后重新开始治疗。

对特定类型的外科手术(如颈动脉、末梢血管或心脏手术)和PCI术后接受双重抗血小板治疗(阿司匹林＋P2Y12受体阻断剂,如氯吡格雷、普拉格雷、替卡格雷)的患者,围术期阿司匹林治疗方案是不同的:

1.颈动脉手术

来自美国神经病学学会(AAN)和美国胸科医师学会(ACCP)的指南共识推荐阿司匹林用于症状性和无症状的颈动脉内膜剥除术(CEA)患者。我们建议在CEA之前开始服用阿司匹林(81～325 mg),并在无禁忌证的情况下继续服用。虽然有其他药物可用,但阿司匹林是CEA后研究最多的抗血小板药物,颈动脉斑块去除后,阿司匹林通常被认为足以进行术后治疗。对阿司匹林过敏的患者,氯吡格雷可用作替代药物。

2.外周血管手术

对于其他部位动脉粥样硬化斑块(如下肢)的患者,任何使用抗血小板药物或添加其他抗血栓药物的决定,都需要基于双重抗血小板治疗或三重抗血栓治疗适应证的个体化决策。

3.心脏手术

所有心血管疾病患者(CVD)均应终生接受阿司匹林预防缺血性心血管事件。因此,大多数CABG患者每天服用阿司匹林直至手术日。对于新诊断CVD(尚未服用阿司匹林)和需行CABG的患者,术前开始阿司匹林治疗应个体化,应权衡手术延迟时间、手术出血风险以及术前启动药物治疗的潜在风险。如果手术等待超过5天,多数情况会启用阿司匹林治疗。如果等待时间不到5天,开始使用阿司匹林的决定需要平衡过量出血的风险与潜在的益处。

4.经皮冠状动脉介入治疗

对于植入药物洗脱支架或裸金属支架后初始4～6周但需要行紧急非心脏手术的患者,应继续双联抗血小板治疗,除非出血的相对风险超过预防支架内血栓形成的获益。对于植入冠脉支架但必须停止P2Y12受体阻断剂才可以手术的患者,在可能的情况下推荐继续使用阿司匹林,术后应尽快开始 P2Y12 受体阻断剂治疗。

(四)血管紧张素转换酶抑制剂和血管紧张素受体阻断剂

血管紧张素转换酶抑制剂(ACEI)和血管紧张素受体阻断剂(ARB)以往在围术期持续使用,尤其是合并心力衰竭的患者。ACEI 与 ARB 可能引起围术期低血压,建议手术当天早晨暂停给药。如果患者血流动力学不稳定、血容量不足或肌酐急性升高,则需要暂停 ACEI 和 ARB。

(五)可乐定

长期服用可乐定的患者应继续服用,突然停药可能会诱发反弹性高血压。

(六)其他心血管药物

围术期建议继续使用大多数其他长期服用的心血管药物,如钙通道阻滞剂、地高辛和利尿剂。

(七)植入心脏电子设备患者的管理

对于围术期计划暂停心律治疗的植入型心律转复除颤器患者,暂停期间应持续心电监测,确保体外除颤装置随时可用。在停止心电监测和出院前,应保证植入型心律转复除颤器重新开始激活工作。

三、术前实验室检查

术前血液检测项目对于缺血性心脏病患者与其他非心脏病行非心脏手术的患者相同。长期使用利尿剂治疗的患者和肾功能不全的患者,需要检测相应的代谢指标,包括钠、钾、氯、二氧化碳、葡萄糖、血尿素氮、肌酐。

(一)心电图

对已知的缺血性心脏病患者,尤其是心血管不良事件风险评级为中到高度的患者(见表 14-1),常规进行术前静息状态 12 导联心电图(ECG)检查。

(二)左室功能的评估

对于原因不明的呼吸困难患者,围术期应进行左室功能的评估;对于出现逐渐加重的呼吸困难或其他临床状态改变的心力衰竭患者,应进行围术期左室功能的评估。对于既往有左室功能障碍但临床情况稳定、1 年内未进行过左室功能评估的患者,可考虑行左室功能评估;不推荐常规进行围术期左室功能评估。

(三)运动试验

对于心脏风险高危但患者体能状态极好(>10MET)的患者,无需进一步的运动试验和心脏影像学检查;对于心脏风险高危但患者体能状态未知的患者,如果评估结果会改变治疗方案,应进行运动试验评估心功能情况;对于患者体能状态未知、需进行高心脏风险手术的患者,可以考虑行心肺运动试验;对于心脏风险高危但体能状态中至好(4～10MET)的患者,可无需进一步的运动试验和心脏影像学检查而进行手术。对于心脏风险高危且体能状态差(<4MET)或未知的患者,如果评估结果会改变治疗方案,可进行运动试验和心脏影像学检查来评估心肌缺血的情况;对于心脏风险低危患者,常规使用无创负荷试验筛查是无效的。

(四)非心脏手术前的无创药物负荷试验

对于非心脏手术心脏风险高危且体能状态差(<4MET)的患者,如果试验结果会改变治疗方案,应进行无创药物负荷试验(多巴酚丁胺负荷超声心动图或药物负荷心肌灌注成像)。对于心脏风险低危的非心脏手术患者,常规使用无创负荷试验筛查是无效的。

(五)围术期冠状动脉造影

不推荐常规的围术期冠状动脉造影。

四、手术麻醉目标

心肌缺血性疾病患者的麻醉目标为预防、监测及治疗心肌缺血。

(一)预防心肌缺血

在不考虑外科手术进程、麻醉技术及治疗药物的前提下,最大化地提高心肌氧供及降低心肌氧耗是血流动力学调整的目标(见表 14-3)。

表 14-3　　　　　　　　　　影响心肌氧供及氧耗的因素

↓降低氧供的因素	↑增加氧耗的因素
↑心率	↑心率
↓动脉血氧含量	↑左室收缩期室壁压力(左室后负荷)
↓血红蛋白含量	↑收缩压(SBP)
↓血氧饱和度	↑左室舒张末期容积(LVEDV)
↓冠状动脉血流量	↓左室室壁厚度
↓冠状动脉灌注压(CPP)	↑心肌收缩力
CPP=DBP−LVEDP	
↓舒张压(DBP)	
↑左室舒张末期压力(LVEDP)	
↑冠状动脉血管阻力	

1. 降低心率

保持心率在较低及正常范围内（50～80 次/分），如发生心动过速，也需平衡心肌细胞的氧供和氧耗。由于 70%～80% 冠状动脉血流的灌注发生在心脏舒张期，心肌氧供主要受舒张期时间的影响。当心率增加一倍时，心肌氧耗增加超过一倍。心率与舒张期时间之间的关系是非线性的。

2. 维持正常血压

血压维持在基础值±20% 范围内可有效地维持冠状动脉的灌注。严重低血压降低心肌氧供，而严重高血压增加心肌氧耗。低血压的快速治疗可有效避免氧供不足导致的心肌缺血。高血压可通过增加收缩期室壁压力及左室舒张末期压力（LVEDP）增加心肌氧耗（见表 14-3）。由于左室舒张末期压力对心内膜下冠状动脉的压迫作用，使该部位冠脉对心肌缺血极其敏感。

3. 维持正常左室舒张末期容积

液体超负荷导致的左室过度扩张会增加收缩期室壁压力及心肌氧耗。中心静脉压力及肺动脉压力监测都可用来评估左室容积，但这些监测手段也有其局限性。

4. 充足的动脉血氧含量

维持正常以上的血红蛋白氧饱和度（脉搏血氧仪监测）、动脉血氧分压（动脉血气监测）、血红蛋白含量（≥80 g/L），将最大限度地提高冠状动脉血氧含量。

5. 正常体温

围术期应避免低体温的发生，低体温促进组织释放氧。低体温的不良反应如寒战将增加心肌氧耗，有导致心肌缺血的风险。

(二)心肌缺血的监测

在血流动力学平稳的情况下，仍有可能发生心肌缺血事件。对心肌氧供及氧耗之间的失衡以及心肌缺血的监测应始终贯穿整个围术期。

1. 心电图

所有患者均需持续监测心电图（ECG），监测心肌缺血及心律失常的发生。电脑自动对 ST 段的分析优于临床医师对 ST 段的解读，同时，多导联心电图监测比单导联心电图监测更为敏感。虽然心电图监测存在敏感性低的缺点，但心肌缺血高风险的患者行非心脏手术时，围术期 ST 段的改变与心源性不良事件的发生关系密切。

2. 有创动脉压力监测

有创动脉压力监测可有效监测实时血压。其适应证包括严重冠状动脉疾病、心肌病及血流动力学不稳定的患者,也适用于稳定型心肌缺血患者行大型并且可能存在大量失血及体液丢失的手术。在监测术中低血压事件上,直接动脉压力监测优于间接动脉压力监测技术,麻醉诱导前行直接动脉监测是最优策略。在围术期指导血管活性药物使用、抽取动脉血行动脉血气分析等方面,有创动脉压力监测均起到重要作用。

3.中心静脉压力监测

出血量大、需要大量输注液体或需要泵注血管活性药物等情况,决定了患者是否需要中心静脉置管。中心静脉压(CVP)常被用于监测容量负荷,但不能有效地预测液体复苏效果。

4.肺动脉导管

不推荐肺动脉导管(PAC)用于监测心肌缺血。与心电图监测、经食道超声心动图相比,术中肺动脉压力尤其是肺动脉楔压并非有效的监测指标。在大多数心脏或非心脏手术患者中,围术期 PAC 似乎没有益处甚至有害。在少数存在血流动力学障碍的严重心血管疾病患者中,PAC 可以用于监测充盈压、计算心排血量及肺动脉压力及其变化趋势。是否使用 PAC 更多取决于患者的心血管状况(严重的心肌病或瓣膜病变)及手术可能的风险(存在潜在大量体液转移及出血)。

5.经食管超声心动图

术中经食管超声心动图(TEE)是监测室壁运动异常高风险患者的有效手段,尤其是行重大手术的患者。在监测心肌缺血上,TEE 比 ECG 及 PAC 更敏感。然而,目前尚未有证据显示 TEE 监测能够减少围术期严重心血管不良事件。在超声工程师及 TEE 专家均在场的情况下,围术期 TEE 的紧急使用适用于不明原因的、持续性的或威胁生命的循环紊乱。TEE 监测能够鉴别低血容量、左室和(或)右室功能异常、心包积液及心包压塞、瓣膜狭窄或反流、肺动脉栓塞及左室流出道梗阻。

(三)心肌缺血的治疗

术中 ECG 出现特征性的 ST 段改变,最为常见的是 ST 段的上移及下降,提示为需治疗的心肌缺血。在大部分患者,第一步为治疗心律失常。若缺血性 ECG 持续存在,硝酸甘油的治疗通常是有效的;还可采用硝酸甘油协同去氧肾上腺素维持正常的动脉血压。对于术中发生心肌缺血的患者,这些干预方法能够最大化提高心肌氧供,降低心肌氧耗。

1.治疗心动过速

全身麻醉术中由疼痛或麻醉深度不够导致的心动过速(心率超过 100 次/

分)的治疗方案包括单次静脉注射麻醉药物(例如丙泊酚、阿片类药物)及给予吸入麻醉药物。若已置入硬膜外导管,可单次追加局麻药来加深麻醉。如果上述措施无法有效降低心率,可考虑静脉注射β受体阻滞剂(例如艾司洛尔、美托洛尔、拉贝洛尔)。

2.治疗高血压

由疼痛或麻醉深度不够导致的高血压治疗方案包括单次经静脉给予麻醉药物(例如丙泊酚、阿片类药物)、给予吸入麻醉药物及硬膜外追加局麻药物。酌情使用β受体阻滞剂(例如艾司洛尔、美托洛尔、拉贝洛尔)或舒血管药物(例如拉贝洛尔、尼卡地平及硝酸甘油)。高血压患者术中出现持续性的心肌缺血,可泵注硝酸甘油[10~400 $\mu g/min$ 或按照 0.1~4 $\mu g/(kg \cdot min)$]调控血压。硝酸甘油扩张心外膜内的冠状动脉,扩张外周静脉从而降低左室前负荷,但需要权衡硝酸甘油导致的低血压及剂量依赖性的心动过速所带来的风险。麻醉药物及硝酸甘油扩张血管可导致低血压甚至加重心肌缺血。协同应用去氧肾上腺素[10~200 $\mu g/min$ 或按照 0.1~2 $\mu g/(kg \cdot min)$]可有效维持血压。在硝酸甘油持续输注过程中,直接动脉穿刺持续监测动脉压力是有益的。在行非心脏手术的患者中,不推荐预防性给予硝酸甘油来减少心肌缺血的发生。经皮给予硝酸甘油因吸收不均匀,应避免应用。

3.治疗低血压

低血压(平均动脉压<75 mmHg 或舒张压<65 mmHg)的起始治疗方案包括减浅麻醉深度及加快液体输注。重复静脉给予 α_1 受体兴奋剂(静脉注射去氧肾上腺素 40~100 μg)、具有 α_1 及 β_1 受体激动效应的直接或间接拟交感药物(例如麻黄碱 5~10 mg)可有效治疗严重低血压。如果低血压持续发生,可持续输注去氧肾上腺素[10~200 $\mu g/min$ 或按照 0.1~2 $\mu g/(kg \cdot min)$]。外周血管收缩药血管加压素(1~4 U/h 或 0.01~0.067 U/min)及去甲肾上腺素[11~30 $\mu g/min$ 或按照 0.01~0.3 $\mu g/(kg \cdot min)$]可有效治疗血管麻痹(例如 ACEI 及脓毒症休克导致的外周血管低阻力、严重及难治性低血压)。与去氧肾上腺素及去甲肾上腺素相比,血管加压素由于其选择性的血管收缩效应,是肺动脉高压患者低血压治疗的较优选择。强心治疗是左(右)室功能不全时低血压有效的治疗方法,常用的药物为肾上腺素[1~100 $\mu g/min$ 或按照 0.01~1 $\mu g/(kg \cdot min)$]、去甲肾上腺素[1~30 $\mu g/min$ 或按照 0.01~0.3 $\mu g/(kg \cdot min)$]、多巴胺[5~20 $\mu g/(kg \cdot min)$]。在输注强心药物及缩血管药物时,必须直接监测动脉血压。

4.维持血液携带氧的能力

给予足够的氧供以维持血红蛋白氧饱和度不低于 95%。为了维持氧携带能力,在稳定性心肌缺血患者血红蛋白含量不高于 80 g/L(或者近期发生心肌梗死、不稳定型心绞痛的患者血红蛋白含量不高于 90 g/L)时,尤其当存在持续性出血、低血容量、心肌及其他器官缺血时,考虑输注红细胞。

五、手术麻醉管理

(一)麻醉前用药

无论选择何种麻醉技术,术前疼痛或焦虑引起的心动过速和高血压是需要治疗的。若患者处于监护下,可在全麻诱导前 30~60 分钟或全麻诱导期间给予咪达唑仑 1~4 mg 以缓解焦虑。由于咪达唑仑可引起血压和心排出量的轻微下降,血容量不足的患者和老年患者要减量或避免使用。与之类似,可以对监护状态下的患者给予小剂量的阿片类药物(例如芬太尼 25~50 μg)治疗术前疼痛,同时注意避免呼吸抑制。

(二)麻醉方式的选择

麻醉方法的选择主要取决于手术要求及外科医师和患者的偏好。对于胸腔或腹部行大切口手术的缺血性心脏病患者,我们建议采用椎管内麻醉技术联合或替代全身麻醉,以便为患者提供术后镇痛。采用椎管内麻醉和其他区域麻醉技术联合或替代全身麻醉,可以通过改善术后镇痛和阻断心脏交感神经纤维以减轻应激诱发的心率增快。目前,仅有间接证据支持这种方法。

考虑到硬膜外血肿的风险,我们不建议给目前接受抗凝药物或抗血小板治疗(除外单独使用阿司匹林)的患者进行椎管内穿刺或置管。在需要静脉注射肝素行术中抗凝治疗的患者(如腹主动脉瘤手术),可以行椎管内穿刺或置管。对于留置硬膜外导管的患者,在穿刺或置管至少 1 小时后,术中可以使用普通肝素。应在患者凝血功能恢复数小时后拔除硬膜外置管。

1.局麻监护,强化麻醉

对于该类患者,关键问题是避免疼痛和(或)焦虑引起的心动过速和高血压,此类血流动力学改变可增加心肌氧耗和(或)减少心肌氧供。因此,可以给予小剂量短效药物(例如咪达唑仑、阿片类药物、丙泊酚或右美托咪定)以提供镇痛、抗焦虑和(或)镇静作用。更为重要的是,应连续监测,以防止低血压、呼吸抑制及其所致的低氧血症的发生。

2.椎管内麻醉

椎管内麻醉适用于没有接受抗血小板和抗凝药物治疗并且同意实施椎管

内麻醉的患者。椎管内麻醉的目标是，术中维持足够的麻醉效果，术后提供足够的镇痛而不引起低血压，避免危害心肌氧供需平衡。

椎管内麻醉由于产生交感神经阻滞从而降低心脏的前负荷，导致低血压，多见于血容量不足或有心力衰竭、心脏舒张功能障碍的患者（其血压依赖于足够的前负荷）。在这些患者中，我们采用改良的椎管内麻醉技术（例如蛛网膜下腔给予小剂量局麻药复合或不复合鞘内应用阿片类药物，或缓慢滴定硬膜外局麻药物用量）。

椎管内麻醉需要适当补液以防止低血压，同时应注意避免过量输注（例如补 1000 mL 晶体液）和（或）给有症状的心力衰竭患者快速补充大量的液体。应该减少晶体液的用量并减缓补液速度（例如根据需要以 250 mL 的补液量逐步增加，同时严密监测患者对补液的血流动力学改变和临床反应）。必要时可使用 α1 受体激动药，如去氧肾上腺素 40～100 μg 和（或）兼有 α 和 β 受体激动作用的直接或间接拟交感胺（例如麻黄碱 5～10 mg）快速纠正低血压，根据需要可重复使用。

3. 全身麻醉

（1）诱导。全身麻醉诱导的目标包括减轻插管和手术刺激所致的血流动力学改变，同时避免血流动力学改变所致的心肌氧供需失衡。

气管插管应选择速效、短效药物（如依托咪酯 0.3 mg/kg 或缓慢给予小剂量丙泊酚约 1 mg/kg），复合小剂量的阿片类药物（如芬太尼 1～2 μg/kg）或利多卡因 50～100 mg，以减轻喉镜检查和插管时的交感神经反应。此外，应用肌肉松弛药物以助于喉镜置入。

依托咪酯对血流动力学影响小，通常作为严重心肌病、心源性休克或血流动力学不稳定患者首选的麻醉诱导药。使用依托咪酯的主要问题是其抑制皮质醇的生物合成，这种效应在单次给药后持续少于 24 小时，其临床意义尚不确定。丙泊酚是常用的麻醉诱导药。与依托咪酯相比，丙泊酚可降低交感神经兴奋（如降低全身血管阻力）、增加静脉血管床（减少静脉回流）和（或）直接抑制心肌收缩力，导致血压降低。因此，为尽可能减少低血压，可降低用量至 1 mg/kg 或更低；对老年患者和其他容易发生低血压的患者（如血容量不足、心脏舒张功能障碍依赖于足够的前负荷的患者），应缓慢给予或分次滴定使用。必要时可以给予小剂量的 α1 受体激动剂（如去氧肾上腺素 40～100 μg）纠正低血压。

缺血性心脏病患者应避免使用氯胺酮。氯胺酮可产生拟交感神经兴奋作用，导致心率、平均动脉压升高。对于缺血性心脏病患者，心率增加是不合适的。

（2）维持。全身麻醉的维持应根据手术需要和患者病情综合考虑，可采用吸入麻醉或全凭静脉麻醉。在大多数患者中，通常可选择以挥发性麻醉药（如七氟烷、异氟烷或地氟烷）为主，复合阿片类药物和（或）其他麻醉药物以达到取长补短的最佳麻醉效果。

虽然挥发性麻醉药可能具有心脏保护作用，但对非心脏手术患者，其临床意义尚不确定。

（3）苏醒。全麻苏醒期间，兴奋和疼痛以及气管拔管操作可刺激交感神经，引起心动过速和高血压，导致心肌缺血。因此，在患者全麻苏醒前应优化镇痛（如给予阿片类药物或经由已有的硬膜外导管使用局麻药）；在苏醒和拔管过程中适时适量地应用β受体阻滞剂（例如艾司洛尔、拉贝洛尔或美托洛尔）、血管舒张剂（例如拉贝洛尔、尼卡地平或硝酸甘油），维持患者血流动力学平稳。

六、术中心律失常的治疗

心律失常在缺血性心脏病患者中并不少见。术前有心律失常病史的患者术中应进行心电监测，一般情况下进行对症处理可以控制，严重心律失常的术中要及时发现和处理。

（一）室性早搏及心动过速

频发室性早搏及心动过速应查明原因，如电解质异常、低血压、心肌缺血等，立即给予纠正，同时给予利多卡因；无效时可考虑应用适量β受体阻滞剂，必要时可行电复律。

（二）室颤

室颤时需要立即进行心脏电除颤及心肺复苏。纠正水、电解质失衡；如果复发，需使用抗心律失常药，立即给予胺碘酮150 mg（或2.5 mg/kg），以5％葡萄糖稀释，快速推注，然后再次除颤。如仍无效，可于10～15分钟后重复追加胺碘酮150 mg（或2.5 mg/kg）。注意用药不应干扰心肺复苏和电除颤。室颤转复后，胺碘酮可静脉滴注维持量。

（三）房颤

房颤是一种常见的心律失常，尤其多见于心脏病患者。房颤的治疗应在心电血压监测下进行药物复律或电复律。药物复律常用胺碘酮75～150 mg静脉缓慢注射；控制心率药物如艾司洛尔、地尔硫革可控制心室率。然而，若房颤与低血压、心源性休克或肺水肿明显相关，则需要立即电复律以恢复窦性心律。

（四）心动过缓

严重的心动过缓可能导致组织灌注不足（如低血压、精神状态改变）的体征和症状,通常使用格隆溴铵、阿托品或麻黄碱治疗,同时准备好经皮起搏器和(或)强效的正性变时作用的药物(如肾上腺素)。阿托品或肾上腺素的使用可引起心动过速,尽管不期望心动过速见于心肌缺血患者,但优于心脏停搏。

(五)血糖控制

缺血性心脏病患者围术期血糖应控制在低于 10 mmol/L,并注意避免低血糖发作。在血管和其他非心脏手术中,高血糖与心肌缺血事件的风险增加相关,但低血糖也有危害。危重患者的一项试验表明,与较宽松的血糖管理(低于 10 mmol/L)相比,严格控制血糖(4.5~6.0 mmol/L)与更多的低血糖事件和更高的死亡率相关。[①]

七、术后管理

(一)缺血监测

大多数非心脏手术患者的心血管事件发生在术后。缺血性心脏病患者高危手术后,建议加强监测,持续监测心电图及血压,及时发现并处理心肌缺血、心律失常和低血压,防止心肌梗死等严重并发症。必要时可连续记录 12 导联心电图及检测肌钙蛋白含量来筛查围术期心梗的发生。

(二)疼痛管理

围术期有效的疼痛管理可消除应激及其相关不良的血流动力学波动以及高糖状态。没有手术禁忌证的可合作患者,接受腹部大手术或胸科大手术时,推荐选用硬膜外麻醉进行超前镇痛,也可蛛网膜下腔予以长效阿片类药物(如吗啡或氢化吗啡)以提供 12~24 小时的术后镇痛。

特定的区域麻醉技术对于疼痛的管理也非常有效,具体选择主要取决于手术部位(如上肢手术的镇痛行臂丛神经阻滞,下肢手术的镇痛行股神经或坐骨神经阻滞,乳腺、胸科或上腹部手术行肋间或椎旁神经阻滞)。围术期疼痛管理的其他技术还包括患者自控镇痛(PCA)。对于心肌缺血的患者,要避免使用非甾体类消炎药物(NSAIDs)及环氧合酶-2(COX-2)抑制剂。

---

① 参见李雪琼:《围手术期血糖管理规范的研究》,中国人民解放军医学院博士学位论文,2017 年。

第二节 冠心病围术期的中医处理

20 世纪 80 年代之后,冠状动脉介入治疗成为冠心病的重要治疗方法之一。随着冠脉介入治疗技术在国内大型中医医院普及,中医药以自身的特色优势在临床实践中被应用于相关问题的防治。介入治疗的出现是里程碑性的进展,但仍不能有效降低远期终点事件。把握冠心病介入前后不同时点证候动态演变规律,运用中药干预减少并发症是防治的关键。冠心病介入术后并发症(晚期血栓、无复流现象、远期事件)的出现,表明冠心病介入治疗后应强化药物治疗,中医药治疗冠心病心绞痛患者,在缓解心绞痛症状、提高生活质量、减少术后并发症、改善远期终点事件等方面有一定的优势。冠状动脉介入治疗围术期心肌损伤的中医药防治正在成为关注的热点。

冠状动脉介入治疗、冠状动脉介入治疗围术期心肌损伤当属于中医学"胸痹""心痛""真心痛"范畴,为其特殊发病类型。其诊断可参照中华中医药学会制定的《中医内科常见病诊疗指南:中医病证部分》中"胸痹心痛"的诊断标准进行。

一、病因病机

(一)病因

中医学"胸痹""心痛""真心痛"常见气滞血瘀证、气虚血瘀证、痰瘀互阻证、寒凝心脉证、气阴两虚证、阳虚水泛证、阳虚欲脱证等中医证候。对经皮冠状动脉介入(PCI)术后本虚证和标实证分布规律的研究结果显示,气虚、血瘀、痰浊等多见。[①] 临床行 PCI 的病变均为经年之疾,冠状动脉粥样硬化导致管腔狭窄大于 70%,并常伴有斑块破裂、血栓形成及血管痉挛,临床有劳力性心绞痛,并常伴有自发性心绞痛,冠状动脉介入治疗、冠状动脉介入治疗围术期心肌损伤多为 PCI 过程中出现分支血管闭塞或斑块脱落、血栓破碎、炎症反应,并导致微循环障碍。因此,冠状动脉介入治疗围术期心肌损伤的发生多表现为在慢性气虚、阴虚等本虚证基础上,出现急性血瘀、痰阻等标实证。临床上以气虚血瘀证、痰瘀互阻证、气虚痰瘀互阻证多见。

---

① 参见任毅等:《冠心病介入治疗围术期中医证候特征及分布规律的研究》,《中西医结合心脑血管病杂志》2010 年第 6 期。

（二）病机

本病常以心痛为主要临床表现,其发生机制为在气、血、阴、阳亏虚的基础上,痰浊、血瘀等病理产物阻滞于心脉,使得胸阳痹阻,气机不畅,心脉挛急或闭塞而发病。本病病位在心,与肝、脾、肾相关,属本虚标实、虚实夹杂之证。

二、证治分类

（一）主证

1.气虚血瘀证

症状:胸痛胸憋,持续不缓解,动则加重,伴面白、自汗、心慌、气短、乏力,舌质淡暗,舌苔薄白,脉弦细弱。

证机分析:正气亏虚,血行无力,瘀血阻脉,则胸痛胸憋,持续不缓解,气短、乏力;气虚不固故自汗;气虚血瘀,心失所养,则心慌;舌质淡暗,舌苔薄白,脉弦细弱均为气虚血瘀之象。

治法:益气活血。

方药:补阳还五汤加减(《医林改错》)。生黄芪补益元气,意在气旺则血行,瘀去络通,为君药。当归尾活血通络而不伤血,用为臣药。赤芍、川芎、桃仁、红花协同当归尾以活血祛瘀;地龙通经活络,力专善走,周行全身,以行药力,共为佐药。

加减:兼寒者,可加细辛、桂枝、肉桂等温通散寒之品;兼气滞者,可加沉香、檀香辛香理气止痛之品;若瘀血痹阻重证,表现胸痛剧烈,可加乳香、没药、郁金、延胡索、降香、丹参等加强活血理气止痛的作用等。

2.痰瘀互阻证

症状:胸痛胸憋,持续不缓解,伴体胖、头重、喘促,舌质色暗,舌苔厚腻,脉象弦滑。

证机分析:脾胃失健,水湿运化失司,聚湿生痰,痰浊留踞心胸,痹阻胸阳,气机不畅,心脉瘀阻,故胸痛胸憋,持续不缓解;痰浊中阻,清阳不能达于四肢,故体胖、头重、喘促;舌质色暗,舌苔厚腻,脉象弦滑均为痰瘀互阻之象。

治法:化痰活血。

方药:栝蒌薤白半夏汤合血府逐瘀汤加减。瓜蒌涤痰散结,开胸通痹;薤白通阳散结,化痰散寒;桃仁破血行滞而润燥;红花活血祛瘀以止痛,共为主药。半夏燥湿化痰,宽胸散结;赤芍、川芎助主药以增强活血祛瘀;牛膝活血通经,祛瘀止痛,引血下行,共为辅药。生地黄、当归养血益阴,清热活血;桔梗、枳壳一升一降,宽胸行气;柴胡疏肝解郁,升达清阳;甘草调和诸药。

加减:偏阳虚者,加桂枝、干姜、细辛温阳散寒;偏气滞者,加枳实、陈皮行气;痰浊壅盛者,加石菖蒲、天南星化浊开窍。痰浊郁而化热可用黄连温胆汤加减,可加竹沥、天竺黄。若痰热与瘀血互结为患,常配伍郁金、川芎理气活血,化瘀通脉。若痰浊闭塞心脉,猝然剧痛,可用苏合香丸芳香温通止痛。

3.气虚痰瘀互阻证

症状:胸痛胸憋,持续不缓解,动则加重,恶心欲吐,伴面白、自汗、心悸、气短、乏力,或伴体胖、头重、喘促,舌质淡暗,舌苔厚腻,脉细弦滑。

证机分析:正气亏虚,血行无力,瘀血阻脉,则胸痛胸憋,持续不缓解,气短,乏力;心失所养,则心慌;水湿运化失司,聚湿生痰,痰浊中阻,清阳不能达于四肢,故体胖、头重;舌质淡暗,舌苔厚腻,脉细弦滑均为气虚痰瘀互阻之象。

治法:益气活血,化痰通络。

方药:补阳还五汤合栝蒌薤白半夏汤加减。瓜蒌涤痰散结,开胸通痹;薤白通阳散结,化痰散寒;生黄芪补益元气,意在气旺则血行,瘀去络通,为君药。半夏燥湿化痰,宽胸散结;当归尾活血通络而不伤血,共为臣药。赤芍、川芎、桃仁、红花协同当归尾以活血祛瘀;地龙通经活络,力专善走,周行全身,以行药力,共为佐药。

加减:若兼口干咽干,心烦失眠,舌红少津,阴虚偏盛,可加生地、天冬、玄参、石斛、柏子仁等滋阴清热安神之品;兼气滞者,可加川芎、郁金、檀香、沉香、香附以行气活血;兼见心脾两虚者,可加白术、茯苓、茯神、远志、龙眼肉、炙甘草等补益心脾;若阳虚寒凝心脉,心痛较剧者,可酌加乌头、赤石脂、细辛、高良姜等;若阳虚水停,四肢肿胀者,可加茯苓、白术、防己等。

(二)常见兼证

1.阴虚证

症状:口干口渴,舌红少苔,脉象细数。

证机分析:兼有阴虚者,津液不能输布上承,则口干口渴;舌红少苔,脉象细数均为阴虚之象。

方药:可加用生脉散(《内外伤辨惑论》)或增液汤(《温病条辨》):西洋参、麦冬、五味子或元参、麦冬、生地等。

2.热证

症状:口苦纳呆,舌红苔腻,脉象滑数。

证机分析:兼有痰热内盛,气机壅滞,脾胃运化不利,则口苦纳呆;舌红苔腻,脉象滑数,均为痰热之象。

方药:可加用黄连温胆汤(《六因条辨》)或小陷胸汤(《重订通俗伤寒论》):

陈皮、半夏、茯苓、甘草、枳实、竹茹、黄连或半夏、黄连、栝蒌等。

3.热毒证

症状:烦躁不安,腹满便秘,舌紫苔燥,脉象沉紧。

证机分析:积热内郁,热毒蕴结,心神扰动,气机郁闭,则烦躁不安,腹满便秘;舌紫苔燥,脉象沉紧均为热毒内郁之象。

方药:可加用黄连解毒汤(《肘后备急方》):黄连、黄芩、黄柏、栀子等。

三、其他疗法

目前已有的中医药 PCI 围术期心肌保护研究,均为规范化治疗基础上的叠加实验,未见中药与规范化治疗西药合用发生不良反应的报告,尚无中药不同剂型合并使用疗效及安全性研究的数据。围术期心肌损伤的发生、发展与转归受基础疾病、手术损伤、个人体质等因素影响,中医药防治中当综合考虑,辨证用药。

(一)中成药

1.丹蒌片

药物组成:栝蒌皮、薤白、葛根、川芎、丹参、赤芍、泽泻、黄芪、骨碎补、郁金。

功效主治:宽胸通阳,化痰散结,活血化瘀,适用于痰瘀互阻患者。

用法用量:饭后口服,每次 5 片,每日 3 次。

2.冠心舒通胶囊

药物组成:广枣、丹参、丁香、冰片、天竺黄。

功效主治:活血化瘀,通经活络,行气止痛,适用于心血瘀阻的患者。

用法用量:口服,每次 3 粒,每日 3 次。

3.芪参益气滴丸

药物组成:黄芪、丹参、三七、降香油。

功效主治:益气通脉,活血止痛,适用于气虚血瘀患者。

用法用量:口服,每次 1 袋,每日 3 次。

4.麝香保心丸

药物组成:人工麝香、人参提取物、人工牛黄、肉桂、苏合香、蟾酥、冰片。

功效主治:芳香温通,益气强心,适用于气虚血瘀,兼有痰浊的患者。

用法用量:口服,每次 1～2 丸,每日 3 次。或症状发作时服用。

5.通心络胶囊

药物组成:人参、水蛭、全蝎、赤芍、蝉蜕、蜈蚣、檀香、降香、乳香(制)、酸枣仁(炒)、冰片。

功效主治:益气活血,通络止痛,适用于气虚血瘀患者。

用法用量:口服,每次 2～4 粒,每日 3 次。

6.益心舒胶囊

药物组成:人参、麦冬、五味子、黄芪、丹参、川芎、山楂。

功效主治:益气复脉,活血化瘀,养阴生津,适用于气虚血瘀,兼有阴虚的患者。

用法用量:口服,每次 3 粒,每日 3 次。

(二)中医外治法

中医外治法内容丰富、疗效独特、历史悠久,具有简、便、廉、验之特点,包括针灸、推拿按摩、熏洗、针刀、敷贴、膏药、脐疗、足疗、耳穴疗法、拔火罐、刮痧、水疗、指压、接骨、牵引等百余种方法,广泛应用于内、外、妇、儿、皮肤、肛肠、五官等各科。中医外治法具有扶正祛邪、增强免疫、改善体质、舒经活络等多方面作用。中医外治法在冠心病介入围术期的应用也有重要价值,从针刺、灸法、穴位贴敷、熏洗、推拿、拔罐等疗法治疗心血管疾病的研究中可探寻中医外治法在冠脉介入患者围术期的应用。

1.针刺治疗

针刺具有协调阴阳、行气活血、调实补虚、镇静、镇痛等多方面作用。部分行介入治疗的患者具有恐惧、焦虑等情绪,可通过针刺神门、劳宫、合谷等穴位起到镇静作用;对于介入术后肢体疼痛、腰部疼痛的患者,可通过针刺足三里、合谷、内关及相应腧穴、合穴、原穴、络穴、郄穴和一些交会穴起到镇痛作用;对于股动脉行介入需卧床者,通过针刺腧穴、足三里、三阴交、血海等穴位起行气活血作用,预防下肢静脉血栓形成;对卧床尿潴留患者,通过针刺关元、足三里、中极、阴陵泉、三阴交等穴或针刺耳穴膀胱、尿道、肾、三焦、交感等穴改善尿潴留症状。

2.灸法治疗

灸法具有温通经络、祛除寒邪、回阳固脱、补气固本、行气活血、散瘀消肿等作用。灸法可应用于年高体弱者,术前施灸足三里、气海、关元、背腧穴等可改善症状,提高对手术的耐受性;术后继续施灸可改善术后引起的虚弱症状,增强气血运行,减少血栓等并发症。

3.穴位贴敷

根据不同的情况,选择相应的穴位和药物。冠脉介入术后给予通便中药神阙穴贴敷,尤其是经股动脉穿刺需要卧床 24 小时的患者或急性心肌梗死后需卧床患者,可保持大便通畅,避免因大便秘结诱发的心血管意外。

(三)情志调整

大部分患者因为对冠脉介入诊疗的不理解,产生紧张、恐惧、焦虑、抑郁的情绪,导致睡眠差、血压升高、心绞痛发作次数增多,使手术风险增加,更有甚者,术前放弃手术。通过情志调整,可以缓解患者紧张、恐惧、焦虑、抑郁的情绪。在 PCI 术后预防与调摄方式方面,专家指出,应在积极规范 PCI 适应证选择及其操作的基础上,构建患者"生命网"管理模式,加强患者的心理疏导,改变患者的不良生活方式,从而提高患者的诊疗依从性,减少胸痛发作和再发心血管事件。[①]

祖国医学认为,人有喜、怒、忧、思、悲、恐、惊的情志变化,亦称"七情"。其中,怒、喜、思、忧、恐为五志,五志与五脏有着密切的联系。部分介入患者忧思过度伤脾,出现脾胃运化失常的一些症状,如脾胃虚弱,运化无力;也可导致气机郁结,出现腹胀腹泻等表现。思虑过度同时也可以使得心血暗耗,心血耗伤则容易出现心悸、失眠等问题。中医认为,惊恐伤肾,惊则气乱,恐则气下,部分患者由于对介入的恐惧心理,出现心神不安、夜不能寐、大小便失禁、遗精、腰膝酸软等症状。中医根据五行相生相克理论,提出了以一种情志去纠正相应所胜的情志,达到调节由这种不良情志所引起的疾病的独特治疗方法,也就是以情胜情疗法:恐胜喜,怒胜思,喜胜悲忧,思胜恐,悲胜怒。中医可通过导引、音乐、针刺、推拿按摩、中药熏洗、耳穴贴敷等多种途径调整患者的紧张、忧郁、惊恐等情绪,使患者保持良好的心态接受手术。

PCI 手术前后患者出现的抑郁、焦虑等心理障碍直接影响手术过程和术后恢复,最终成为 PCI 术后心血管不良事件的独立危险因素。PCI 手术前后出现的抑郁和(或)焦虑症,属于中医"郁证"范畴。尽管手术前后患者出现的焦虑和(或)抑郁临床表现呈多样化,但其分型诊断应参考中医"郁病",以本虚和标实为纲进行辨证分型。复合证型分为气郁化火、气滞痰郁、气滞血瘀、肝胆湿热、心脾两虚、心胆气虚及阴虚肝郁 7 种。对于 PCI 手术前后抑郁和(或)焦虑症的中医治疗,推荐使用经典方剂,同时在临床上可以辨证选用中成药和针灸疗法。

冠脉介入围术期的中医药治疗需要从患者的心理、体质、病情、介入治疗的副作用等各个方面综合考虑,运用中医中药方法达到改善身体状态、缓解心理压力、预防和治疗手术并发症等作用。根据患者的个人具体情况,制定系统完善的中医药处理措施是今后中医药在介入治疗中仍需不断探索和提高的重任。

---

① 参见黄明艳等:《基于冠心病全程管理的"治未病"理论和实践》,《中国临床保健杂志》2019年第 6 期。

第十五章 冠心病特殊人群的抗栓及抗凝治疗

第一节 冠心病特殊人群的抗血小板治疗

抗血小板治疗可显著降低冠心病患者的血栓事件风险,国内外指南均将其作为急性冠状动脉综合征(ACS)治疗的Ⅰ类推荐。但临床实践中,抗血小板治疗的疗效和安全性呈现较大的个体差异,一些血栓或出血高风险的特殊患者,在接受常规抗血小板治疗时常发生血栓和出血事件,导致临床决策困难,亟须具体的指导性意见。

2018年4月,中国医师协会心血管内科医师分会血栓防治专业委员会、中华医学会心血管病学分会介入心脏病学组、中华心血管病杂志编辑委员会发布了《急性冠脉综合征特殊人群抗血小板治疗的中国专家建议》(以下简称"特殊人群专家建议")。该建议主要涉及高龄、溶栓治疗、合用口服抗凝药、肺栓塞(或静脉血栓栓塞症)、脑血管疾病、近期消化道出血病史、糖尿病、肾功能不全、痛风或高尿酸、缺铁性贫血、血小板计数低、冠状动脉旁路移植术(CABG)及非心脏外科手术围术期等特殊人群的抗血小板治疗。

一、高龄患者的抗血小板治疗

高龄(≥75岁)ACS患者临床表现常不典型,且冠状动脉多支病变及复杂病变常见,缺血事件发生率常高于非高龄ACS患者。随着年龄的增长,多种凝血因子血浆水平发生变化,导致出凝血功能紊乱,加之常合并多种疾病,如心力衰竭、高血压、糖尿病、卒中及肾功能不全等,多种药物联合使用较为常见,所以高龄是ACS患者诊疗过程中出血的主要危险因素之一。此外,高龄患者常被排除在随机对照研究之外,因此高龄ACS患者的抗血小板治疗缺乏循证医学证据,更应谨慎用药。

对于年龄不低于 75 岁的 ACS 患者,建议在阿司匹林的基础上选择氯吡格雷作为首选的 P2Y12 抑制剂。用法:75 mg,1 次/天,如此次发病前未用此药,建议予负荷量 300 mg。建议 DAPT 疗程为 12 个月,可根据患者缺血与出血风险适当延长或缩短。

二、溶栓治疗患者的抗血小板治疗

虽然经皮冠状动脉介入治疗(PCI)的应用越来越广泛,但在我国目前经济和医疗资源分布尚不均衡的条件下,静脉溶栓仍然是降低 STEMI 患者病死率和改善预后的重要方法。溶栓药物可使不稳定的粥样硬化斑块破裂处及受损内膜裸露更多,促进血小板活化、聚集,短期内更易形成血栓,而溶栓药物本身具有促血凝作用,可能导致凝血酶从血栓内释放,再次形成血栓。据文献报道,溶栓治疗后仍有 15%~20% 的患者复发心肌缺血或冠状动脉再闭塞。[1] 因此,抗血小板治疗对增强溶栓药物的作用及预防早期再闭塞有着十分重要的作用。此外,溶栓治疗合并严重出血并发症的发生率为 1%~5%,所以在选择溶栓辅助抗血小板药物时应充分权衡出血和缺血风险。

STEMI 溶栓患者应尽早给予双联抗血小板治疗。阿司匹林负荷量 200~300 mg(嚼服),随后 100 mg/d;不高于 75 岁者给予氯吡格雷 300 mg 负荷剂量(高于 75 岁者不予负荷剂量),随后 75 mg/d,持续治疗至少 12 个月。

STEMI 溶栓患者不推荐使用替格瑞洛,但溶栓后行 PCI 的患者,可权衡出血和缺血风险,考虑在溶栓 48 小时后使用替格瑞洛。

三、合用口服抗凝药患者的抗血小板治疗

长期口服抗凝药物(OAC)是高危非瓣膜病心房颤动(non-valvular atrial fibrillation, NVAF)患者预防血栓栓塞的基石。当此类患者接受 PCI 治疗后,往往需要 DAPT。但几项大型注册研究显示,三联抗栓治疗导致大出血的风险是 OAC 或 DAPT 单独用药的 3~4 倍。[2]

(1)低出血风险(HAS-BLED 评分 ≤2 分)的 ACS 合并房颤患者,不论支架的类型,起始 NOAC 或华法林＋阿司匹林及氯吡格雷三联抗栓治疗持续 6 个月,再 NOAC 或华法林＋阿司匹林或氯吡格雷治疗至 12 个月。

---

① 参见王贵松、高炜:《再闭塞、再狭窄和再梗死与血栓》,《医学研究杂志》2007 年第 6 期。

② 参见张晓晴等:《冠心病合并心房颤动冠状动脉介入术后双联与三联抗栓治疗对比的网状 Meta 分析》,《心肺血管病杂志》2020 年第 12 期。

（2）高出血风险（HAS-BLED 评分≥3 分）的 ACS 合并 NVAF 的患者，不论临床状况（稳定性冠心病或 ACS）和置入支架类型（BMS 或新一代 DES），应根据缺血风险给予起始 NOAC 或华法林＋氯吡格雷双联治疗，或 NOAC 或华法林＋阿司匹林＋氯吡格雷三联抗栓治疗持续 1 个月，再 NOAC 或华法林＋阿司匹林或氯吡格雷双联抗栓至 12 个月。

（3）如使用 NOAC，可考虑以下方案以减少出血风险：

①达比加群 110 mg，2 次/天基础上加用氯吡格雷 75 mg/d。

②利伐沙班 15 mg，1 次/天基础上加用氯吡格雷 75 mg/d。

③利伐沙班 2.5 mg，2 次/天基础上联合 DAPT（氯吡格雷 75 mg/d＋阿司匹林 100 mg/d）。

四、近期消化道出血病史患者的抗血小板治疗

抗血小板药物在减少心血管事件的同时，可增加消化道出血的风险，尤其对于消化道出血风险较高者（具有胃肠道溃疡或出血病史者；长期使用非甾体类抗炎药或糖皮质激素者；具有下列 2 项或更多危险因素者：年龄大于等于 65 岁、消化不良、胃食管反流病、幽门螺旋杆菌感染、长期饮酒）。在行 PCI 出院后自发性出血人群中，消化道出血约占 77.2%。

阿司匹林增加胃肠出血风险的机制包括两个方面：一是对正常消化道黏膜有直接刺激作用，破坏消化道黏膜屏障；二是抑制环氧化酶，减少前列腺素的合成，从而减少胃黏膜血流量，不利于胃黏膜的修复。P2Y12 受体拮抗剂并不直接损伤消化道黏膜，但可抑制血小板衍生生长因子和血小板释放的血管内皮生长因子，从而阻碍新生血管生成并影响溃疡愈合。消化道出血不仅影响患者预后，而且降低其治疗依从性，因此该类患者的抗血小板治疗应充分权衡获益与风险。

（1）具有高危消化道出血风险的 ACS 患者（包括老年人以及服用华法林、糖皮质激素或者 NSAIDS 者），推荐在氯吡格雷和阿司匹林 DAPT 的基础上服用质子泵抑制剂（PPI）1～3 个月。

（2）既往有消化道出血史及抗血小板治疗过程中发生消化道出血的 ACS 患者，应联合应用 PPI 3～6 个月，其后可考虑继续或间断服用 PPI。

（3）DAPT 期间发生消化道出血的患者，在尽快明确出血原因并积极治疗原发病的基础上，应权衡出血和缺血风险，决定是否停用抗血小板治疗及何时恢复抗血小板治疗。轻度出血无需停用 DAPT，如有明显出血（血红蛋白下降超过 3 g 或需要住院治疗，但未引起血流动力学紊乱），可考虑首先停用阿司匹

林,如出现危及生命的活动性出血,可停用所有抗血小板药物。病情稳定后,在确保安全的情况下,尽快恢复抗血小板治疗,一般 3~5 天后恢复氯吡格雷,5~7 天后恢复阿司匹林。

(4)服用替格瑞洛发生消化道出血的患者,建议停用替格瑞洛。如轻、中度出血可考虑直接换用氯吡格雷;重度出血需停用 P2Y12 抑制剂治疗者,在出血停止后换用氯吡格雷。

五、卒中/短暂性脑缺血发作(TIA)患者的抗血小板治疗

卒中目前已经成为全球第二大致死病因,12.3%~16.6%的 ACS 患者有卒中/TIA 病史。既往卒中/TIA 病史显著增加卒中风险(OR=2.74,95%CI 为 2.19~3.42),1 年内发生非致命性颅内出血的风险是无卒中和 TIA 病史患者的 3.03 倍。因此,ACS 合并卒中的患者缺血和出血风险均显著增高,抗血小板治疗更应该兼顾出血和缺血的平衡。

(1)既往有缺血卒中或 TIA 病史的 ACS 患者,推荐阿司匹林(100 mg/d)+氯吡格雷(75 mg/d)持续 12 个月。

(2)ACS 应用 DAPT 期间发生颅内出血,应停用 DAPT,权衡出血和再发缺血事件的风险,于病情稳定 2~8 周后,适时恢复适度的抗栓治疗。可先启用氯吡格雷治疗,随后继续应用 DAPT。

六、低血小板计数患者的抗血小板治疗

ACS 合并血小板计数低的患者分为两种情况,一是发生 ACS 之前已存在较低的血小板计数,二是 ACS 发病之后才出现血小板计数降低。就前者而言,血小板计数低的患者可见血小板体积增大(增大的血小板更易黏附在血管壁表面,诱发血栓形成)以及血小板微粒增多(这可在一定临床环境中促进血栓形成),预示了该类患者随后发生 ACS 的风险增加。而 ACS 之后出现的较低血小板计数,主要原因大多与治疗相关,如抗血栓药物(肝素或糖蛋白 $IIb/IIIa$ 受体抑制剂)。ACS 患者出现血小板计数低的情况时,往往使临床处理更为棘手。一方面,ACS 需强化抗血小板治疗;另一方面,血小板计数低的情况不建议继续抗血小板治疗,否则可能增加出血风险。

2017 年欧洲心脏病学学会(ESC)发表了对于 ACS 合并血小板减少患者的处理意见,建议将血小板减少分为轻度(血小板计数>100×10^9/L)、中度[血小板计数为(50~100)$\times10^9$/L]和重度(血小板计数<50×10^9/L)。轻度血小板减少不影响抗血小板治疗策略。中度血小板减少且无活动性出血的情况下,可

行 PCI,PCI 后给予 DAPT 1 个月,后改为氯吡格雷单药治疗;如未行 PCI,可予氯吡格雷单药治疗;无论何种治疗,均合用 PPI。重度血小板减少应停用所有抗血小板药物,并避免行 PCI。

(1)如 ACS 患者的血小板计数为(60～100)×10^9/L,需谨慎评估 DAPT 的安全性。低出血风险患者可首选氯吡格雷联合阿司匹林治疗,高出血风险患者可考虑使用单药(氯吡格雷或阿司匹林)治疗,避免使用替格瑞洛。

(2)如 ACS 患者血小板计数为(30～60)×10^9/L,建议使用单药(氯吡格雷或阿司匹林)维持治疗,避免使用替格瑞洛。

(3)如 ACS 患者血小板计数低于 30×10^9/L,建议停用所有抗血小板药物,并避免行 PCI。

(4)如 ACS 患者血小板计数短期下降幅度超过 30×10^9/L,不建议继续抗血小板治疗,应积极纠正原发疾病后再评估抗血小板治疗的安全性。

七、合并肾功能不全患者的抗血小板治疗

CKD 是严重危害人类健康的慢性疾病之一。一项全美范围的急性冠状动脉治疗干预注册研究表明,30.5% 的 STEMI 以及 42.9% 的 NSTEMI 患者合并 CKD。[①] 合并 CKD 的 ACS 患者因肾功能不全,可能存在血小板功能障碍及异常的凝血级联反应,同时具有出血及血栓形成倾向。合并 CKD 的 ACS 患者,其出血、缺血发生率会随着 CKD 的恶化而升高,而且受损的肾脏还可能导致血小板治疗药物低反应。因此,对合并 CKD 的 ACS 患者,给予有效的抗血小板药物干预及指导是非常必要的。

(1)对重度肾功能不全[eGFR<30 mL/(min·1.73m²)]患者,应首选阿司匹林 100 mg/d＋氯吡格雷 75 mg/d。

(2)对轻中度肾功能不全[30 mL/(min·1.73m²)<eGFR<90 mL/(min·1.73m²)]患者,推荐阿司匹林(100 mg/d)＋氯吡格雷(负荷剂量 300 mg,维持剂量 75 g/d)或阿司匹林(100 mg/d)＋替格瑞洛(负荷剂量 180 mg,维持剂量 90 mg,2 次/天)。

(3)对肾功能不全患者,如需联用 ARB 治疗,DAPT 首选氯吡格雷＋阿司匹林。

八、糖尿病患者的抗血小板治疗

糖尿病患者是心血管疾病的高危人群,约 32% 的 ACS 人群合并有糖尿病。

① 参见朱国英、宋丹:《特殊人群急性冠状动脉综合征的治疗策略》,《中国实用内科杂志》2008 年第 1 期。

与非糖尿病患者比较,糖尿病患者多为高龄且合并症(如高血压、动脉粥样硬化性疾病、慢性肾脏病、左心室功能不全等)发病率高。ACS合并糖尿病的患者不仅血栓风险增高,而且出血风险也明显增高。ACS合并糖尿病患者血栓的数量及结构与单纯ACS患者存在显著差异,主要表现为数量增多、纤维蛋白排列紊乱的低张力血栓以及微血栓数量更多、血栓自溶的时间更长。糖尿病患者的血小板常存在多个信号通路的异常调节,包括受体和细胞内下游信号的异常,从而导致血小板反应性增高。因此,抗血小板药物治疗在ACS合并糖尿病患者中显得尤为重要。

(1)合并糖尿病的ACS或PCI患者,推荐阿司匹林(100 mg/d)+替格瑞洛(负荷剂量180 mg,维持剂量90 mg,2次/天)或阿司匹林(100 mg/d)+氯吡格雷(负荷剂量300 mg,维持剂量75 mg/d)治疗至少12个月。

(2)合并糖尿病的ACS患者行PCI后,可给予三联抗血小板治疗(阿司匹林+氯吡格雷+西洛他唑)6~9个月,之后维持DAPT至少12个月。

九、合并痛风/高尿酸血症患者的抗血小板治疗

痛风指急性特征性关节炎和慢性痛风石疾病。相较于非痛风者,痛风患者非致命性心肌梗死风险更高。高尿酸血症是痛风发生发展的重要生化基础及最直接病因,随着血尿酸水平的升高,超过其饱和度而析出结晶时,便会附着于血管壁,从而损伤血管内皮细胞并促进冠状动脉粥样硬化斑块的形成。高尿酸血症是女性全因死亡和冠心病死亡的独立危险因素。高尿酸血症对男性和女性冠心病的发生和预后影响不同,可能与雌激素水平的影响有关。血尿酸水平每升高60 μmol/L,女性心血管病病死率和缺血性心脏病病死率分别增加26%和30%,男性则分别增加9%和17%。[①]

(1)痛风急性发作时首选氯吡格雷75~150 mg/d,病情稳定后尽早服用阿司匹林75~100 mg/d+氯吡格雷75 mg/d,6~12个月后改为氯吡格雷75 mg/d长期维持。

(2)支架后服用DAPT过程中发生痛风,应权衡缺血和痛风危害,可考虑在氯吡格雷和阿司匹林DAPT基础上合用抗痛风药物。

(3)ACS合并痛风治疗,应考虑阿司匹林对血尿酸的影响,小剂量阿司匹林(75~325 mg/d)可轻度升高血尿酸。一旦证实阿司匹林增加了痛风风险,立即停用阿司匹林或换用西洛他唑+氯吡格雷。

---

① 参见姜林娣:《心血管疾病患者伴发高尿酸血症的临床处理》,《中国临床医学杂志》2005年第1期。

十、缺铁性贫血患者的抗血小板治疗

相较于非贫血 ACS 患者,贫血 ACS 患者的长期死亡风险以及心力衰竭、心源性休克以及大出血的风险均显著升高。又因贫血是 ACS 患者出血性及缺血性事件风险的独立因素,因此,对于合并缺铁性贫血的 ACS 患者的抗血小板治疗,应同时综合衡量出血及缺血的风险。

(1)贫血患者选择抗栓治疗时,需充分权衡缺血和出血风险。如果贫血原因不明或难以纠正,应限制使用 DES,因为后者需延长 DAPT 的时间。

(2)经 DES 治疗后的 ACS 合并贫血患者,推荐 DAPT 治疗 12 个月,治疗过程中应对出血风险及骨髓抑制风险进行监测,并依据实际情况调整 DAPT 疗程。如患者伴高出血风险,则应考虑 DAPT 治疗 6 个月后停用 P2Y12 受体抑制剂。

十一、CABG 及非心脏外科手术围术期患者的抗血小板治疗

CABG 为临床上治疗 ACS 的重要手段,该类患者 CABG 术前往往长期服用阿司匹林等抗血小板药物以预防血栓形成。CABG 术前接受抗血小板药物治疗可增加出血风险,但若突然停药或可引起血栓反弹现象,从而增加术后主要心血管事件发生率。因此在 CABG 术前、术后应合理使用抗血小板药物。行血运重建术后,仍有部分患者可能面临非心脏外科手术。大型队列研究显示,PCI 术后 2 年,行非心脏外科手术的概率约为 22.5%。[①] 对于这部分患者,尤其是需要尽快行外科手术的患者,继续应用抗血小板治疗可能引起围术期出血风险,但若停用则可能发生支架内血栓,这是一个两难的抉择。

(一)CABG 围术期

1.CABG 前抗血小板治疗

(1)正在服用低剂量阿司匹林(75~100 mg)的患者,术前无需停药。

(2)对于计划行 CABG 且正在接受 P2Y12 抑制剂治疗的患者,应考虑在术前停用替格瑞洛至少 3 天,停用氯吡格雷至少 5 天。

(3)近期接受 P2Y12 抑制剂治疗者,可用血小板功能检测指导停药后 CABG 的时机,以缩短患者 CABG 术前等待时间。

(4)如使用血小板糖蛋白 IIb/IIIa 受体抑制剂,至少应于术前 2 小时停用。

(5)对于存在血流动力学不稳定、病情进展的心肌梗死或极高危冠状动脉病变,有急诊 CABG 指征者,无论抗血小板治疗如何,推荐立即行 CABG 治疗,

---

① 参见陈艳、袁晋青:《经皮冠状动脉介入治疗术后接受非心脏外科手术患者的抗血小板药物治疗》,《中国介入心脏病学杂志》2016 年第 11 期。

不宜延期。

2. CABG 后抗血小板治疗

(1)正在接受 DAPT 的 ACS 患者(ACS 和 STEMI),CABG 术后,若无需长期服用口服抗凝药,应尽快恢复 P2Y12 抑制剂治疗,持续 12 个月。

(2)如患者无进行性出血事件,推荐 CABG 术后 6～24 小时内给予阿司匹林治疗,并长期服用。

(3)氯吡格雷 75 mg,1 次/天可作为阿司匹林不耐受或者过敏患者的替代治疗方案,并在 CABG 术后长期服用。

(4)行 CABG 的患者,若伴有心肌梗死病史且出血风险较高,6 个月后应考虑停用 P2Y12 抑制剂治疗。

(5)若患者伴有较高缺血性风险(有心肌梗死病史)且耐受 DAPT,无出血并发症,DAPT 可持续治疗 12～36 个月。

(二)非心脏外科手术围术期

1. 根据手术出血风险调整抗血小板药物

(1)出血风险低的小手术,可不停用抗血小板药物;风险高者应停用,必要时输注血小板和采用特殊止血方法。

(2)心血管事件低危者,术前 7～10 天停用抗血小板药物,术后 24 小时恢复;心血管事件中至高危者,可不停用抗血小板药物,但需注意出血风险。

2. 冠状动脉支架置入患者

(1)置入 BMS 患者的非心脏手术应推迟到 30 天以后,置入 DES 患者则应推迟到 6 个月以后,围术期可继续服用阿司匹林。

(2)近期置入支架的患者,非心脏手术前停用 P2Y12 受体抑制剂后,可考虑使用 GPI(如替罗非班)作为桥接治疗。

(3)若患者置入支架后因外科手术必须调整抗血小板治疗,应继续阿司匹林治疗,并在术后尽快恢复 P2Y12 抑制剂治疗。

(4)围术期需中断抗血小板药物者,术前 3～5 天停用替格瑞洛,术前 5～7 天停用氯吡格雷,术后 24 小时恢复使用。

3. 非心脏手术患者

(1)患者近期伴有心肌梗死或其他缺血高风险,需选择 DAPT 进行治疗,择期手术可推迟 6 个月。

(2)如在 DAPT 开始后 1 个月内行择期非心脏手术,不建议停用 DAPT。

(3)氯吡格雷于术前 5 天停用,替格瑞洛于术前 3 天停用。

十二、肺栓塞(或静脉血栓栓塞症)患者的抗血小板治疗

静脉血栓栓塞症(venousthromboermbilism,VTE)包括深静脉血栓形成和肺血栓栓塞症(pulmonary thromboembolism,PTE),是第三大常见的心血管疾病,ACS 患者发生 VTE 的比例为 $4.96\% \sim 14.90\%$(其中约 5% 为致死性PTE)。VTE 患者在急性期溶栓和抗凝治疗后,需长期口服抗凝剂促进血栓溶解及预防复发,而 ACS 患者需长期口服抗血小板药物以减少冠状动脉不良事件。当 ACS 患者合并 VTE 时,往往使病情更加复杂,处理更为棘手。

(一)ACS 合并急性 PTE

药物溶栓治疗后,可选择阿司匹林+氯吡格雷+NOAC 或华法林三联抗栓治疗至少 3 个月,之后根据病情决定是否停用 NOAC 或华法林。

(二)ACS 拟行支架置入术合并急性 PTE

(1)除非紧急支架置入,否则均应优先按指南处理急性 PTE,并联用阿司匹林,尽可能在完成 PTE 的抗栓治疗 3 个月后,再行支架置入。

(2)短期(4 周)使用三联疗法后,可选择华法林或 NOAC+氯吡格雷的双联疗法至 12 个月。

第二节　冠心病合并房颤的抗栓治疗

一、冠心病合并房颤血栓栓塞并发症的预防

抗血小板药物能显著减少冠心病患者的心血管事件,但心房颤动显著增加患者死亡、缺血性脑卒中、颅内出血等不良事件的发生风险,且 80% 的心房颤动患者需要抗凝治疗。冠心病合并心房颤动患者,无论单纯抗凝还是 DAPT,均难以达到预防卒中或冠状动脉血栓事件的目标,而联用抗血小板和抗凝药物会增加出血风险。如何平衡冠心病合并心房颤动患者出血和血栓风险,在取得最大抗栓获益的同时将出血风险降至最低,是制订冠心病合并心房颤动患者抗凝治疗方案的关键。

评估冠心病合并心房颤动患者的血栓风险和出血风险是治疗的前提。2014 年 ESC/AHA/ACC 的心房颤动指南均推荐 CHA2DS2-VASc 评分系统用于评估冠心病合并非瓣膜病心房颤动的血栓风险(见表 15-1),推荐 HAS-BLED 评分系统用于评估该类患者的出血风险(见表 15-2)。

表 15-1 CHA2DS2-VASc 评分方法

危险因素	分值
主要危险因素	
充血性心力衰竭/左心室功能不全	1
高血压	1
年龄≥75 岁	2
糖尿病	1
卒中/TIA/血栓史	2
次要危险因素	
血管病变	1
年龄 65～74 岁	1
性别(女性)	1
总分值	10

注:CHA2DS2-VASc ≥ 2 分的患者推荐使用口服抗凝药物(OAC);CHA2DS2-VASc 为 1 分的患者应使用 OAC 或阿司匹林,但更倾向 OAC;CHA2DS2-VASc 为 0 分的患者可服用阿司匹林或不进行抗栓治疗。

表 15-2 HAS-BLED 评分方法

首字母	危险因素	分值
H	高血压	1
A	异常肝肾功能各计 1 分	1 或 2
S	卒中	1
B	出血	1
L	不稳定的 INR	1
E	年龄超过 65 岁	1
D	药物或饮酒(每项 1 分)	1 或 2
总分值		9

注:HAS-BLED 评分≥3 分为出血高危组,启动口服抗凝药物或阿司匹林治疗后均须密切随访;INR:国际标准化比值。

规范抗栓治疗是平衡冠心病合并心房颤动患者血栓和出血风险的关键。冠心病合并心房颤动的抗凝治疗难点在于抗血小板药物和抗凝药物不能完全相互替代,因为冠心病患者血栓富含血小板,需要抗血小板治疗,心房颤动患者血栓类似于静脉血栓,富含纤维蛋白,需要抗凝治疗,因此冠心病合并心房颤动的患者需要抗血小板联合抗凝治疗。联合抗栓治疗则增加了患者的出血风险,因此抗栓治疗是一把双刃剑,实现风险-获益平衡才是治疗的最高境界。

（一）维生素 K 拮抗剂华法林

华法林可抑制维生素 K 依赖的凝血因子 $II a$、$VII a$、$IX a$、$X a$ 的合成。华法林可降低 $30\% \sim 50\%$ 相关凝血因子的合成率,抑制凝血因子活性,通过多个作用位点拮抗凝血过程。华法林的抗凝效果肯定,但治疗窗狭窄,不同个体的有效剂量差异较大,并易受多种食物和药物的影响,需常规监测抗凝,力求国际标准化比值(INR)达到 $2.0 \sim 3.0$。有临床研究证实,抗凝强度为 INR 为 $2.0 \sim 3.0$ 时,华法林可有效预防卒中事件；INR 低于 2.0 时,预防卒中的作用显著减弱；INR 大于 4.0 时,出血并发症显著增多。INR 在治疗目标范围内的时间越长,华法林疗效越明显。完成临床评估后,应尽快启动华法林治疗。不推荐给起始负荷量,建议初始剂量为 $1 \sim 3$ mg/d,1 次/天。稳定前应数天至每周监测一次,个体化调整剂量,可在 $2 \sim 4$ 周达到抗凝目标范围。此后,根据 INR 结果的稳定性可延长监测 INR 时间,每 4 周监测一次。一次轻度升高或降低可不急于改变剂量,但应近期复查。INR 如确实不在目标范围,可升高或降低原剂量的 $10\% \sim 15\%$(见表 15-3),建议根据每周剂量进行调整。调整剂量后应重复前面所述的监测频率,直到剂量再次稳定。老年患者的华法林清除减少,合并其他疾病或合并用药较多,出血风险高,可适当增加监测频率。超过 48 小时未自行复律的持续性房颤,在需要直流电或药物复律前应投以华法林 3 周(剂量保持 INR 为 $2.0 \sim 3.0$),复律后继服华法林 4 周,避免左房耳内血栓脱落或形成新的血栓。

表 15-3　　　　　　　　　　华法林剂量调整方案

INR	每周剂量调整方案
≤1.5	升高 15%/周
1.6～	升高 10%/周
2.0～	不变
3.0～	降低 10%/周
4.0～	暂停 1 次用药,后重启治疗降低 10%/周
≥5.0	暂停用药至 INR 2.0～3.0,后重启治疗降低 15%/周

（二）非维生素 K 拮抗口服抗凝药(NOAC)

NOAC 包括直接凝血酶抑制剂达比加群酯,直接 $X a$ 因子抑制剂利伐沙班、阿哌沙班和艾多沙班。NOAC 受食物及药物影响较少,应用过程中无需常规监测凝血功能。

NOAC 禁用于合并机械人工瓣膜或中、重度二尖瓣狭窄(通常是风湿性的)的心房颤动患者,这些患者的抗凝只能使用华法林。尽管 NOAC 与华法林相比药物相互作用少,但仍需监测重要的药物相互作用,避免同时使用决奈达隆、利福平、HIV 蛋白酶抑制剂、伊曲康唑、酮康唑、伏立康唑、连翘和地塞米松等。

高剂量达比加群酯(150 mg,2 次/天)与华法林相比可进一步降低卒中和体循环栓塞事件,大出血的发生率与华法林相近。低剂量达比加群酯(110 mg,2 次/天)预防心房颤动患者血栓栓塞事件的有效性与华法林相似,并可减少大出血的发生率,两种剂量均明显减少颅内出血发生率。推荐使用达比加群酯2 次/天,根据患者的情况选择每次 150 mg 或 110 mg。如漏服达比加群酯,如时间不足 6 小时,可补服漏服剂量,如漏服时间超过 6 小时,则跳过该次服药,在下次服药的时间服用下次的剂量。我国目前没有适用于老年肾功能不全患者的 75 mg 剂量的达比加群酯(美国 FDA 批准使用)。

利伐沙班预防非瓣膜病心房颤动患者血栓栓塞事件的疗效不劣于甚至优于华法林,大出血发生率与华法林相当,但明显减少颅内出血。推荐使用利伐沙班 20 mg,1 次/天,与餐食同用。若肌酐清除率为 15～49 mL/min,或高龄、低体重,可用 15 mg,1 次/天。如漏服利伐沙班,如时间不足 12 小时,可补服漏服的剂量,如漏服时间超过 12 小时,则跳过该次服药,在下次服药的时间服用下次的剂量。

艾多沙班与华法林预防卒中和体循环栓塞的疗效相当,并明显减少大出血。剂量为 60 mg,1 次/天。若肌酐清除率为 30～50 mL/min,或体重不超过60 kg,减为 30 mg,1 次/天。

使用 NOAC 前,应再次评估患者抗凝治疗的适应证和禁忌证,检查血常规和肌酐(计算肌酐清除率),并据此选择药物的种类和剂量(见表 15-4)。严重肝、肾功能不全患者不宜应用 NOAC。用药过程中,需根据患者的肾功能情况定期复查肌酐清除率。正常者可每年测定一次;肌酐清除率低于 60 mL/min时,需加密监测,可按照(肌酐清除率÷10)个月测定一次。肾功能急剧变化者随时检测。有肾功能变化者,应根据情况调整 NOAC 的种类和剂量。难以确定如何调整时,应转诊至上级医院。从华法林转换为 NOAC 时,应在停用华法林且 INR 低于 2.0 时启动 NOAC。

表 15-4　　　　　　　不同肾功能损伤患者使用 NOAC 的剂量推荐

肌酐清除率/(mL/min)	达比加群酯	利伐沙班	阿哌沙班	艾多沙班
≥50	110 mg 或 150 mg，2 次/天	20 mg，1 次/天	2.5～5.0 mg，2 次/天	30 mg 或 60 mg，1 次/天
30～49	110 mg，2 次/天	15 mg，1 次/天	2.5～5.0 mg，2 次/天	15～30 mg，1 次/天
15～29	不推荐	慎用（15 mg，1 次/天）	慎用（2.5 mg，2 次/天）	慎用（30 mg，1 次/天）
<15，透析或不透析	不推荐	不推荐	不推荐	不推荐

（三）抗凝出血并发症的治疗

抗凝治疗引起的出血，按严重程度分为轻微出血、中度出血和严重出血。

轻微出血指的是抗凝治疗相关的鼻出血、皮肤小瘀斑、轻微外伤后出血，可给予适度处理，无需停药，也可延迟用药；中度出血指的是肉眼血尿、自发大片瘀斑、其他未危及生命的大出血；严重出血具有生命危险，如颅内出血、严重消化道出血、腹膜后出血等导致血流动力学不稳定的出血。

轻微出血建议给予支持治疗，如机械压迫止血或小手术止血。口服华法林者可推迟给药时间或暂停给药，直至 INR 降至低于 2.0。NOAC 的半衰期较短，停药 12～24 小时后凝血功能即可改善。

中度及以上出血应停用抗凝药，在病情允许的情况下，建立静脉通道并做初步处理（补液、保证血流动力学稳定等措施）后需转诊到上级医院处理。严重出血可使用抗凝药的拮抗剂，因华法林所致可用维生素 K（发挥作用大约需 24 小时），因达比加群酯所致可用依达赛珠。NOAC 最近一次服药在 4 小时内，口服药用炭或洗胃可减少药物吸收。达比加群酯可通过血液透析清除，但其他 NOAC 不适合透析清除。Ⅹa 因子拮抗剂我国目前尚未上市。

抗凝治疗期间应避免接受针灸、艾灸、拔火罐、深度按摩及侵入性的治疗。

二、稳定性冠心病合并心房颤动患者的抗栓治疗

根据 CHA2DS2-VASc 评分，如稳定性冠心病合并房颤患者具有抗凝指征，推荐应用卒中预防剂量的 OAC 单药治疗。对于具有高缺血风险、无高出血风险的患者,可考虑在长期 OAC(如利伐沙班)基础上加用阿司匹林 75～100 mg/d(或氯吡格雷 75 mg/d)。对于适合 NOAC 的患者,推荐 NOAC 优于 VKA。

(一)高缺血风险

高缺血风险即弥漫性多支病变的冠心病,且伴以下至少 1 种情况:

(1)需药物治疗的糖尿病。

(2)再发心肌梗死。

(3)外周动脉疾病。

(4)估算的肾小球滤过率(eGFR)为 15～59 mL/(min·1.73m^2)。

(二)高出血风险

(1)既往有脑出血或缺血性卒中史。

(2)其他颅内疾病史。

(3)近期胃肠道出血或胃肠道出血导致的贫血。

(4)与出血风险增加相关的其他胃肠道疾病。

(5)肝功能不全。

(6)出血倾向或凝血障碍。

(7)高龄或体弱。

(8)需透析或 eGFR 低于 15 mL/(min·1.73m^2)。

(三)稳定性冠心病合并心房颤动择期 PCI 的出血低危患者(HAS-BLED 评分为 0～2 分)

口服抗凝药物(NOAC 或 VKA)+阿司匹林 75～100 mg/d+氯吡格雷 75 mg/d至少 4 周(不超过 6 个月),口服抗凝药物(NOAC 或 VKA)+氯吡格雷 75 mg/d 或阿司匹林 75～100 mg/d 至 1 年(Ⅱa,C)。CHA2DS2-VASc 评分为 1 分的出血低危患者:DAPT(阿司匹林 75～100 mg/d+氯吡格雷 75 mg/d)或抗凝药物(NOAC 或 VKA)+氯吡格雷 75 mg/d(Ⅱa,C);CHA2DS2-VASc 评分大于等于 2 分的出血低危患者:口服抗凝药物(NOAC 或 VKA)+氯吡格雷 75 mg/d可以作为最初三联治疗的替代选择(Ⅱb,C)。

(四)稳定性冠心病合并心房颤动择期 PCI 的出血高危患者(HAS-BLED 评分为 3 分以上)

口服抗凝药物(NOAC 或 VKA)+阿司匹林 75～100 mg/d+氯吡格雷 75 mg/d或口服抗凝药物(NOAC 或 VKA)+氯吡格雷 75 mg/d 至少 4 周,口服抗凝药物(NOAC 或 VKA)+氯吡格雷 75 mg/d 或阿司匹林 75～100 mg/d 至 1 年(Ⅱa,C);CHA2DS2-VASc 评分为 1 分的出血高危患者:阿司匹林

75～100 mg/d＋氯吡格雷 75 mg/d 或口服抗凝药物（NOAC 或 VKA）＋氯吡格雷 75 mg/d 至 1 年（Ⅱb,C）。

（五）其他推荐

（1）抗栓治疗 1 年后，所有患者口服抗凝药物（NOAC 或 VKA）治疗（Ⅰ,B）。对于左主干、左前降支近端、近端分叉病变及再发心肌梗死患者，口服抗凝药物（NOAC 或 VKA）联合阿司匹林 75～100 mg/d 或氯吡格雷 75 mg/d（Ⅱb,C）。

（2）口服抗凝药物（NOAC 或 VKA）联合抗血小板治疗需服用质子泵抑制剂保护胃黏膜（Ⅱa,C）。

（3）对于中、高血栓形成风险（CHA2DS2-VASc 评分≥2 分）的口服抗凝药物患者，PCI 术中连续不中断的口服抗凝药物为首选治疗，不需额外的肝素弹丸式注射抗凝，首选经桡动脉介入途径（Ⅱa,C）。

（4）对于中、高血栓形成风险（CHA2DS2-VASc 评分≥2 分）的口服抗凝药物患者，停止口服抗凝药物 48 小时，对于非紧急情况可以经肠道外的标准抗凝治疗（Ⅱb,C）。

（5）停止口服抗凝药物时间超过 48 小时的患者，如经皮主动脉瓣置换术（TAVI），需依诺肝素皮下注射。尽管目前疗效尚不明确，药效动力学数据表明依诺肝素的可预测性更强、抗凝治疗更稳定，但这样的桥接治疗出血风险明显增加，可能与桥接过程中的抗凝重叠相关，使用 NOAC 桥接时间应根据具体NOAC 的药代动力学及患者的肾功能进行调整（Ⅱb,C）。

三、NSTE-ACS 合并心房颤动患者的抗栓治疗

（1）中、高风险的 NSTE-ACS 合并心房颤动低出血风险患者（HAS-BLED 评分 0～2 分）应接受双重抗血小板治疗，即阿司匹林＋氯吡格雷联合口服抗凝药物（NOAC 或 VKA）（Ⅱa,C）。

（2）中、高风险的 NSTE-ACS 患者首选早期冠状动脉造影（24 小时内）以快速制订治疗策略（药物、PCI、CABG）及确定最佳抗栓治疗方案（Ⅱa,C）；此类患者应避免使用 GPⅡb/Ⅲa 受体拮抗剂预处理；24 小时内行早期侵入的冠状动脉造影术前应避免 P2Y12 受体抑制剂预处理。

（3）ACS 患者通常给予阿司匹林、氯吡格雷、肝素［普通肝素（UFH）或依诺肝素］或比伐卢定和（或）GPⅡb/Ⅲa 受体拮抗剂。当存在出血风险时，可能倾向于停用口服和注射抗凝药物（包括 UFH 或依诺肝素）治疗，UFH 或比伐卢定仅作为紧急治疗（但应避免使用 GPⅡb/Ⅲa 受体拮抗剂），或如果 VKA 使用

者 INR 不高于 2,急需额外抗栓治疗时,应权衡大出血风险和血栓负荷(Ⅱb, C);延迟转运的低风险 ACS 患者,当入院后超过 24 小时行有创治疗,倾向于停用口服抗凝药物并以 UFH(50～70 IU/kg,监测 ACT 范围 250～300 秒)或依诺肝素桥接。就 NOAC 而言,停用 36～48 小时(依据各种药物的生物半衰期和实际肾功能决定停用时间)(Ⅱb,B);当高出血风险患者需要使用胃肠道外抗凝治疗时,可考虑比伐卢定替代 UFH(Ⅱa,A);当低出血风险患者需要使用胃肠道外抗凝治疗时,可考虑比伐卢定替代 UFH(Ⅱa,B)。

(4)低出血风险(HAS-BLED 评分 0～2 分)的 ACS 合并心房颤动患者,起始的三联抗栓治疗(口服抗凝药物、阿司匹林和氯吡格雷)考虑在 PCI 术后持续使用 6 个月(无论支架类型);随后口服抗凝药物联合氯吡格雷 75 mg/d(或阿司匹林 75～100 mg 替代)长期治疗(至 12 个月)(Ⅱa,C);CHA2DS2-VASc 评分不低于 2 分的低出血风险(HAS-BLED 评分 0～2 分)患者,可以考虑持续三联抗栓或双抗治疗,即口服抗凝药物(NOAC 或 VKA)和氯吡格雷(Ⅱb,C),治疗时间 6～12 个月(Ⅱb,C)。

(5)对于高出血风险(HAS-BLED 评分≥3 分)的 ACS 合并心房颤动患者,起始三联抗栓治疗时间为 PCI 术后 4 周(无论支架类型);随后口服抗凝药物联合单独抗血小板药物(氯吡格雷 75 mg/d 最佳或阿司匹林 75～100 mg 替代)长期治疗 12 个月(Ⅱa,C);高出血风险(HAS-BLED 评分≥3 分)和低血栓形成/再发缺血事件风险的患者,可考虑口服抗凝药物联合氯吡格雷 75 mg/d 治疗替代三联抗栓治疗(Ⅱb,C)。

(6)长期抗栓治疗(超过 12 个月)推荐所有患者使用 VKA 或 1 种 NOAC(Ⅰ B);在某些特殊情况下,如左主干、前降支近段或近段分叉病变置入支架,再发心肌梗死等,可考虑使用口服抗凝药物联合 1 种抗血小板药物(优选氯吡格雷 75 mg/d,或阿司匹林 75～100 mg 替代)(Ⅱb,B)。

(7)替格瑞洛或普拉格雷联合口服抗凝药物仅可以考虑用于某些特殊情况,如确定在使用氯吡格雷、阿司匹林和口服抗凝药物时出现支架内血栓(Ⅱb,C)。

四、STEMI 合并心房颤动行直接 PCI 患者的抗栓治疗

(1)突发 STEMI 的心房颤动患者可接受常规直接 PCI、阿司匹林、氯吡格雷和 UFH 或比伐卢定,紧急情况下的某些患者可以使用 GPⅡb/Ⅲa 受体拮抗剂。联合抗栓治疗发生出血事件时,倾向于暂时停用口服抗凝药物治疗。不推荐定期甚至常规使用 GPⅡb/Ⅲa 受体拮抗剂和新型 P2Y12 受体抑制剂(Ⅱb,B)。

（2）AMI 时，直接 PCI 桡动脉入路是避免手术出血的最佳方式（Ⅰ,A）。

（3）低出血风险（HAS-BLED 评分 0～2 分），初始抗栓三联治疗应考虑持续 6 个月（不考虑支架类型）；随后口服抗凝药物联合氯吡格雷 75 mg/d（或阿司匹林 75～100 mg 替代）长期治疗（至 12 个月）（Ⅱa,C）；CHA2DS2-VASc 评分不低于 2 分的低出血风险（HAS-BLED 评分 0～2 分）患者，可以考虑持续三联抗栓或双抗治疗，即口服抗凝药物（NOAC 或 VKA）和氯吡格雷，治疗时间为 6～12 个月（Ⅱb,C）。

（4）对于高出血风险（HAS-BLED 评分≥3 分）的 ACS 合并心房颤动患者，起始三联抗栓治疗时间在不考虑支架类型的情况下为 PCI 术后 4 周；随后口服抗凝药物联合单独抗血小板药物（优选氯吡格雷 75 mg/d，或阿司匹林 75～100 mg替代）长期治疗 12 个月（Ⅱa,C）；对于高出血风险（HAS-BLED 评分≥3 分）和低血栓形成/再发缺血事件风险的患者，可以考虑口服抗凝药物联合氯吡格雷 75 mg/d 治疗替代三联抗栓治疗（Ⅱb,B）。

（5）长期抗栓治疗（超过 12 个月）推荐所有患者使用 VKA 或 1 种 NOAC（Ⅰ,B）。在特殊情况下，如左主干支架置入、近段分叉病变、再发心肌梗死等可以考虑使用口服抗凝药物＋1 种抗血小板药物（优选氯吡格雷 75 mg/d，或阿司匹林 75～100 mg 替代）（Ⅱb,B）。

（6）替格瑞洛或普拉格雷联合口服抗凝药物仅可以考虑用于某些特殊情况，如确定在使用氯吡格雷、阿司匹林和口服抗凝药物时出现支架内血栓（Ⅱb,C）。

第三节　冠心病特殊人群的中医治疗

冠心病治疗的目的是减轻或缓解症状，恢复心脏功能，延长患者生命，提高患者生存质量等。目前治疗冠心病的方法有药物治疗、介入性治疗、外科手术治疗。其中，药物治疗仍是最基础、最主要的治疗方法，主要药物有硝酸酯类药、β受体阻滞剂、钙离子拮抗剂、转换酶抑制剂、调脂药、抗凝和抗血小板药物。冠心病的发病机制为冠状动脉粥样硬化形成，出现血栓、斑块破裂等，抗凝、抗血小板药物的应用可防止血栓形成，在冠心病的治疗中起到显著的效果。

抗栓及抗凝治疗是冠心病的西医治疗方法，可归属于中医学"活血化瘀法"。活血化瘀法属于中医八法中的消法，是应用具有消散作用、行气活血作用的药物治疗瘀血的方法，其适应证主要为血瘀证，经辨证有瘀血存在方可应用。

一、病因病机

冠心病血瘀证的发生主要与气血运行失常有关,其发生多因情志失调、饮食失宜、年老久病或外邪侵袭,以致气血阴阳亏损,或寒凝、气滞、痰浊等病变阻滞心脉,影响气血运行,形成血瘀之证。其病因病机可归纳如下:

(一)病因

1. 情志失调

情志活动失常致病,多直接损伤相应内脏,影响脏腑气机,造成气机紊乱,脏腑机能失常。如《素问·阴阳应象大论》指出"喜怒伤气",说明情志活动失常影响气机运行。气为血之帅,若情志失调导致气虚无力运血或气机郁滞不通,均可影响血液运行而致血瘀于内。忧思伤脾,脾运失健,津液不布,遂聚为痰。郁怒伤肝,肝失疏泄,肝郁气滞,甚则气郁化火,灼津成痰。无论气滞或痰阻,均可使血行失畅,脉络不利,而致气血瘀滞,或痰瘀交阻。心主神志,是人体意识、思维等精神活动的主宰,情志活动虽分属五脏,但总领于心,故情志所伤,首伤心神。心藏神与心主血脉机能密切相关,心神受损,亦可影响心主血脉机能,产生血瘀的病变。如《三因极一病证方论》曾言:"或因大怒,汗血洴湿,停蓄不散,两胁疼痛……皆由瘀血在内。"

2. 饮食失宜

饮食不节,过食肥甘厚味,损伤脾胃,脾失健运,痰浊内生,气机不畅,日久则瘀血痰浊互结于心脉,形成心脉瘀阻之证。饮食五味,化生精微,滋养五脏。若五味偏嗜,又能损伤相应脏腑。《素问》言:"味过于咸,大骨气劳,短肌,心气抑。""多食咸,则脉凝泣而变色。"可见偏嗜咸味易伤及心脏,导致血脉瘀阻。

3. 年老久病

《素问·阴阳应象大论》曰:"年四十,而阴气自半也,起居衰矣。"人到老年,天癸竭,脏腑精气由强到弱,心之气血亏虚,气虚推动无力,血少不充于脉,脉道凝涩则成血瘀。久病邪气羁留,正气渐虚,病邪由浅入深,伤及血络,血脉不畅,亦致瘀血。诚如《临证指南医案》所言:"大凡经主气,络主血,久病血瘀。"

4. 外邪侵袭

风寒、风热之邪侵袭人体,多发为表证,若失治误治,病邪传内入里,侵犯心脏,损伤心气心阴心阳,则可进一步影响血脉运行,导致血瘀。若患者素体正虚,外邪直中心脏,可致心气受损、血脉瘀阻等病证。《素问·调经论》曰:"寒气积于胸中而不泻,不泻则温气去,寒独留,则血凝泣,凝则脉不通。"患者平素体虚,又突遇寒冷,易致血瘀,发生心痛。若病久不愈,正气亏虚,复感外邪,则病邪循血脉而舍于心,引起心的病理改变,病程缠绵,久则心气耗竭,血脉瘀滞,形成血瘀之证。

（二）病机

冠心病血瘀证病位在心,与肝、脾、肺、肾等脏腑均有关系。心主血脉,肺主治节,心主血,肺主气,心肺功能正常,则气血运行自畅。心病不能推动血脉,肺气治节失司,则血行瘀滞。肝主疏泄,调畅气机,如肝失疏泄,则气机郁滞,气郁则血滞。脾失健运,聚生痰浊,气血生化乏源,气虚无力行血则血瘀,血虚不足,血流缓慢致瘀。肾阴亏损,心血失荣,脉道不充,肾阳虚衰,君火失用,阳气温煦、推动功能不足,均可引起血瘀。

其病机有虚实之分,亦可因虚致实。虚有气虚、阴虚、阳虚,实有气滞、寒凝、痰浊、热结。气为血之帅,气虚则行血无力致瘀;血本属阴,阴虚则血亏,脉道不充,血行缓慢致瘀;阳虚则气的推动无力致血行缓慢,另外阳虚则寒,血液瘀滞。气行则血行,气机瘀滞,血行不畅;感受寒邪,寒性凝滞、收引,则血行不畅致瘀;痰浊阻滞脉道,则血流不畅;感受热邪或邪热内蕴煎灼津液,脉道不充而血流缓慢致瘀。

二、辨证论治

（一）辨证要点

冠心病血瘀证主症为胸痛呈针刺或刀割样,疼痛部位固定不移,且疼痛持续时间较长,多在午后、夜间发作或加重,面色暗,唇舌紫暗或有瘀点、瘀斑,脉沉涩或结代。兼气虚者伴面色无华,疲乏无力,少气懒言,胸闷气短,动则汗出,活动后加剧或诱发,舌质暗,苔薄白,脉沉涩无力。兼阴虚者伴见潮热盗汗,腰膝酸软,五心烦热,口燥咽干,或出血夹块,色紫暗,舌红少苔,脉细数。兼阳虚者伴喜温恶寒,四肢不温,面色㿠白,舌胖大或有齿痕,苔白,脉沉迟。兼气滞者,伴见胸闷胀痛,常因情志刺激而诱发,嗳气腹胀,食欲缺乏,舌暗,苔薄白,脉弦。兼寒凝者,多有饮食生冷或感受寒邪的诱因,伴见胸痛暴作、畏寒怕冷、四肢欠温、舌淡青紫等症。兼痰浊者,症见形体肥胖,胸闷气短,恶心纳呆,舌质暗淡,舌体胖大,苔白滑。兼热结者,伴心烦不寐,心悸多汗,自觉发热,口渴喜饮,小便短黄,大便干结,舌红,脉数。

（二）治疗原则

血瘀证的治疗以活血化瘀为主,但临床上血瘀证常兼加他证,因此应用活血化瘀法要进行辨证施治,适当配合其他治法。气虚血瘀者配伍补气之法;阴虚血瘀者配伍滋阴清热之法;阳虚血瘀者配伍温阳散寒之法;气滞血瘀者配伍行气、理气之法；寒凝血瘀者配伍温经散寒之法；痰阻血瘀者配伍祛痰行气之法；热结血瘀者配伍清解郁热之法。气为血之帅，气行则血行，应用活血化瘀法应注意配伍气分药。血本属阴，活血化瘀之品又多辛温香燥，应注意配伍柔血养阴之品以防活血伤阴。应用活血化瘀法必须有瘀血方可应用，无瘀血证者不可滥用，对妊娠、有出血倾向的患者及体虚者慎用，或适当配伍止血药，防止大出血的发生。另外，忌用破血、药效峻猛之品，以防耗伤正气。

（三）证治分类

1. 气滞血瘀证

症状：心胸满闷不适，刺痛阵发或痛无定处，善太息，遇情志不遂时容易诱发或加重，或兼有脘腹胀闷、胸胁胀痛，得嗳气或矢气则舒，食欲缺乏，舌暗或有瘀斑，苔薄，脉细弦或细涩。

证机分析：肝主疏泄，调畅气机，气行则血行。肝主疏泄失职，气机郁滞，气行不畅，不能正常推动血液运行，则血液瘀阻；遇情志不遂时胀闷、疼痛加重，脘腹胀闷、胸胁胀痛，得嗳气或矢气则舒，均为气滞之症。

治法：行气活血，祛瘀止痛。

方药：血府逐瘀汤加减。由桃红四物汤合四逆散加牛膝、桔梗组成。以桃仁、红花、川芎、赤芍、牛膝活血祛瘀而通血脉；柴胡、桔梗、枳壳、甘草调气疏肝；当归、生地补血调肝，活血而不耗血，理气而不伤阴。

加减：脘腹胀闷、胸胁胀痛明显者，可以枳实易枳壳，加厚朴、青皮、川楝子等；心胸满闷、胀痛明显者，可加檀香、降香、郁金、元胡等；食欲缺乏者，可加木香、香附等。

2. 气虚血瘀证

症状：胸闷胸痛，以隐痛为主，或胸痛绵绵，活动后加重或诱发，心悸气短，少气懒言，动则汗出，面色无华，疲乏无力，舌质暗或淡，苔薄白，脉沉涩无力。

证机分析：气为血之帅，血液的运行靠气的推动，若气虚则推动无力，血液不能在脉道正常运行，血行缓慢而瘀滞；动则气耗，故活动后加重或诱发；心悸气短，少气懒言，均为气虚之症。

治法：益气活血，祛瘀止痛。

方药：补阳还五汤加减。本方重用黄芪，益气升阳使气旺血行；赤芍、桃仁、红花活血化瘀，通络止痛；当归补血活血；地龙活血通络止痛。

加减：心悸气短，少气懒言者，可加党参、大枣、红景天；动则汗出，可加浮小麦、五味子；面色无华，疲乏无力者，可加炒白术、大枣、炙甘草。

3. 阴虚血瘀证

症状:胸闷胸痛,表现为隐痛、灼痛或局部刺痛,心悸怔忡,虚烦失眠,五心烦热,或午后潮热,口燥咽干,或出血夹块,色紫暗,舌有斑点,脉细涩。

证机分析:血本属阴,阴虚则血液亏少,脉道不充,血行缓慢,加之阴虚内热煎熬津液,则血液瘀滞;虚烦,五心潮热或午后潮热,口燥咽干,均为阴虚内热之症;虚热煎熬血液,故见出血夹块。

治法:滋阴清热,活血祛瘀。

方药:天王补心丹合桃红四物汤加减。天王补心丹以天冬、麦冬、生地、玄参滋阴清热;人参、五味子补气养阴,宁心安神;丹参、当归养血活血,使诸药补而不滞;柏子仁、酸枣仁补心血,养心神;茯苓、远志交通心肾;朱砂重镇安神;桔梗载药上行,直达病所,共奏滋阴清热,养血安神之效。桃仁、红花、赤芍活血祛瘀止痛;川芎行气活血,使气行血行,共奏活血化瘀之效。

加减:疼痛明显者,可加元胡、郁金、檀香;虚烦潮热明显者,可加枸杞、百合、龟甲;心悸失眠明显者,可加生龙骨、生牡蛎、磁石。

4. 阳虚血瘀证

症状:胸闷或刺痛,心悸怔忡,气短自汗,喜温恶寒,四肢不温,面色㿠白,舌暗或胖大或有瘀斑,苔白,脉沉细迟。

证机分析:气能行血,阳虚则阳气推动无力,血液运行不畅,加之阳虚虚寒内生,遇寒则脉道收引,血液运行减慢而致瘀血内生;气短自汗,喜温恶寒,四肢不温,面色㿠白,舌胖大,脉沉迟,均为阳虚之症。

治法:益气温阳,活血通脉。

方药:保元汤合桃红四物汤加减。保元汤以人参、黄芪大补元气,扶助心气;甘草炙用,甘温益气,通经利脉,行血气;肉桂辛热补阳,温通血脉,或以桂枝易肉桂,有通阳、行瘀之功;生姜温中。桃仁、红花、赤芍活血祛瘀止痛;生地凉血祛瘀;当归补血活血;川芎行气活血,使气行则血行。

加减:四肢不温,恶寒明显者,可加干姜、细辛、熟附子;心悸怔忡明显者,可加生龙骨、生牡蛎;气短自汗明显者,可加浮小麦、党参。

5. 痰阻血瘀证

症状:胸闷而心痛,痰多气短,形体肥胖,肢体沉重,遇阴雨天而易发作或加重,伴有倦怠乏力,口黏,咯吐痰涎,恶心纳呆,便溏,舌质青紫,苔白腻或白滑,脉弦滑。

病机分析:脾失健运,痰浊内生,阻于脉道,痰气交阻,则影响血液正常运行,血液不畅而瘀滞;痰多气短,咯吐痰涎为痰浊之症;脾虚失运则纳呆、便溏。

治法:化痰泻浊,祛瘀通脉。

方药:瓜蒌薤白半夏汤合桃红四物汤加减。瓜蒌薤白半夏汤以瓜蒌、薤白通阳宣痹,化痰开结;半夏化痰散结。桃仁、红花、赤芍活血祛瘀止痛;生地凉血祛瘀;当归补血活血,川芎行气活血,使气行则血行,共奏活血祛瘀之效。

加减:痰多气短,肢体沉重者,可加茯苓、炒白术、陈皮;倦怠乏力者,可加党参、炒山药;胸闷心痛明显者,可加桔梗、枳壳、元胡。

6.热结血瘀证

症状:胸痛胸闷,灼痛或刺痛为主,心烦不寐,心悸多汗,自觉发热,口渴喜饮,小便短黄,大便干结,舌暗红,脉弦数或涩。

证机分析:热邪易耗伤津液,外感热邪灼伤津液,脉道不充,血行缓慢;或感邪郁久化热,煎熬阴血津液致瘀。发热,口渴喜饮,小便短黄,大便干结,均为热结之象。

治法:清热活血,祛瘀止痛。

方药:加味栀子大黄汤。方中以栀子、淡豆豉辛开苦降,清解胸膈郁热,解郁除烦;酒大黄泻热结,祛瘀血;桔梗、枳壳一升一降,通畅气机;三七粉活血化瘀,共奏清热散结,活血通脉之功。

加减:心烦不寐者,可加竹叶、莲子心、丹皮;发热、口渴喜饮者,可加黄连、石膏、升麻;小便短黄者,可加生甘草、淡竹叶;大便干结者,可加芒硝、枳实、番泻叶。

7.寒凝血瘀证

症状:胸痛暴作,疼痛剧烈,遇寒诱发或加剧,畏寒怕冷,四肢欠温,舌淡青紫,苔白,脉沉细或迟。

证机分析:寒性收引、凝滞。外感寒邪,胸阳不展,故疼痛暴作;寒邪使脉道收引,加之血液遇寒则凝涩,导致血行缓慢致瘀血阻于脉道。畏寒怕冷,四肢欠温,舌淡,苔白,脉沉,均为寒凝之象。

治法:温经散寒,祛瘀止痛。

方药:桂枝四逆汤加减。桂枝与附子主入少阴,温煦心肾,通达十二经脉;干姜、细辛善行,温经散寒;配伍当归以通阳养血,益脉止痛。

加减:胸痛明显者,可加乌头、姜黄;畏寒怕冷,四肢欠温者,可加肉桂、黄芪、人参。

三、其他疗法

(一)中成药

1.血府逐瘀胶囊

药物组成:桃仁(炒)、红花、赤芍、川芎、枳壳(麸炒)、柴胡、桔梗、当归、地黄、牛膝、甘草。

功效主治:活血祛瘀,行气止痛。用于气滞血瘀证,症见心胸刺痛或痛无定处,脘腹胀闷,胸胁胀痛,得嗳气或矢气则舒。

用法用量:口服,每次6粒,每日2次,1个月为一疗程。

2.复方丹参片

药物组成:丹参、三七、冰片。

功效主治:活血化瘀,理气止痛。用于气滞血瘀证,症见胸闷,心前区刺痛,舌暗有瘀斑,脉涩。

用法用量:口服,每日3次,每次3片。

3.益气活血口服液

药物组成:人参、黄芪、党参、麦冬、当归、白术(炒)、地黄、制何首乌、五味子、陈皮、地骨皮、鹿茸、淫羊藿。辅料为蔗糖、炼蜜。

功效主治:补气活血通络。用于气虚血瘀证,症见胸闷,隐痛绵绵,活动后加重或诱发,气短心悸,面色不华,体虚乏力。

用法用量:口服,每次15~20 mL,每日3次。

4.脑心通胶囊

药物组成:黄芪、赤芍、丹参、当归、川芎、桃仁、红花、乳香(制)、没药(制)、鸡血藤、牛膝、桂枝、桑枝、地龙、全蝎、水蛭。

功效主治:益气活血,化瘀通络。用于气虚血瘀证,症见胸闷,隐痛绵绵,活动后加重或诱发,气短心悸,面色不华,体虚乏力。

用法用量:口服,每次2~4粒,每日3次。

(二)穴位贴敷

主穴:气海、血海、膈俞、肝俞、脾俞。

配穴:根据血瘀证辨证的不同适当配伍具有不同疗效的穴位。气虚者加足三里、中脘等;阴虚者加三阴交、涌泉、太溪等;阳虚者加肾俞、神阙等;痰浊者加丰隆、足三里等;气滞者加太冲、膻中等;热结者加行间、曲池等。

常用药物:丹参、川芎、香附、檀香、乳香、没药、元胡,以上药物各取适量研末成粉,以姜汁或酒调匀成糊状,然后外裹胶布贴于相应的穴位上。

(三)中药代茶饮

(1)桃花茶:桃花3~5 g泡茶饮用。

(2)丹参茶:丹参3~5 g泡茶饮用,可加适量酸枣仁、柏子仁起到养血安神的作用。

(3)山楂、玫瑰花茶:干山楂5 g、玫瑰花3 g泡茶饮用。

(4)月季花茶:月季花3~5 g泡茶饮用。

第十六章　冠心病的预防

第一节　冠心病的西医预防

冠心病的预防分为一级预防和二级预防，一级预防指减少或控制冠心病的易患因素，例如血脂、血糖、血压等持续达标，降低发病率，这是真正的预防，也是中老年人进行的主要预防。二级预防是对已患冠心病患者采用药物或非药物的措施以预防复发或病情加重。

高血压、高血脂、高血糖、高度肥胖、遗传因素、精神因素、饮食结构不良、胰岛素抵抗、吸烟、活动量小等均是导致冠心病的危险因素。冠心病的一级预防为控制危险因素，其内容包括：①控制血压；②合理的饮食结构及热能摄入，避免超重，防治高脂血症，降低人群血脂水平；③戒烟；④积极治疗糖尿病；⑤饮用硬水，软水地区须补充钙、镁；⑥避免长期精神紧张，过分激动；⑦积极参加体育锻炼。

冠心病的二级预防是针对已患冠心病的患者，是为了控制或延缓冠心病的进展，减少冠心病的并发症，使病情长期保持一个稳定状态，或使原有的病变改善，从而达到降低病残率和死亡率、提高生活质量的目的。冠心病的二级预防包括"ABCDE"方案，具体如下：

一、A

（一）A1：抗凝、抗血小板类药物

抗凝、抗血小板临床主要药物有阿司匹林肠溶片、氯吡格雷、普拉格雷、替格瑞洛、替罗非班等。若无禁忌证，冠心病患者均应长期服用阿司匹林（75~150 mg/d）治疗。因存在禁忌证或不能耐受而不能服用阿司匹林者，可用氯吡格雷（75 mg/d）替代。接受 PCI 的患者，联合应用阿司匹林和氯吡格雷至

少 12 个月；氯吡格雷不能耐受或有明确抵抗证据者，用替格瑞洛或普拉格雷作为替代。

（二）A2：ACEI 类药物

ACEI 类临床主要药物为卡托普利，为短效的第一代 ACEI，目前主要用于高血压急症时含服。第二代药物属于中效药，代表药物为依那普利，每天需要 1～2 次。第三代药物较多，大多每日一次，代表药物有西拉普利、贝那普利、福辛普利、培哚普利。此类药物除降血压之外，还有明确的保护肾脏、保护心脏的作用。此外，目前已确认 ACEI 是治疗慢性心力衰竭的基石。

绝大多数慢性冠心病患者都能够得益于 ACEI 的长期治疗，但得益程度与患者的危险程度有关。对于无症状左心室收缩功能异常、慢性心力衰竭和心肌梗死后的高危慢性冠心病患者以及合并高血压、糖尿病等疾病的冠心病患者，服用 ACEI 治疗获益更多。

因此建议，若无禁忌证，冠心病患者均应长期服用 ACEI 作为二级预防。具有适应证但不能耐受 ACEI 治疗的患者，可服用 ARB 类药物。

（三）A3：ARB 类药物

ARB 类临床主要药物有氯沙坦、缬沙坦，可用于预防支架术后再狭窄；伊贝沙坦、替米沙坦，对终末期肾病有保护作用。

此类药物无咳嗽副反应，用于对 ACEI 治疗有禁忌或不能耐受者。此类药物单独使用并不优于 ACEI，可联合 ACEI 使用。ARB 作为慢性心力衰竭的基础治疗，是 ACEI 的替代品。

（四）A4：硝酸酯类药物

舌下含服或喷雾用硝酸甘油仅作为心绞痛发作时缓解症状用药，也可在运动前数分钟使用，以减少或避免心绞痛发作。长效硝酸酯制剂用于减低心绞痛发作的频率和程度，并可能增加运动耐量。硝酸酯类药与 β 受体阻滞剂联合应用，可以增强抗心肌缺血作用，并抵消心率增快的不良反应。

二、B

（一）B1：β 受体阻滞剂

β 受体阻滞剂临床主要有脂溶性 β 受体阻滞剂美托洛尔、高度选择性 $β_1$ 受体阻滞剂比索洛尔、兼有 α、β 受体阻滞作用的卡维地洛。

β 受体阻滞剂除了降血压、治疗劳力型心绞痛作用外，还是治疗慢性心力衰竭的基础药物之一。β 受体阻滞剂同时兼有抗缺血及改善预后的双重作用。尽管目前对于无心肌梗死或者 ACS 病史，且左心室功能正常的冠心病患者，β 受体阻滞剂应用的推荐趋于保守,但仍建议若无禁忌证,冠心病患者均应长期应用β受体阻滞剂作为二级预防。

ST 段抬高型心肌梗死或非 ST 段抬高型 ACS 患者如在急性期因禁忌证不能使用,则在出院前应再次评估,尽量应用β受体阻滞剂以改善预后,并根据患者耐受情况确定个体化的治疗剂量。

推荐使用无内在拟交感活性的β受体阻滞剂。需要注意的是,若用药后患者出现有症状的严重心动过缓(心率<50 次/分),应减量或暂停用药,而非停药,否则易致心率反跳性增加,有引起心肌缺血或心绞痛症状频发的风险。

(二)B2:控制血压(blood pressure control)

控制血压是冠心病二级预防中最重要的措施。冠心病患者血压应控制到正常水平,最好达理想水平。成人理想血压为 120/80 mmHg,80 岁以上另当别论。

脑梗死时血压不能降得过低,SBP 高于 180 mmHg 时给予静脉降压,150～180 mmHg时采取口服降压,在 150 mmHg 以下时不降压。紧急降压应采用静脉硝普钠、乌拉地尔或含服卡托普利。含服硝苯地平(心痛定)普通片是错误的方法。

(三)B3:体重指数控制(BMI control)

体重指数控制即减肥或减重,使 BMI 保持在 18.5～24.9 kg/m²。另外,肥胖还是各种代谢性疾病(胰岛素抵抗)的核心症状。腰围也是评价肥胖或超重的简而易行的指标。简易评价方法:男性"腰围肥胖"比臀围大的肥胖更危险,"梨形肥胖"是臀部皮下脂肪堆积,而"苹果型肥胖"是脂肪堆积在内脏。

三、C

(一)C1:调脂治疗,以降低密度胆固醇为主(chloesterol)

他汀类药物,即含有他汀类的调脂药,临床主要有辛伐他汀、洛伐他汀、普伐他汀、氟伐他汀、阿托伐他汀、瑞舒伐他汀。

他汀类药物可显著降低总胆固醇、低密度脂蛋白胆固醇,并有轻度降低三酰甘油和升高高密度脂蛋白胆固醇的作用。他汀治疗是冠心病的核心治疗,他汀不仅可以降胆固醇,重要的是可稳定冠状动脉粥样硬化斑块,缩小斑块甚至消除斑块,这样就可从根本上终止甚至逆转冠心病病理进展。他汀类药物对稳定动脉粥样硬化斑块,预防 PCI 支架及冠脉搭桥术后再狭窄都具有积极而重要的意义。

如无禁忌证,长期使用他汀类药物,使 LDL-C 降至低于 1.8 mmol/L

(70 mg/dL)是合理的。

（二）C2：戒烟（cigarette quitting）

吸烟已明确是冠心病的主要危险之一，尤其促进中青年男性急性心肌梗死的发生。研究证明，戒烟一年能使冠心病风险降低50％，戒烟15年能将心血管疾病风险降至常人水平。[①]

（三）C3：CCB

对变异性心绞痛或以冠状动脉痉挛为主的心绞痛，CCB是一线药物。地尔硫䓬和维拉帕米能减慢房室传导，常用于伴有心房颤动或心房扑动的心绞痛患者，这两种药不应用于已有严重心动过缓、高度房室传导阻滞和病态窦房结综合征的患者。当稳定型心绞痛合并心力衰竭必须应用长效CCB时，可选择氨氯地平或非洛地平。

β受体阻滞剂和长效CCB联合用药比单用一种药物更有效。两种药物联和应用时，β受体阻滞剂还可减轻二氢吡啶类CCB引起的反射性心动过速不良反应。非二氢吡啶类CCB地尔硫䓬或维拉帕米可作为对β受体阻滞剂有禁忌患者的替代治疗。但非二氢吡啶类CCB和β受体阻滞剂的联合用药能使传导阻滞和心肌收缩力的减弱更明显。对老年人、已有心动过缓或左心室功能不良的患者应避免合用。

（四）C4：中医中药（Chinese medincine）

传统医学中活血化瘀类药物具有降血脂、降血黏度、改善微循环、抗氧化、抗细胞凋亡、改善内皮功能等作用。中成药血脂康是我国第一个经循证医学大规模临床实验证实的有效的调脂药。长期服用血脂康可使冠心病发作危险下降45％，总死亡危险下降33％，死于冠心病危险下降31％，急性心肌梗死发作危险下降56％。其副作用极其轻微，适合长期应用。

其他治疗药物：曲美他嗪可与β受体阻滞剂等抗心肌缺血药物联用，也可作为传统治疗药物不能耐受时的替代治疗。尼可地尔可预防心绞痛的发作，长期治疗可改善心绞痛症状。

四、D

（一）D1：预防和控制糖尿病（diabetes control）

重视糖尿病前期糖调节异常（IGR），包括空腹血糖异常（IFG）和糖耐量减

[①] 参见苗苗、张虹：《戒烟对心血管疾病影响的研究进展》，《中西医结合心脑血管病杂志》2020年第8期。

低（IGT）。

糖尿病防治的五大措施并重：糖尿病教育、病情检测、饮食治疗、运动治疗、口服降糖药物和胰岛素的应用。

（二）D2：控制饮食（diet）

控制饮食是控制体重的重要内容之一。合理膳食建议：早晨吃好，中午吃饱，晚上吃少；粗细粮搭配，肉蛋奶适量，蔬菜餐餐有；每顿八分饱，下顿不饥饿。

（三）D3：补充复合维生素（decavitamin）

这里的复合维生素主要指 B 类维生素，如维生素 B_1、维生素 B_2、维生素 B_6、维生素 B_{12} 和叶酸等。研究已证实，高半胱氨酸血症易造成动脉粥样硬化，在高血压、冠心病的发病中起重要作用。[①] 而补充维生素 B_6、维生素 B_{12}、叶酸等维生素，可通过不同途径调节半胱氨酸血症的代谢，从而有效预防冠心病。

同型半胱氨酸参与动脉硬化发病，高同型半胱氨酸血症作为冠心病独立危险因子，可以导致动脉粥样硬化的发生。高同型半胱氨酸血症会直接损害动脉血管壁内的内皮细胞，使血液中的胆固醇和三酰甘油等脂质沉积形成动脉粥样斑块，而国人的饮食结构及烹饪手段常导致 B 族维生素摄入不足，易导致高同型半胱氨酸血症的发生。

五、E

（一）E1：健康教育（education）

许多人不是死于疾病，而是死于无知。1992 年，在著名的维多利亚宣言中，首次提出"健康四大基石"的概念，即合理膳食、适量运动、戒烟限酒、心理平衡。研究表明，科学的生活方式可以使高血压的发病率减少 55％，脑卒中减少 75％，糖尿病减少 50％，肿瘤减少 33％，所花费用仅为医疗费用的 10％，且生活质量大大提高。

（二）E2：运动（exercise）

代谢综合征的核心是胰岛素抵抗，通过运动可改善胰岛素抵抗状态。大多数早期和轻度的高血压、高血脂、糖耐量减低、肥胖等，均可从运动中受益，有些人甚至可以避免或减少服药。需要注意的是，运动时最高心率每分钟不应超过 130 次（高龄逐减），每次运动时间 20～30 分钟，规律运动每周不少于 3 次。运动的最佳时段为下午 4～6 时和上午 10～11 时（晨起不适宜）。推荐的运动项

---

① 参见张继东、崔红燕：《动脉粥样硬化发病的一个独立危险因素：血浆高半胱氨酸浓度升高》，《山东医科大学学报（社会科学版）》1999 年第 1 期。

目有步行、慢跑、体操、太极拳、太极剑、乒乓球、门球、游泳、简易器械等中低强度非对抗性运动项目。

（三）E3：调节情绪（emotion）

抑郁、易怒、紧张等不良情绪是冠心病发作的重要因素。祖国医学中早有七情六欲失衡致病的论述。现代医学研究发现，情绪变化在高血压、冠心病发病中具有非常重要的作用。乐观、稳定的情绪与心态不仅是预防冠心病的重要因素，也是实现长寿的关键和秘诀。

第二节 冠心病的中医预防

中医认为，冠心病的发生多与寒邪内侵、饮食失调、情志失节、劳倦内伤、年迈体虚等因素有关，最终导致寒凝、血瘀、气滞、痰浊痹阻胸阳，阻滞心脉；气、血、阴、阳亏虚，肺、脾、肝、肾不足，心脉失养。因此，中医预防冠心病应从祛除病因着手，避免寒凝、血瘀、气滞、痰浊的形成，做到劳逸结合。

一、适寒温，注意生活起居

《素问·调经论》曰："寒气积于胸中而不泻，不泻则温气去，寒独留，则血凝泣，凝则脉不通。"指出感受寒邪可导致心脉不通。《诸病源候论·心痛病诸候》曰："痛者，风凉邪气乘于心也。"指出胸痛的发生与气候异常变化有关。冠心病患者应远离寒邪，日常生活中注意气温的变化，尤其是早晚、季节交替之际气温下降时及时增添衣物，防止寒邪侵入。中医认为人与自然环境是统一的整体，人与自然相生相应才能年过半百而不衰，所以生活作息规律，顺应大自然昼夜和四季变化，起居有常，使机体始终保持良好的状态，才能有效地抵御外邪。

二、畅情志，注意调摄精神，避免情绪波动

中医认为，七情致病均可影响相应的脏腑，导致气机逆乱，脏腑功能失调。《灵枢·口问》云"悲哀愁忧则心动"，说明精神情志变化可直接影响于心，导致心脏损伤。《素问·上古天真论》中"恬淡虚无，真气从之，精神内守，病安从来"指出平和乐观的心态可以预防疾病。冠心病的防治必须高度重视精神调摄，避免过于激动或喜怒忧思无度。精神紧张、暴怒、惊恐、过度思虑以及过喜等情绪波动可诱发心绞痛，故应保持心情平静愉快。

三、调饮食

张仲景《金匮要略》云："所食之味,有与病相宜,有与身为害,若得宜则益体,害则成疾。"由此可见,合理的饮食结构对疾病的预防十分重要。平素过食膏粱厚味易于产生痰浊,阻塞经络,影响气的正常运行,而发为本病。饮食宜清淡低盐,避免过食动物脂肪及胆固醇含量高的食物,如肥肉、动物内脏、带壳贝类、油炸食品等。忌饱食,宜食易消化的食物,多食蔬菜、水果等富含纤维素的食物,保持大便通畅。少食多餐,晚餐量要少。肥胖患者应控制摄食量,以减轻心脏负担。

四、适量运动,注意劳逸结合

中医认为,适当的运动可以促进全身气血的流通。汉代华佗创造了"五禽戏",可以增强体质,减少疾病的发生。运动应根据个人的身体条件、兴趣爱好选择,如太极拳、乒乓球、健身操、五禽戏、慢跑等,所有的运动都应根据自己的情况循序渐进,以不增加心脏负担、不引起不适感觉为宜。剧烈、过度的运动及饱餐后运动反而会增加心脏负担,诱发心绞痛。

五、戒烟少酒

吸烟是造成心肌梗死、中风的重要因素之一,应绝对戒烟。少量饮啤酒、黄酒、葡萄酒等低度酒可促进血脉流通,气血调和,不应饮烈性酒。不宜喝浓茶、咖啡。

六、睡眠调养

睡眠是人体的一种正常生理需要。人在睡眠状态下,机体的大多数组织器官处于休整状态,气血主要灌注于心、肝、脾、肺、肾五脏,使其得到补充和修复。高质量的睡眠可以消除疲劳,恢复精力,有利于身体健康长寿。每天尽可能保证 7~8 小时睡眠,养成规律的作息习惯,居处环境保持安静、通风。

七、加强教育

加强冠心病中西医基本知识的宣教,让更多的人了解、认识冠心病,了解冠心病的发病原因、诱发因素,认识冠心病的典型症状,掌握冠心病的预防及急救措施,了解冠心病的发展及预后。提高人们的预防意识和对疾病危害的认识。中医预防冠心病有很多简、便、廉、验的方法,如穴位按摩、穴位贴敷、艾灸等,可起到行气活血、通络养心等作用,可在中医师的指导下辨证选择。

八、积极治疗

已被诊断为冠心病的患者应按时服药、定期复诊,病情变化时及时就医,外出随身携带急救药品。冠心病患者发病期应卧床休息,加强巡视和护理,注意舌、脉、体温、呼吸、血压及情志变化,必要时给予吸氧、心电监护及保持静脉通道通畅,做好抢救准备。缓解期应注意适当休息,保证充足睡眠,坚持力所能及的活动,做到动中有静。未被诊断为冠心病的人群应监测血糖、血压、血脂等与冠心病发病有关的危险因素,并积极治疗。

参考文献

1.（汉）张仲景：《伤寒论》，人民卫生出版社 2005 年版。

2.（汉）张仲景：《金匮要略》，人民卫生出版社 2005 年版。

3.（汉）张仲景：《金匮玉函经》，中医古籍出版社 2010 年版。

4.（魏）吴普等述，（清）孙星衍、孙冯翼辑：《神农本草经》，科学技术文献出版社 1996 年版。

5.（晋）葛洪：《肘后备急方》，广东科技出版社 2012 年版。

6.（梁）陶弘景集，尚志钧辑校：《名医别录》，人民卫生出版社 1986 年版。

7.（隋）巢元方：《诸病源候论》，人民卫生出版社 2009 年版。

8.（唐）孙思邈：《千金方》，华夏出版社 1993 年版。

9.（唐）孙思邈：《备急千金要方》，吉林人民出版社 1994 年版。

10.（宋）钱乙：《小儿药证直诀》，人民卫生出版社 1991 年版。

11.（宋）太平惠民和剂局编，陈庆平、陈冰鸥校注：《太平惠民和剂局方》，中国中医药出版社 1996 年版。

12.（宋）赵佶：《圣济总录》，人民卫生出版社 1998 年版。

13.（宋）陈自明：《妇人大全良方》，山西科学技术出版社 2006 年版。

14.（宋）严用和：《重辑严氏济生方》，中国中医药出版社 2007 年版。

15.（宋）陈无择：《三因极一病证方论》，中国医药科技出版社 2011 年版。

16.（宋）王怀隐、郑金生、汪惟刚等：《太平圣惠方（校点本）》，人民卫生出版社 2016 年版。

17.（金）李杲撰，傅兴国点校：《医学发明》，中医古籍出版社 1987 年版。

18.（金）张从正：《儒门事亲》，天津科学技术出版社 2000 年版。

19.（金）成无己：《伤寒明理论》，中国中医药出版社 2007 年版。

20.（金）李东垣：《内外伤辨惑论》，中国中医药出版社 2007 年版。

21.（元）朱震亨：《活法机要》，上海科学技术出版社 2000 年版。

22. (元)朱震亨:《丹溪心法》,人民卫生出版社 2005 年版。

23. (元)滑寿:《难经本义》,人民军医出版社 2006 年版。

24. (元)罗天益:《卫生宝鉴》,中国医药科技出版社 2019 年版。

25. (明)虞抟:《医学正传》,人民卫生出版社 1965 年版。

26. (明)李梴:《医学入门》,中国中医药出版社 1995 年版。

27. (明)张介宾:《类经》,中国中医药出版社 1997 年版。

28. (明)秦昌遇:《症因脉治》,中国中医药出版社 1998 年版。

29. (明)龚廷贤:《寿世保元》,天津科学技术出版社 1999 年版。

30. (明)张景岳:《景岳全书》,中国中医药出版社 1999 年版。

31. (明)王肯堂:《证治准绳》,人民卫生出版社 2003 年版。

32. (明)倪朱谟:《本草汇言》,上海科学技术出版社 2005 年版。

33. (明)赵献可:《医贯》,人民卫生出版社 2005 年版。

34. (明)汪机:《医学原理》,中国中医药出版社 2009 年版。

35. (明)李中梓:《医宗必读》,中国医药科技出版社 2011 年版。

36. (明)马莳:《黄帝内经素问注证发微》,学苑出版社 2011 年版。

37. (清)陆子贤:《六因条辨》,山东科学技术出版社 1982 年版。

38. (清)陈士铎:《石室秘录》,中国中医药出版社 1991 年版。

39. (清)王清任:《医林改错》,人民卫生出版社 1991 年版。

40. (清)陈士铎述,(清)文守江辑:《辨证奇闻》,中医古籍出版社 1993 年版。

41. (清)程国彭:《医学心悟》,科学技术文献出版社 1996 年版。

42. (清)李用粹:《证治汇补》,中国中医药出版社 1999 年版。

43. (清)喻昌:《医门法律》,中医古籍出版社 2002 年版。

44. (清)唐宗海:《血证论》,人民卫生出版社 2005 年版。

45. (清)林佩琴:《类证治裁》,人民卫生出版社 2006 年版。

46. (清)吴谦:《医宗金鉴》,人民卫生出版社 2006 年版。

47. (清)叶天士:《临证指南医案》,人民卫生出版社 2006 年版。

48. (清)沈金鳌:《杂病源流犀烛》,人民卫生出版社 2008 年版。

49. (清)吴瑭:《温病条辨》,中医古籍出版社 2009 年版。

50. (清)尤怡:《金匮要略心典》,人民军医出版社 2009 年版。

51. (清)俞根初:《重订通俗伤寒论》,中国中医药出版社 2011 年版。

52. (清)张锡纯:《医学衷中参西录》,中国医药科技出版社 2011 年版。

53. (清)高士栻:《医学真传》,天津科学技术出版社 2012 年版。

54.（清）董西园：《医级》，中国中医药出版社 2015 年版。

55.（清）张德裕：《本草正义》，中国中医药出版社 2015 年版。

56.郭蔼春：《黄帝内经素问校注》，人民卫生出版社 1992 年版。

57.李占全、金元哲：《冠脉造影与临床》，辽宁科学技术出版社 2012 年版。

58.乔树宾：《冠心病诊疗进展》，人民卫生出版社 2013 年版。

59.周仲瑛、于文明：《中医古籍珍本集成（续）·诊断卷·病机沙篆》，湖南科学技术出版社 2014 年版。

60.（日）丹波元简：《灵枢识》，上海科学技术出版社 1959 年版。

61.陆四、孟照辉：《冠状动脉侧支循环的研究进展》，《医学综述》2014 年第 12 期。

62. SACKS F M, PFEFFER M A, MOYE L A, et al. The effect of pravastatin on coronary events after myocardial infarction in patients with average cholesterol levels. Cholesterol and Recurrent Events Trial investigators. N Engl J Med, 1996, 335: 1001-1009.

63. ARRAS M, WULF D I, SCLOLZ D, et al. Monocyte activation in angiogenesis and collateral growth in the rabbit hindlinb. Clin Invest, 1998, 101(1): 40-50.

64. DAVIDSON M H, MC GARRY T, BETTIS R, et al. Ezetimibe coadministered with simvastatin in patients with primary hypercholesterolemia. J Am Coll Cardiol, 2002, 40: 2125-2134.

65. SERRUYS P W, FEYTER P, MACAYA C, et al. Fluvastatin for prevention of cardiac events following successful first percutaneous coronary intervention: a randomized controlled trial. JAMA, 2002, 287: 3215-3222.

66. MELANI L, MILLS R, HASSMAN D, et al. Efficacy and safety of ezetimibe coadministered with pravastatin in patients with primary hypercholesterolemia: a prospective, randomized, double-blind trial. Eur Heart J, 2003, 24: 717-728.

67. KEECH A, SIMES R J, BARTER P, et al. Effects of long-term fenofibrate therapy on cardiovascular events in 9795 people with type 2 diabetes mellitus (the FIELD study): randomised controlled trial. Lancet, 2005, 366: 1849-1861.

68. PEDERSEN T R, FAERGEMAN O, KASTELEIN J J, et al. High-dose atorvastatin vs usual-dose simvastatin for secondary prevention after

myocardial infarction: the IDEAL study: a randomized controlled trial. JAMA,2005, 294: 2437-2445.

69. BERRY C, BALACHANDRAN K P, L'ALLIER P L, et al. Importance of collateral circulation in coronary heart disease. Eur Heart J, 2007 ,28(3) :278-291.

70. HART R G, PEARCE L A, AGUILAR M I. Meta-analysis: antithrombotic therapy to prevent stroke in patients who have nonvalvular atrial fibrillation. Ann Intern Med,2007,146(12):857.

71. MIKHAILIDIS D P, SIBBRING G C, BALLANTYNE C M, et al. Meta-analysis of the cholesterol-lowering effect of ezetimibe added to ongoing statin therapy. Curt Med Res Opin, 2007, 23:2009-2026.

72. GINSBERG H N, ELAM M B, LOVATO L C, et al. Effects of combination lipid therapy in type 2 diabetes mellitus. N Engl J Med, 2010, 362: 1563-1574.

73. JUN M, FOOTE C, LV J, et al. Effects of fibrates on cardiovascular outcomes: a systematic review and meta-analysis. Lancet, 2010, 375: 1875-1884.

74. KROMHOUT D, GILTAY E J, GELEIJNSE J M, et al. N-3 fatty acids and cardiovascular events after myocardial infarction. N Engl J Med, 2010,363: 2015-2026.

75. TRAUPE T, GLOEKLER S, MARCHI S F, et al. Assessment of the human coronary collateral circulation. Circulation, 2010, 122 (12) : 1210-1220.

76. BODEN W E, PROBSTFIELD J L, ANDERSON T, et al. Niacin in patients with low HDL cholesterol levels receiving intensive statin therapy. N Engl J Med, 2011, 365: 2255-2267.

77. MILLER M, STONE N J, BALLANTYNE C, et al. Triglycerides and cardiovascular disease: a scientific statement from the American Heart Association. Circulation, 2011, 123: 2292-2333.

78. OLESEN J B, LIP G Y, LINDHARDSEN J, et al. Risks of thromboembolism and bleeding with thromboprophylaxis in patients with atrial fibrillation: a net clinical benefit analysis using a'real world'nationwide cohort study. Thromb Haemost,2011,106(4):739.

79. MIHAYLOVE B, EMBERSON J, BLACKWELL L, et al. The effects of lowering LDL cholesterol with statin therapy in people at low risk of vascular disease: meta-analysis of individual data from 27 randomised trials. Lancet, 2012, 380: 581-590.

80. STEIN E A, MELLIS S, YANCOPOULOS G D, et al. Effect of a monoclonal antibody to PCSK9 on LDL cholesterol. N Engl J Med, 2012, 366:1108-1118.

81. LAVIGNE P M, KARAS R H. The current state of niacin in cardiovascular disease prevention: a systematic review and meta-regression. J Am Coll Cardiol, 2013, 61: 440-446.

82. SEILER C. The impact of the coronary collateral circulation on mortality:a meta-analysis. Eur Heart J, 2013,34(34) :2674-2682.

83. LANDRAY M J, HAYNES R, HOPEWELL J C, et al. Effects of extended-release niacin with laropiprant in high-risk patients. N Engl J Med, 2014, 371:203-212.

84. RABAR S, HARKER M, FLYNN N, et al. On behalf of the Guideline Development Group. Lipid modification and cardiovascular risk assessment for the primary and secondary prevention of cardiovascular disease: summary of updated NICE guidance. BMJ, 2014, 349: 1-6.

85. ROBINSON J G, FARNIER M, KREMPF M, et al. Efficacy and safety of alirocumab in reducing lipids and cardiovascular events. N Engl J Med, 2015, 372: 1489-1499.

86. SABATINE M S, GIUGLIANO R P, WIVIOTT S D, et al. Efficacy and safety of evolocumab in reducing lipids and cardiovascular events. N Engl J Med, 2015, 372: 1500-1509.